U0204066

肌肉学概要

基于浮针诊疗实践的探索

Essentials of Myology

An Exploration based on the Practice of Fu's Subcutaneous Needling

◎ 符仲华 著

人民卫生出版社
·北京·

图书在版编目（CIP）数据

肌肉学概要：基于浮针诊疗实践的探索 / 符仲华著
. —北京：人民卫生出版社，2023.9（2023.12重印）
ISBN 978-7-117-35354-0

Ⅰ. ①肌…　Ⅱ. ①符…　Ⅲ. ①针刺疗法　Ⅳ.
①R245.3

中国国家版本馆 CIP 数据核字（2023）第 181448 号

人卫智网	www.ipmph.com	医学教育、学术、考试、健康， 购书智慧智能综合服务平台
人卫官网	www.pmph.com	人卫官方资讯发布平台

肌肉学概要：基于浮针诊疗实践的探索
Jirouxue Gaiyao：Jiyu Fuzhen Zhenliao Shijian de Tansuo

著　　者：符仲华
出版发行：人民卫生出版社（中继线 010-59780011）
地　　址：北京市朝阳区潘家园南里 19 号
邮　　编：100021
E - mail：pmph @ pmph.com
购书热线：010-59787592　010-59787584　010-65264830
印　　刷：三河市宏达印刷有限公司
经　　销：新华书店
开　　本：710×1000　1/16　印张：21
字　　数：302 千字
版　　次：2023 年 9 月第 1 版
印　　次：2023 年 12 月第 2 次印刷
标准书号：ISBN 978-7-117-35354-0
定　　价：168.00 元

打击盗版举报电话：010-59787491　E-mail：WQ @ pmph.com
质量问题联系电话：010-59787234　E-mail：zhiliang @ pmph.com
数字融合服务电话：4001118166　E-mail：zengzhi @ pmph.com

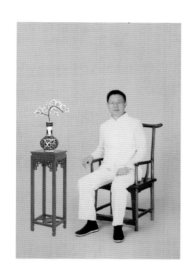

符仲华

浮针发明人

气血新论创立人

气血操创始人

南京大学博士

中国人民解放军原南京军区南京总医院博士后

南京中医药大学浮针医学研究所所长

北京中医药大学浮针研究所所长

广州中医药大学博士研究生导师

中国针灸学会浮针专业委员会主任委员

世界中医药学会联合会浮针专业委员会会长

主要研究领域：

传统针灸的现代转型，肌肉病痛的诊断与治疗

主要作品：

《浮针疗法》（人民军医出版社，2000 年版）

《浮针疗法速治软组织伤痛》（人民军医出版社，2003 年版）

《浮针疗法治疗疼痛手册》（人民卫生出版社，2011 年版）

《浮针医学纲要》（人民卫生出版社，2016 年版）

Under the Skin: A Manual of Fu's Subcutaneous Needling (FSN) Acupuncture（人民卫生出版社，2020 年版）

《气血新论：基于浮针医学的中西汇通》（人民卫生出版社，2021 年版，与甘秀伦合著）

《气血操的理论和实践》（中国中医药出版社，2022 年版，与王文涛合著）

关于"教材针灸"的反思
——代前言

我在本科阶段、研究生阶段读的都是针灸学,在第一军医大学(现南方医科大学)给本科生教的也是针灸学。针灸学源自传统,富含传统智慧,为国人健康保驾护航数千年,也为世界人民的健康做出了卓越贡献,这是不争的事实。但是到了现代,针灸学教材却深受中医大方脉和西医的影响,逐渐机械,逐渐僵化,与纷繁复杂的临床"渐行渐远",我认为,现行教材中的针灸学称为"教材针灸"似乎更为合适。

作为一名学习"教材针灸"、教授"教材针灸"、曾经临床完全应用"教材针灸"、而今研究浮针的针灸工作者,我认为"教材针灸"存在以下几方面的问题。

一、理论层面

首先,概念固化。要认识一个事物,最重要的莫过于理解其概念。概念是对事物的本质特征或基本属性的简要说明,确定事物的内涵和外延。一门学科的建立,概念是基础,是根本。一门学科的概念,不仅仅对本学科重要,也是外界认识本学科的重要标杆。比如,"针灸学"的概念,就亟待完善。

现行全国高等中医药院校规划教材《针灸学》(第9版)对针灸学的定义为:"是以中医理论为指导,研究经络腧穴、刺灸技术和治疗方法,探讨针灸防治疾病规律,阐明针灸作用机理的一门学科;针灸疗法是指临床上将针灸作用于经络腧穴以防治疾病的方法和技术。"按照这个概念,不用中医理论指导的就不算针灸,那么,耳针就应该不属于针灸学,欧美各国的干针(dry needling)就不属于针灸学,头针也不属于针灸学,只要不在经络腧穴上的外治法都可以不算成针灸学。这不符合事实,分明是作茧自缚啊。而 2003 年英国卫生部公布的针灸立法组对针灸的定义却值得我们借鉴和思考——"Acupuncture refers to the solid needle into any part of body for the purpose of treating diseases or maintaining health(针灸指固体针具刺入身体的任何部位以治疗疾病或维护健康)",这个定义没有模糊的空间。

其次,理论来源纷杂。针灸治疗的理论主要有三个来源,并非单一:①中医传统理论;②西医临床理论;③尚未形成理论的经验。

中医传统理论有很多,除了阴阳、五行等中医基础理论外,还有子午流注等受到传统文化影响的理论、补虚泻实等受到中医方药理论影响的理论等等。

西医临床理论也有很多,例如,头针主要是根据大脑皮层的功能定位设计的。再如,针灸临床治疗颈椎病、腰椎病时,大多深受流行西医临床神经理论的影响。

仅仅是经验的,例如,灸至阴穴治疗胎位不正,迎香穴透四白穴治疗胆道蛔虫病,等等。并且,对许多临床现象进行理论阐述的时候,难免有牵强附会的成分。

二、科研层面

近几十年来,国家对针灸研究不能说不重视,确实也取得了一些成绩,例如,对针灸治疗疼痛时内源性阿片肽的发现和规律研究。但总体来说,针灸研究对临床的促进作用并不明显,对针灸理论的完善也乏善可陈,总体上说,还有很大的提升空间。

首先,教材针灸的基础医学研究几乎是原地踏步。

如经络研究,几十年来,各种假说纷呈,隔一段时间就有"重大发现""突破性进展",但几乎都是昙花一现,总体来说确实不成功,以至于有学者指出,"经络研究是过去 60 年来中医针灸学领域投入人力、物力最大的一个项目,也是最为失败的一个项目"[1]。

其次,临床研究,也没有很大进步。

---

[1] 杜帅,陈少宗. 经络研究的回顾与反思 [J]. 医学与哲学,2013,34(10):87-89.

内源性阿片肽在针刺疼痛模型大鼠身上的发现和规律总结，对临床上使用电针或经皮电刺激的频率选择或使用方案有很好的指导意义，而且，这方面的工作，也促进了中医生理学的进步。不过，总体上说，针灸临床并没有因为针灸的科学研究而取得长足进步，至少从20世纪80年代到现在，针灸临床使用的方法很少有改变，针灸临床的适应证也没有明显的拓展，随着当代康复医学的发展，甚至还有萎缩的趋势。

文献研究，相对来讲，很有成绩，弄清了历史上很多的错漏。比如，"孔最穴治疗痔疮""迎香透四白治疗胆道蛔虫""条口透承山治疗肩周炎"作为当代针灸穴位临床应用新发现的三个代表，对国内外针灸学教科书及针灸临床均产生了深远的影响，但黄龙祥先生等学者通过对这三个案例的层层剖析，发现这三项针灸治疗经验在传播和研究过程中出现的明显失误，是以讹传讹的结果[1]。学界还有大量的对经络、腧穴形成的文献梳理，纠正了很多，不过，可惜的是，对现在的针灸临床没有起到明显的促进作用。

三、临床层面

首先，教材针灸不重诊断。

教材针灸深受中医方药辨证论治的影响[2]，与针灸临床实践需要相脱节，甚至出现了"学非所用，用非所学"的现象。

其次，适应证没有很好地得到界定。比如，实事求是地讲，完全性脊髓损伤、肾性高血压、1型糖尿病、"渐冻症"等，针灸很难取效，但总能见到一些媒体上一些专家号称能够治疗。实际上，医生知道"哪些疾病自己不能治疗"和知道"哪些疾病自己能够治疗"同样重要。

再次，多种治法重叠。

现在的针灸临床，针刺、艾灸、耳压、火罐等等很多方法一起上，甚至连同中药、西药一起让患者服用。这让人实在难以弄清究竟是

1 黄龙祥，黄幼民. 从三个著名案例看针灸临床研究的复杂性 [J]. 科学通报，2012（14）：1210-1221.
2 陈少宗，潘卫星，景向红.《针灸治疗学》教材的改革应当紧跟临床需要——建立现代针灸学临床诊疗体系的思考 [J]. 医学与哲学，2020，41（22）：68-71.

哪个方法起作用的。病症治疗好了，不知道为什么好的。病症不好或更坏，也不知道什么原因导致的。这样做的结果是：①给总结各种治法的疗效和探索规律制造了障碍；②医生难以进步；③针灸学科进步缓慢。

虽然针灸学科从业人员越来越多，设备越来越多，海外针灸越来越有规模，但针灸学发展速度确实不尽如人意。我们这一代人不能让老祖宗留给我们的这个大宝贝光芒黯淡！需要有所改变。

作为针灸工作者，我们特别希望自己能够：一、讲清楚我们的疗效，是多大程度、多大范围的效果；二、说得出我们的理论可检验、可证实、可证伪。让下一代的针灸理论、科研和临床比我们这一代的要好很多，让后辈觉得我们这一代人还是做了一些重要的事情的。说到这两点很容易，但做到这两点却很不容易。大多数针灸人并不甘心这辈子毫无贡献，都期待能够让针灸"有效且有理"（北京中医药大学校长徐安龙教授对浮针的寄语），但他们中的绝大多数跟早年的我一样，面对浩瀚庞杂的针灸知识海洋无从下手，只能望洋兴叹。

我非常非常幸运，在1996年偶然的机会让我发明了浮针。浮针对于很多人来说，只是一种治疗手段，但对于我来说，是把钥匙，是窥测与打开人体奥秘的钥匙。

有了这把钥匙，我一点一点地了解到了以往不曾了解的东西，一年又一年地不断累积，逐渐地了解了——实际上，浮针所能解决的问题都是与肌肉组织紧密相关的问题，而其他如神经组织、骨组织、真皮组织的病症其实浮针也无能为力。而且，我还认为，可能针灸与之也是大同小异，甚至其他物理治疗手段也相差无多，因为这些治疗方法的适应证都很雷同。

这个发现让我觉得意义重大，需要把我的发现、我的思路公之于众，让医学工作者能够从肌肉学的角度重新审视诸多病症，从而大大减少漏诊，减少大处方、大检查，减少手术的创伤，减少一些药物的副作用，推进针灸学的发展，推进医学的发展，也为健康中国贡献一份力量。

因此，虽然尚未完善，我依旧选择把我这些年的思考贡献出来，请大家沉下心来，思考一下，也请大家批评指正。

书中一定会有许多让人难以立即接受的东西,甚至会有错误的、过几年我又会不断修正的东西。但是,我保证,这本书所呈现给大家的都是我现在所信奉的。

谢谢大家抽出宝贵的时间来阅读本书,希望通过这本书,我们能够成为朋友。浮针是我交友的工具,相信这些我撰写的书籍也能成为我交友的工具。

符仲华

2023年8月

名词集

（按名词音序排列）

本体感受（proprioception）：对身体位置和运动的感知或意识。

本体感受器（proprioceptor）：提供有关身体位置和运动信息的感觉神经末梢，它们主要出现在肌肉、肌腱和耳迷路中。

触觉小体（tactile corpuscle）：也被称为迈斯纳小体（Meissner's corpuscle），是一种位于真皮表层的包裹性神经末梢。

第二现场（the second scene）：指的是由患肌引发的病痛，经常表现不在患肌局部，而在与患肌肌腹神经支、血管、筋膜、肌腱等有关联的区域。这个提法是 2015 年 2 月浮针发明人在广东省中医院带教期间想到并提出的。

第一现场（the first scene）：引起其他部位出现症状的部位，通常在肌肉的肌腹部位。

放射痛（radiating pain）：临床上经常运用该词，多指疼痛由中心向外周沿着神经传布的现象。该观念的总结和提炼都是因为人们通常以为颈神经根或腰神经根受到压迫而引起疼痛，而且这种疼痛会沿着该神经由上向下传导，如同神经受到刺激会产生放电感一样。放射痛这样的提法其实应该反思。理由是：①从未发现过这样的疼痛会一直传到四肢末端，这与这些神经的解剖特征不吻合；②疼痛从上向下布散的现象确实不少，但这种布散往往需要数小时或数天才能完成，与神经放射的现象相差甚远；③疼痛并不总是由上向下布散，有时也会发现从下向上布散；④神经受到压迫或针刺后形成的放射感从来都是麻木或放电感，几乎每位医生甚至每个人都有这样的体会。因此，用放射痛这样的提法来描述疼痛的布散很不准确。笔者认为，所谓的放射痛都是肌肉的自发性紧张向相关的肌肉扩散，相当于肌肉的病变会"传染"，从肌肉A"传染"到肌肉B,再"传染"到肌肉C,以此类推。临床上最常见的是协同肌之间的"传染"。因为肌肉的自发性紧张造成最常见的临床症状是疼痛,因此,人们误以为疼痛在放射,这个状况在下肢部最容易出现,因为腰部、臀部、下肢的外侧肌肉是维持直立的协同肌。有时,人们把触摸某一点(扳机点)引发一定区域内的触电样疼痛也称为放射痛,如三叉神经痛发病中有专家使用这词,笔者赞同,但对"坐骨神经痛"则不赞同。

肺循环(pulmonary circulation): 在心脏和肺之间形成封闭循环的血管系统。

干针(dry needling): 是指不使用任何药物或注射用水,只是应用注射器针头或针灸针,对肌筋膜触发点(MTrP)进行针刺的方法。

高尔基体(Golgi body,Golgi complex,Golgi apparatus): 真核细胞(细胞核清晰的细胞)的膜结合细胞器。高尔基体负责将蛋白质和脂质运输、修饰和包装到囊泡中,以运送到目标目的地。它位于细胞质内,靠近内质网,靠近细胞核。

骨组织(osseous tissue): 英文也写作bone tissue,是一种坚硬的矿化结缔组织,由不同类型的骨细胞组成,主要为参与骨形成的成骨细胞和参与骨吸收的破骨细胞。

固有结缔组织(connective tissue proper): 固有结缔组织基质软,刚性低,有不同程度的韧性,可分为疏松结缔组织和致密结缔组织两种类型,包括网状组织、脂肪组织、白色纤维和黄色弹性组织等。

环层小体(lamellar corpuscle): 是一种洋葱状的非神经(结缔组织)结构,它建立在神经末梢周围,降低神经末梢本身的机械敏感性。

患肌(tightened muscle,TM): 在运动中枢正常的情况下,放松状态时,目标肌肉的全部或部分处于自发性紧张状态,该肌肉就叫患肌。MTrP是患肌形成的原因,因此,患肌也可以简单定义为:MTrP所在的肌肉,或说处于病理性紧张状态的肌肉。

肌筋膜(myofascial): 是肌肉muscle和筋膜fascia的合称,是肌肉及其相关肌腱、筋膜的总称,myofascial本来是个形容词,但没有对应的名词,因此,常被当作名词使用。

肌间神经丛(myenteric plexus):又称为奥尔巴赫神经丛(Auerbach plexus),是一组神经节,分布于整个胃肠道,并支配其多层平滑肌。

肌筋膜激痛点(myofascial trigger point,MTrP):是容易被激惹的点,是骨骼肌筋膜紧绷带上可触及的结节。直接压迫或肌肉收缩常可引起肌肉弹跳或抽动、局部压痛、局部抽搐反应和通常远离现场的疼痛模式反应的牵涉痛(referred pain)。

肌筋膜疼痛综合征(myofascial pain syndrome,MPS):肌筋膜疼痛综合征是一种慢性疼痛障碍。在这种情况下,对肌筋膜激痛点(MTrP)的压力会导致肌肉疼痛,有时会出现在看似无关的身体部位,被称为牵涉痛(referred pain)。这种症状通常发生在肌肉反复收缩后。这可能是由工作或运动爱好中重复的动作或与压力相关的肌肉紧张引起的。

肌内膜(endomysium):围绕在单个肌肉纤维周围的细腻的结缔组织。

肌肉病理性紧张(muscular pathological tension):放松状态下,全部和/或部分肌腹依旧处于自发性紧张状态的肌肉。这种紧张的来源主要是该肌肉内存在 MTrP。本书中,有时我们也称这种病理性紧张为肌肉的功能性病变。

肌肉起点(muscle's origin)和止点(muscle's insertion):躯干肌肉,以靠近人体正中轴的附着点为起点,以远离人体正中轴的附着点为止点;如果两个附着点距离人体正中轴的距离相近,则以距离人体正中轴上方(头侧)的附着点为起点。如果是四肢肌肉,以近端附着点为起点,以远端附着点为止点。

肌肉前(pre-muscular)、肌肉本身(in-muscular)、肌肉后(post-muscular):对于适应病症,我们采用病症与肌肉相关关系的方法分类。所谓"肌肉本身",指的是肌肉及其附属结构本身发生病理性紧张所引发的病痛,例如常见的颈椎病、腰椎病。所谓"肌肉前",是指肌肉及其附属结构的病痛由其他病变所引发,继发于其他病痛,例如类风湿关节炎、震颤麻痹。所谓"肌肉后",是指肌肉病理性紧张影响到其他器官,这些器官多分布于肌肉内或邻近肌肉,与该肌肉紧密相关,从而产生一系列的病痛,例如局灶性麻木、病理性咳嗽。

肌束膜（perimysium）：指肌肉周围的结缔组织鞘，形成肌肉纤维束的鞘。

肌梭（muscle spindle）：在骨骼肌纤维之间发现的机械感受器；肌梭与肌纤维平行排列，对肌肉的被动拉伸作出反应，但当肌肉等张收缩时停止放电，从而发出肌肉长度的信号。

肌外膜（epimysium）：包围整个肌肉组织的致密结缔组织，通常包含许多肌肉纤维束。

肌细胞（muscle cell）：英文也作 myocyte，可利用细胞内特殊排列的一系列运动蛋白缩短其长度。在一些相关蛋白质的帮助下，细肌丝的肌动蛋白与粗肌丝的肌凝蛋白（又称肌球蛋白）相互重叠，将 ATP 分解释放的化学能转变为机械能，细肌丝连同 Z 线被拉向肌节（又称肌小节，肌肉收缩的最小单元）中央的 M 线，肌丝滑动，粗、细肌丝产生相对位移，实现收缩。

肌性器官（muscular visceral organ）：以肌组织为主要组织构成的内脏器官，例如胆囊、输尿管、子宫、输卵管。相应地，肝脏、肾脏等就是非肌性器官。

肌源性反应（myogenic response）：多指血管平滑肌等在扩张压力增加时收缩和扩张压力降低时放松的内在倾向。

基质（ground substance）：一种无定形的凝胶状物质，存在于各种结缔组织的组成中。在软骨、眼睛的玻璃体和脐带的沃顿胶质中最为明显。

激素（hormone）：是通过血液将信息传递给器官、皮肤、肌肉和其他组织，从而协调身体不同功能的化学物质。到目前为止，尚无明确数据，一般认为在百余种左右。

胶原纤维（collagenous fiber）：由原纤维组成的单个纤维，通常成束排列，有分支，长度不定。从化学上讲，这种纤维是一种糖蛋白，煮沸后会产生明胶，它构成不规则结缔组织，是肌腱、腱膜和大多数韧带的主要成分，并出现在软骨、牙本质、骨质和骨组织的基质中。

拮抗肌（antagonist）：其收缩时，使得主动肌舒张或减缓主动肌的收缩力量。主动肌与拮抗肌，一个收缩，另一个就舒张，与中医阴阳的

14

关系相类似。

结节（knot）与条索（nodule）：以往的教材，常把触摸 MTrP 时手下的感觉称为结节或条索，小范围的多称为结节，长条状的多称为条索。本书作者并不赞同这样的表述，因为：①结节、条索有时可能是正常的解剖结构，例如，喉结就是结节状，肌腱就是条索状；②结节、条索即使是病理状态，也不一定就是患肌，例如，静脉曲张的条索、脂肪瘤的结节与患肌截然不同；③即使是小范围或长条状的患肌，笔者也反对称之为结节、条索，因为这样的表述很容易造成误导，使得人们忽略患肌的组织特性，而单纯追求手下的感觉，其实，触摸时脑子里要牢记我们触摸的是肌肉，尤其是肌腹，肌肉纤维分布有方向性，不同的方向触摸，感觉不一样。

可兴奋组织（excitable tissues）：虽然对刺激的反应是所有活组织的特征，但神经和肌肉等可兴奋细胞具有产生信号的能力，这些信号会迅速传递给其他细胞。

拉伸（stretching）：是指给特定的肌肉或肌腱（或肌群）施加外力，使其屈曲或伸展。

郎飞结（node of Ranvier）：某些神经元轴突上的绝缘鞘（髓鞘）上的周期性间隙，用于促进神经冲动的快速传导。髓鞘由同心的脂质层组成，包括胆固醇和不同数量的脑苷和磷脂，由薄薄的蛋白质层隔开。这种安排产生了高电阻、低电容的电绝缘体。然而，郎飞结节点每隔一段时间就会中断绝缘，这种不连续性使得脉冲在一个被称为跃变传导的过程中从一个节点跳到另一个节点。

离心收缩（eccentric contraction）：当肌肉收缩时，肌肉起止点之间的距离逐渐加大延长。

淋巴（lymph）：浸润有机体组织的淡色液体，维持液体平衡，并从组织中清除微生物，它通过淋巴管回到血液系统。

淋巴管（lymphatic vessel）：是人体淋巴系统的一部分，是管状结构，它将淋巴从组织中运送回血液循环中。

淋巴结（lymph node）：也称淋巴腺（lymph gland），在身体抵抗感染的能力中起着至关重要的作用。它们就像过滤器一样，在病毒、细菌和其他疾病感染身体的其他部位之前，将之困住。

鲁菲尼小体（Ruffini corpuscle）：又称球状小体（Bulbous corpuscle），很小，呈梭形，在真皮、皮下组织和一些结缔组织中可以发现这类力学缓慢适应受体，由胶原纤维包围的薄胶囊中的单个分支感觉纤维组成。

脑脊液（cerebrospinal fluid）：一种透明的无色液体，充满并包围着大脑和脊髓，主要在脑室中形成，为大脑提供支撑，并在周围骨骼、大脑和脊髓之间起到缓冲与润滑作用。

脑神经核（cranial nerve nucleus）：位于中脑、脑桥和髓质的一系列双侧灰质运动和感觉核，是许多脑神经传入和传出细胞体的集合。

内分泌腺（endocrine gland）：将产生的化学物质（激素）直接排放到血液等中的组织或器官。常见的内分泌腺有下丘脑、松果体、肾上腺、胰岛等。内分泌腺将激素直接分泌到血液或细胞间隙，使激素到达目标。

内膜（tunica intima）：血管的内层，由单层鳞状内皮细胞组成，有弹性。内膜的内皮细胞与流经血管的血液直接接触。

黏膜下神经丛（submucousal nervous plexus）：主要包含内脏交感纤维、副交感末梢神经节，由无髓鞘的神经节前和神经节后副交感神经元组成，控制黏膜运动和相关黏膜腺的分泌活动。

旁分泌腺（paracrine gland）：生产、分泌激素并作用于邻近组织或器官的腺体。

皮层（cortex）：是大脑最外层的神经细胞组织，外观有许多褶皱和沟槽，在记忆、思考、学习、推理、解决问题、情感、意识和与感官相关的功能中起着关键作用。

上半场（the first half）、下半场（the second half）：浮针治疗过程中，最好采用先治疗后观察体验、再治疗的策略，防止遗漏患肌，前一个治疗，我们借用足球用语，称之为上半场，后一个治疗，称为下半场。

上游（upstream）和下游（downstream）：上游指的是在动脉某部位的近心端、静脉某部位的远心端。下游指的是在动脉某部位的远心端、静脉某部位的近心端。

神经病理性疼痛（neuropathic pain）：是指三叉神经痛、带状疱疹后遗痛一类的疼痛，这类疼痛英文中常常不单纯称为 pain、ache、soreness 等，称为 allodynia，表现为：火辣辣、烧灼样疼痛，刺痛，局部的皮肤不可触摸，甚至不能忍受风的吹袭，疼痛程度和发作频率一般与天气变化无关，常与劳累也无关。

神经胶质细胞（glial cell；neuroglial cell；neuroglia）：神经系统中的支持性细胞，负责为神经元提供营养、清除废物、维持电解质平衡等。

神经内分泌细胞（neuroendocrine cell）：神经内分泌细胞是作为神经系统和内分泌系统的一部分起作用的特化细胞。神经内分泌细胞遍布全身。正常的神经内分泌细胞通常很难在显微镜下看到，因为其体积很小，并且隐藏在其他类型的细胞之间。

神经元（nerve cell，neuron）：是大脑和神经系统的基本单位，这些细胞负责接收来自外部世界的感觉输入，向肌肉或腺体发送工作命令，并在其间的每一步转换和传递电信号。

神经支配比例（innervation ratio）：多指每个运动神经元接触到的肌纤维的平均数量（接触到的肌纤维总数除以运动神经元的数量），比例低表明缺乏精确的控制，比例高表明控制更精确。

疏松结缔组织（loose connective tissue）：也称蜂窝组织（areolar tissue），是一种将多种器官和组织结合在一起的固有结缔组织（connective tissue proper），其特点是细胞外纤维（如网状纤维、胶原蛋白和弹性蛋白）松散地多向编织，细胞松散地分离在丰富的细胞外基质中。

树突（dendrite）：神经细胞的短分支延伸，通过树突从其他细胞接收到的脉冲被传递到细胞体。

弹性纤维（elastic fiber）：纤维性的、可拉伸的结缔组织，主要由弹性蛋白、胶原蛋白和原纤维蛋白构成。

体循环（systemic circulation）：生理学上的血管循环指的是向身体各组织供应含氧及营养物质血液并将缺氧及代谢终产物的血液从组织中返回的血管系统。

外分泌腺（exocrine gland）：分泌汗液、眼泪、唾液、乳汁和消化液等物质,并通过管道或开口将其释放到体表、管腔或内脏表面,包括汗腺、泪腺、唾液腺、乳腺和胃、胰腺和肠中的消化腺等。

网状纤维(reticular fiber):解剖学上的细纤维结缔组织,呈网状,构成许多器官的支撑组织,主要由分布在无定形基质物质中的胶原原纤维组成。

稳定肌(stabilizer muscle):在多平面运动中,稳定肌的作用是稳定身体和四肢。在运动中,有主要的动作肌(primary movers)和稳定肌。主要的动作肌是承担大部分工作的肌肉,它们是移动负荷的地方,它们可能是你最能感受到锻炼的地方。虽然稳定肌不直接参与移动负荷,但它们的作用是保持身体某些部位的稳定,这样主要的动作肌就可以有效地推动完成它们的工作。例如,直腿抬高时的腹直肌就是稳定肌。

纤维囊(fibrous capsule):包围关节囊的外层,或指包裹某些器官(如肝脏和肾脏)的弹性外膜,由致密结缔组织和弹性纤维构成。

嫌疑肌(suspected tightened muscle):主要指根据解剖学分析出来的与病痛部位相关联的肌肉。

向心收缩(concentric contraction):肌肉收缩时,肌纤维的长度缩短。

协同肌(synergist):一些参与关节运动的肌肉并不直接对运动产生扭力,而是以间接的方式辅助运动,这些肌肉称为协同肌。

血管外膜(tunica adventitia):血管壁的最外层,由胶原纤维和弹性纤维组成,保护血管免于过度扩张。

血管中膜(tunica media):血管壁的中间层,由平滑肌和弹性纤维组成。

压痛点(tender point):似乎人们很喜欢使用这个词,不过,笔者不建议浮针人使用,理由:①任何地方只要用力压迫,即使用力较小,但时间较长,都会产生疼痛,疼痛的产生除与被压迫组织是否有病变有关外,还与压迫时的压强、用力的角度、压迫时间等有关,故压痛与病变之间无实质性关联;②很多原因都可以造成疼痛,感染、神经病理性疼痛、挫伤、肌筋膜病痛等等,受压后往往加重疼痛,使用压痛点这个词则忽略了这种多样性,临床上容易造成医生只查找压痛点,而忽视触摸感知的组织病变情况;③浮针治疗的不是肌肉的一个点,而是一部分肌腹出现的问题,触摸时手下要有立体的感觉。

乙酰胆碱(acetylcholine,ACh):乙酰胆碱是由胆碱能神经元产生的神经递质。在周围神经系统中,乙酰胆碱在骨骼肌运动中起作用,也在平滑肌和心肌的调节中起作用。

游离神经末梢(free nerve ending):是皮肤中最常见的神经末梢,它们延伸到表皮的中间。对疼痛刺激、冷热和轻触等都很敏感。

中枢神经系统(central nervous system):属于脊椎动物的神经组织系统,由大脑和脊髓组成。中枢神经系统既控制自主运动,如走路和说话,也控制非自主运动,如呼吸和反射动作。也是情感和认知的中心。

中央管(central canal):脊髓中央充满液体的空间,具有保护功能并允许营养物质运输。

周围神经系统(peripheral nervous system):是中枢神经系统与体表、骨骼肌和内脏器官等之间传递感觉和运动冲动的通道,由脊神经(spinal nerves)、脑神经(cranial nerves)和自主神经系统(autonomic nervous system)的某些部分组成。

轴浆运输(axoplasmic transport):也称轴突运输(axonal transport),负责线粒体、脂质、突触囊泡、蛋白质和其他细胞部分通过轴突的细胞质进出神经元细胞体的运动。轴突的长度可能是细胞体的1 000～10 000倍,没有产生蛋白质的能力,因此依赖于轴浆运输来满足它们所有的蛋白质需求。轴突运输还负责将降解分子从轴突移动到溶酶体中进行分解。向细胞体移动称为逆行运输,向突触移动称为顺行运输。

轴突(axon):神经细胞的长分支延伸,绝大部分神经系统中的每个神经元只有一个轴突。轴突可长达1m,也可不到1mm。最长的是坐骨神经,它从脊髓的底部开始,沿着每条腿向下延伸,直到足趾。

主动肌(agonist muscle):提供驱动动作主要力量的肌肉。

自发性紧张(spontaneous tight state):本书指的是在没有大脑皮

层中枢参与的情况下,由于劳累、受凉、情绪低落和其他疾病等原因导致某块肌肉或某些肌肉长时间处于紧张状态。

  自身调节(autoregulation):在不同的条件下,身体的某个部分或系统维持生理过程的相对恒定,尤指在动脉压力变化的情况下,维持某器官持续供血的机制。

目　录

绪 论
肌肉学概述

　　这本书的创作意愿主要源自浮针医学的临床诊疗。其与大多数基础和临床书籍很不一样,为什么呢,或因为笔者这些年走过的路与高校科研体制内学者很不一样,思考亦很不一样。

　　因此,请大家不要奇怪,我们的一些观点与以往很不相同,提出的论据也多半不是来自动物实验,我们也较少运用参考文献。不过,我们一定会努力把自己的理论和临床的想法与思考原原本本地说出来,不会有任何隐藏。

第一节　漫长探索:从针灸学到肌肉学

　　"肌肉学"? 一听名称,估计大多数人都会觉得作者应该是从事基础医学研究的,至少是从事现代医学临床的。可了解我的人都知道我的专业与之相距甚远,即使博士阶段研究疼痛生理,也与肌肉毫不相干。本节给大家介绍一下我这个针灸从业者研究肌肉学的原因。

一、从教材针灸到浮针

　　我的本科、硕士阶段都是针灸专业,学的是教材针灸的一些知识和观点:阴阳、五行、经络、腧穴、子午流注等等。请注意,我这里说的是"教材针灸",是指我当年学的且至今绝大多数没有太大变化的教科书内容,在此专门创造一个词来界定这部分针灸学内容,以表达对现代教材的些许失望,为的是将《内经》时代先贤的针灸学与我们高等中医药院校教材的针灸学区分开来。

　　一个学习"教材针灸"的人,怎么会发明浮针呢? 浮针的出现,有其必然因素，也有其偶然因素。

必然因素：

——硕士阶段，我的专业方向是刺法灸法学，由于喜好文献，注意到了《黄帝内经》中"引皮乃刺之，以治寒气之浅者也"的"直针刺"；

——受到腕关节上两寸、踝关节上三寸皮下针刺"腕踝针"的影响；

——对中医"得气"不合常理现象的反思。

偶然因素：

——多年来用教材针灸方法无法治好网球肘的经历，使我对网球肘的常规针灸治疗理论和技术心存疑惑。1996 年 6 月我在广州增城第一军医大学门诊部治疗一例网球肘时，一反常态，使用局部周围皮下针刺的方法，居然大获成功。于是，开启了浮针疗法研究之旅。实际上，现在回想起来，很多网球肘也很复杂，即使现在的我，用浮针治疗网球肘，也有失败的例子（比如伴有大量肘关节积液的网球肘）。如果当年那例网球肘治疗无效的话，或许现在就没有浮针疗法。

偶然因素不仅在这种针法发现时起到重要作用，在其后二十多年的发展中也尤为明显，这种事例比比皆是：

——如果不是当年第一军医大学南方医院的一位癌痛患者因为担心较粗的针灸针刺痛他，而不肯接受疗效明显的浮针治疗，我就不会花费很多时间和精力研发浮针专用针具；

——如果不是当年在南方医院惠侨楼会诊时，看到当时还很稀罕的德国贝朗静脉留置针，我就不会在多种方法均告失败的情况下，在专用针具研发上走出一条顺畅之路；

——如果不是 2001 年我响应军队出台的新政策回到南京，就不会经历后来那么多的挫折，也就不会有我对浮针医学现在的认识和进步；

——如果不是当年在南京新街口刚好看到一座在建的办公楼，就不会在里面成立自己的诊所，这个诊所不用任何药物，也不用其他方法看诊，只用浮针，简单而纯粹，正是因为如此，不受其他因素影响，相当于临床与科研合二为一，因此，得出来的结论相对来讲比较客观、比较

明晰,不仅在短短几年时间里锻炼了自己,也使来自临床实证的浮针医学理论得以迅速发展;

——如果不是当年转业回到南京,时南京市卫生局副局长、针灸前辈柳鹏楠先生劝我考南京大学的博士,或许就没有患肌理论,或许就没有这本书;

——如果不是为了安抚浮针操作时患者的紧张情绪而晃动其肘肩关节等,或许还不能发现再灌注活动的奇妙;

——如果不是台湾邱雅昌博士建议我改进徒手进针的方法,或许现在就没有进针器的出现;

——如果不是当年震惊于某些人的抄袭与"模仿",我这个懒散之人就不可能在非常繁忙的教学工作之余仅用三四个月时间就完成了《浮针医学纲要》,这本书对后来浮针医学的发展居功至伟。

诚然,这些必然因素和偶然因素促成了浮针医学的产生与发展。出于对教材针灸现状的担忧,我们在后继发展过程中,努力避开那些教材针灸中不利于浮针医学发展的做法,采用以下方法论发展之。

(一)理论:简单化、逻辑化

"自然不做徒劳的事,过多则徒劳,简明才是真谛"[1],因为我服膺牛顿的推理规则,所以,在浮针医学的发展过程中,我们努力通过实证建立理论体系,理论必须简单化、逻辑化。我们相信天人合一,自然界的物理、化学法则在人体上同样适用。既然推拿、拔罐、针灸、针刀等的适应证基本上也

> 适应证相同,各种外治法的治疗机制就应该相同。
>
> 一种外治法能治疗不同类型的病痛,那么,这些病痛就应该共享一个病理机制,不管其表面上看起来有多么的不同。

是浮针的适应证,对某些感染性、神经坏死等病症这些外治法均无良效,那么这些外治方法应该共享一个原理,即,不可能针灸通过调节阴阳起作用、针刀通过松解粘连起作用、推拿通过行气活血起作用、拔罐通过疏风散寒起作用。既然这些方法可以在不同程度上治疗很多类

---

[1] 牛顿. 自然哲学的数学原理 [M]. 任海洋,译. 重庆:重庆出版社,2015:332.

型的病痛,这些类型的病痛就应该共享一个类同的病理状况,即,不可能治疗腰痛是通过补肾达到目标,而治疗干咳是通过宣肺达到目标。这是浮针医学发展过程中的一个重要方法论:既然都是外治方法,那这些外治法的治疗原理都应该一致;既然同一种外治法能够治疗不同类型的病痛,那么这些表面分属不同类型的病痛,一定享有一个共同的病理基础。

这些年,上述方法论一直指导着我们的思考、实验,进而提出了患肌理论,我们认为:浮针只治疗了一类疾病——肌肉的疾病,针灸、针刀、推拿、拔罐,也是基于同样的机制,通过治疗肌肉而取效。

因此,现在我们的浮针医学理论越来越清晰了,虽然还有很多不清楚的地方,但总体来说,已经得到了大量的临床实践的支持。

（二）科研:确保真实,循序渐进

科研非常重要,一门学科要发展,没有科研则寸步难行,几乎所有的专家都有这种认识。科研的核心目标是探索未知,其他目标都必须服从这个目标,否则,做得越多,可能错误越多。但毋庸讳言,现在一些"科研"工作,有很多的水分、很强的功利目的(部分负责人甚至因此违反国家政策),这就影响了科研的公正性与可信性,非常可惜。

我们对自己的科研要求是真实,虽然我们的科研还处于萌芽阶段,需要开展的工作千头万绪,或受制于资金,或受制于知识结构,或受制于实验条件,等等,很多疑问都还没有解开。读者会在本书看到很多还没有得到实验证实的临床推理,请大家期待我们,相信我们会不断前进的。

（三）临床:脚踏实地,探索新路

所有的理论与科研都是为了临床服务,从第一次成功治疗网球肘案例开始,我们对浮针适应证的每一次拓展都小心谨慎,担心自己说了大话。现在回想起来,这个策略是对的,人们本来就对浮针不甚理解,如果再言过其实,就很难扭转过来。声名可以小,但不能坏。

一开始对浮针的不理解是正常的,因为:①浮针与教材针灸区别很大;②西医临床的固有理论已经深深地影响人们,例如,骨刺致痛说、上肢麻木的主要原因是颈神经根受到骨性改变的压迫等等,人们很难马上接受浮针取效机制;③我们的科研数据、图片等还没有拿出来,有些地方还有经验主义的痕迹。

一开始不信任不要紧,以后会逐渐理解的。一开始信任后来不信任就覆水难收了。因此,我们每拓展一步,都小心谨慎,深恐失去患者的信任、深恐失去浮针界的凛然正气、深恐受到学者们的鄙视疏远。

浮针的临床诊断与传统的中西医都有所不同,与现在通行的中西医诊断名称也不甚相符,我们在不断探索,本书也是这条探索之路上的一个努力。

二、从痛点到 MTrP

一开始,浮针直接对准痛点治疗,有时效著,有时效微,但确实已经比常规方法的疗效好多了,其时我已满足,以为已经登顶,以为风景已经完美,不知道其实只是到了一个小山丘。于是开始授课,1999 年就已获批为“全军继续医学教育一类项目”,举办解放军浮针疗法学习班。1999 年 9 月到 2000 年 4 月,在加拿大温哥华讲授浮针,还得到当地一些中文媒体的宣传报道(图 0-1-1)。现在想来,当时的时机真的很不成熟。当时浮针的情况,就相当于在一个大金矿旁边捡到一个小金块。当年认为痛点就是病变位置,治疗就必须针对它。现在回想起来,感觉当时的考虑特别不成熟,思想简单、认知不够充分,造成这种情况的原因大概是:①受针灸阿是穴影响;②受封闭疗法影响;③第一例浮针治疗网球肘(针尖对着痛点)的成功。这些因素让当时的我误以为,痛点就是病变部位。

后来我离开广州,转业回到南京。2003 年考上南京大学攻读博士学位,专业方向是“疼痛的生理和病理”。为了达到毕业的要求,我逼着自己花费大量时间阅读英文文献。一开始真是茫无头绪,甚至紧随一些 SCI 针灸论文做实验,发现很多结果根本重复不出来,浪费了不少时间。不过,现在回想起来,那个阶段的投入与付出还是非常有意义的,对后来浮针医学的发展具有导向性影响。其中,主要有两个研究方向引起了我极大的兴趣与关注。

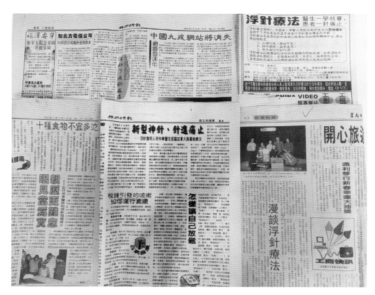

图 0-1-1　温哥华中文媒体 2000 年 1 月前后的宣传报道

　　——以 Langevin 女士（Helene Langevin, M.D.）为首的针刺后皮下疏松结缔组织形态学变化及其生物信号传导的电生理学研究。当年 Langevin 女士还在佛蒙特州立大学工作，后来又到位于波士顿的哈佛大学一家医院从事研究工作，现任美国国立卫生研究院（National Institutes of Health, NIH）下属的国立补充和替代医学中心（National Center for Complementary and Integrative Health, NCCIH）主任。那时候，几乎 Langevin 的所有论文我都精读（一个人一辈子总会有几位学者对你的科研生涯产生很大影响，硕士阶段，韩济生院士的所有论文我都追踪，虽然没有师生名分，但确实学到很多，无论是学识上的，还是精神上的）。Langevin 的研究工作给了我很大信心，知道了皮下层是个被人们遗忘了的有很大作用的组织，虽然我们的临床工作早于 Langevin，虽然现在我对 Langevin 的研究工作并不是百分之百赞同，但我认为 Langevin 从研究得气后的形态学变化入手的开创性工作对针灸学的研究思路和针灸学的发展有很大作用。

　　——以 Dr. Janet G. Travell、David G. Simons 为首的开创者们对肌筋膜疼痛（myofascial pain）的研究。Travell 出生在纽约，是当年全美国

少有的几位杰出女医生之一,曾成功解除当时还是参议员后来成为总统的肯尼迪的顽固腰痛,1961—1965 年在白宫作医务主管,她开拓了肌筋膜疼痛的研究领域。Simons 作为一名医生,年轻时在美国空军工作,后来了解到 Travell 的工作,把后半生都投入到肌筋膜疼痛的临床治疗与研究中,在加州长滩的一个医疗中心工作。关于肌筋膜疼痛,对我影响极大的还有洪章仁教授。洪教授是美国加州大学电生理研究专家,Simons 与其亦师亦友(图 0-1-2)。洪教授培养了一大批肌筋膜疼痛研究专家。洪教授团队的工作对浮针医学影响非常之大,尤其是能量危机学说给了我非常好的启迪,从此局部缺血的观点才被我注意到。

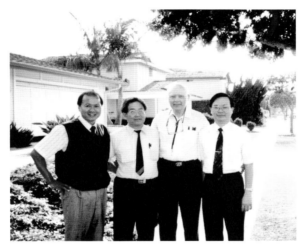

图 0-1-2　洪章仁教授(左二)、David G.Simons(左三)
与友人在加州合影(由洪章仁教授提供)

　　回头来看,实在要感谢南京大学,让我打开了思路,找到了方向。可以说,如果没有洪教授团队的杰出工作,或许浮针医学很难走到今天这一步。任何进步都是站在巨人的肩膀上取得的,绝非虚言。

　　在肌筋膜疼痛的研究中,这一词组非常重要:myofascial trigger point(肌筋膜触发点,通常简作 MTrP)。

　　MTrP:由于肌电生理的变化,造成受累肌某些局限小区或局限点较其他区域更为敏感,在外界较轻的压力下即可激发出疼痛。虽然常被大多数医学工作者忽略，但对于疼痛研究来说，尤其是非药物治疗疼痛领域，MTrP 是个非常重要的概念，其重要性不仅体现在浮针及其他疗法的临床诊治，也体现在对疼痛等机制方面的探索研究。

对 MTrP 的关注是浮针医学发展史上一个重要的里程碑，其重要性在《浮针疗法治疗疼痛手册》（人民卫生出版社，2011 年版）中展现得淋漓尽致。

认识、理解 MTrP 并将之成功引入浮针界具有重大意义：

——从此，浮针医学坚定地走上了科学实证之路；

——使得我们中医人能够从另外一个角度审视中医；

——有关 MTrP 的众多实验与相关理论为浮针医学的发展打下了科学基础，也为今后的发展方向提供了很好的思路。

三、从 MTrP 到患肌

在数年来大规模的浮针临床应用中，我们发现，对于浮针临床，MTrP 并不是最佳的指导理论，有时甚至与临床相去甚远，因为：

——MTrP 是 myofascial trigger point 的简称，其中 myofascial（肌筋膜）这个词用得太过宽泛，myo- 是肌肉的意思，fascia 有筋膜、肌腱、韧带、骨膜等意思。我们临床发现，几乎所有的病理性紧张都出现在肌腹，而不在其他部位。如果肌腱或髂胫束等出现病理性紧张，也是由于与之相连或一体的肌肉肌腹长时间收缩导致。

——Trigger（激发，扳机）一词在浮针临床上意义不大，只是在实验中才能反映出"激发"的特征，对于临床，该词无甚意义。

——Point 是"点"的意思，实际上，在临床，手下感觉到的不是"点"，往往是片状、带状、圆状、柱状等，没有发现过点状的。

因此，在 2014 年 12 月 12 日通过 QQ 征集浮针人的意见，最后我们创立了一个新词：患肌（tightened muscle）。

"患肌"是至少存在一个 MTrP 的自发性紧张的肌肉，这种肌肉在神经系统正常且该肌肉放松的状态下，医生触摸有紧僵硬滑等感觉，患者也多有无力、疼痛不适等感觉，常伴相关的关节活动受限。

一开始仅仅是觉得 MTrP 不合我们的实际，需要改变。在患肌这个词使用了这么多年之后，才知道创立"患肌"这一概念是多么幸运、多么有意义的一件事情：

患肌，明确了疼痛等疾病的病理学载体，是肌肉而非其他软组织。这非常重要，使得临床上很多以前搞不清楚的病因病理得以明确。例如，肌腱、韧带等损伤，以前以为可以直接造成疼痛，实际上并非如此，比如，很多肩袖损伤（肩胛下肌、冈上肌、冈下肌、小圆肌等肌腱组织损伤）经常没有症状，甚至还有一个专有名词：Asymptomatic Rotator Cuff Tears（无症状肩袖撕裂）[1]。已经明确肌腱损伤均无症状，以前不能理解，自从有了患肌理论，就能理解了，因为真正导致症状的病位在肌腹。

患肌理论，不再把病痛看作一个点，而是对应到相关组织的损伤。

触摸检查时不再按压或挤捏一个点，大大降低了学习的门槛与时间，因为找"点"难，找"立体"的紧绷组织则容易很多。这样，容易学习，容易进行前后的比较，容易推广。

MTrP 产生于治疗疼痛的研究中，人们总是去查找压痛，实际上查找压痛可能主要是理论意义，实际操作时，很难依赖压痛，因为压强的大小、压力的方向、压力下方的组织特性都会影响到压痛的数值，因此，其之于慢性疼痛，几乎无甚临床意义。有了患肌的概念，不再致力于寻找压痛点，只要求触摸感觉目标肌肉与对侧同名肌肉或周边肌肉等的不同。

> 压痛，是外科、骨科、伤科常用的一个词。对于急性病，无需细细诊查的病痛，例如，阑尾炎等，可以使用。对于慢性软组织伤痛，体检不能使用压痛这个方法，需要细细揣摩，自己体会手下的感觉。
> 这个现象与生活中的称重相似：不能用大型磅秤称婴儿的重量。

治疗也不再从一个"点"去琢磨，而是从组织损伤的角度去思考治疗方法。

患肌理论，第一次以肌肉为中心，从肌肉的角度看待生老病死，给现代医学提供了一个全然不同的视角。

[1] MINAGAWA H, YAMAMOTO N, ABE H, et al. Prevalence of symptomatic and asymptomatic rotator cuff tears in the general population：From mass-screening in one village[J]. J Orthop, 2013, 10(1)：8-12.

四、被无视的肌肉

我们的思路和处理目标从痛点（阿是穴）到 MTrP 再到患肌，经历了巨大的变化。不过，当年我们没有觉得这些变化大，没有觉得石破天惊，似乎是自然而然的，现在回过头来看，才知道我们是多么幸运，从懵懂无知到一步步发现这个被现代医学所忽略的一块宝藏、一片原野。

是的，确实是一片原野。

医学发展到今天，为人类的健康、延年益寿做出了巨大贡献。无数的科研人员在为医学的进步殚精竭虑，用其杰出的智慧推动健康事业的进步。可是，即便如此，还是有很多医学现象无法解释，尤其是中医的很多难以理解的理论和有效临床实践之间的关联与矛盾。

什么是中医理论？中医理论实际是古代先贤为了解释其时之针药之所以有效的各种学说的集合，这些学说包含了阴阳五行等古典哲学、农学、天文学等内容，当然也包括生活智慧、解剖学知识等，尤其是表面解剖学。其中，阴阳五行等理论与现代医学所信奉的科学实证并不同调。可是，中医临床经常是很有效的啊，现代医学解释不了，又否认不了。这种现象背后的原因是什么？要了解这个原因，首先要明确两个前提：①中医的有效实践不可抹煞；②现代医学的理论探究方法确实可以反复验证。这两个前提明确了，就会产生一个推论：那就是现代医学还有盲区，还有很大不足。"不足"是正常的，世界上没有绝对正确的理论，正确的理论只是在一定范围内正确。那为什么说有"很大不足"呢？因为中医临床有效案例比比皆是，而现代医学理论及其临床常常一筹莫展。这说明一定有一片很大的荒野未被重视，亟待开垦。

一位中医医者要发现探索现代医学理论与临床的大不足、大不完善，实在是太难太难了，也实在是太不可思议了。我们认为本书是完成这一使命的第一步。预计本书出版后也会受到以前我出版的一些书同样的待遇：不被相信、不被关注。但是我还要把这本书写出来，还是有信心让大家相信，因为那些原来不相信浮针的人后来都发现我们说的并不是假话。我也同样有信心，现在暂时不相信本书的人最后会信任我们所说。因为这些年的理论与临床研究告诉我们这些都是实实在在的,确实是现代医学的盲区。其实,即便不看我们以前的著述书籍、不观察浮针的临床、不看浮针大世界的数千篇原创文章,仅仅通过反思与分析,也大致可以推断现代医学在这方面确实存在大漏洞,因为:

——没有肌肉就没有运动,除了支配肌肉的神经或被动运动的骨与关节发生问题外,其他所有影响运动的问题都应当归咎于肌肉;

——人体唯一可以主动收缩的组织就是肌肉,收缩的时候会影响到其他组织器官,从而可能产生一系列的问题;

——肌肉是血流丰富的组织器官,血流量的变化或血液成分的变化都应该可以影响到肌肉;

——疲劳,源于肌肉使用过多,而疲劳也会影响到心情,从而导致情绪的变化。

上述观点可以说是有关肌肉的病理规律,是我们长期临床经验的总结,也是我们从生理学或病理生理学中推理出来的。肌肉在日常生活中起着重要的作用,当然也在人类疾病谱中占据着重要位置,但是,现代医学并没有充分重视肌肉的病理状态,似乎这些功能作用、分布、影响都如此广泛的肌肉都是只会干活不会生病的"劳动模范"。这种对肌肉的忽视无处不在,最简单直观的表现就是各大医院都没有设置肌肉科(图 0-1-3),虽然各大医院的科室设置已经相当细致周到了。

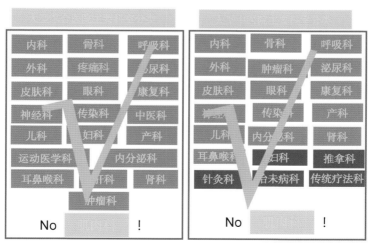

图 0-1-3 医院科室分类与设置

经过这些年大量的临床实践和理论研究，我们觉得现在是时候建立"肌肉学"了，因为：

——现有的医学理论对于肌肉的生理、生化等基础知识研究得并不多，尤其是相对于神经、骨骼等的研究投入而言，非常匮乏；

——大量的临床病症实际上都是患肌导致的，但因为没有"肌肉学"的概念，没有用肌肉学的思维去思考，常常会导致错误诊断与治疗；

——有些疾病，比如强直性脊柱炎，是通过肌肉产生的症状（见第九章），以往研究中，并未重视，致使我们丧失了很多更有效的治疗思路与方法；

——临床已有大量的治疗肌肉病症的方法，例如推拿、针灸、理疗等，甚至一些中药、西药可能也是通过肌肉发挥的作用，但因为没有肌肉学的概念，理论、解释、临床效应，常相混杂，也难以最优化。

因此，无论是机制研究，还是预防、诊断、治疗、康复等，都亟待肌肉学的出现。

第二节　肌肉学的定义和意义

《说文解字》认为"肌"本义为"肉"。先秦时期，"肌"表示人的肉；"肉"表示禽兽的肉。在中医经典《内经》中，已多见肌肉之合用，如"筋骨隆盛，肌肉满壮""把握阴阳，呼吸精气，独立守神，肌肉若一""脾主身之肌肉"等。

肌肉学是一门崭新的学科，是研究肌肉及其相关毗邻组织的解剖、生理、生化、病理等多学科交叉融合的科学，包含有肌肉生理学、肌肉生化学、肌肉病理学、肌肉治疗学、肌肉康复学等内容。

关于肌肉学的英文对应词汇，以 myology 较为合适。维基百科释义：

Myology is the study of the muscular system, including the study of the structure, function and diseases of muscle. The muscular system consists of skeletal muscle, which contracts to move or position parts of the body（e.g.,the bones that articulate at joints）,smooth and cardiac muscle that propels,expels or controls the flow of fluids and contained substance[肌肉学是研究肌肉系统的学科,包括肌肉结构、功能和疾病的研究。肌肉系统由骨骼肌、平滑肌和心肌组成。骨骼肌通过收缩来移动或安置、保持身体的某些部位(如关节处的骨骼),平滑肌和心肌推动、排出或控制体内的流体和物质]。

从上面关于 myology 的定义可以看出,英文 myology 主要指的是关于肌肉生理功能的学问,与我们所论并不相同。我们现在依旧选择用 myology 这个词表达肌肉学的含义,是因为所有的学问都会向前发展。

笔者多方查阅文献,未见有 myology 相关学术专著,足见肌肉学尚未得到学界重视,至少在大学教材中还没有肌肉学 myology。

现在,我们提倡建立肌肉学,虽然肯定尚不完善,但意义还是相当重大的:

1. **为临床医学提供新视角** 临床上,肌肉,可能既是受病者,也是导致其他组织或器官产生病变的致病者。肌肉学的建立可以促进学者们重视肌肉,从肌肉的视角去理解生理、病理等,能够更好地解决诸多临床问题。

2. **逐渐理顺相关临床诊断** 现代医学中有很多疾病的诊断分类繁多,莫衷一是,但若从肌肉生理病理角度去理解、去建构,可能会在很大程度上避免这种情况。例如,慢性膝关节病痛的诊断分类复杂,缘于目前不清楚膝关节慢性疼痛的病因病理,即便是经验丰富的医生亦对那些看似有理的病名难以严格区分鉴别。但若从肌肉的角度,便可以执简驭繁,将众多类别的膝关节疼痛归结为肌肉的病变。

3. **促进康复医学的发展** 康复医学包含康复基础医学和康复临床医学。康复基础医学包括运动学、神经生理学等基本理论。实际上,真正影响组织细胞修复的主要是其所依赖的内环境,内环境稳态主要受血循环的调节影响,而正常血循环的维持则需要相关肌肉的参与,因此,肌肉学才是康复医学的基础。

康复临床医学包括康复诊断学(功能评定)和康复治疗学等,皆赖于肌肉学的参与和发展。

从肌肉学的角度出发，有助于更好地认识、指导康复医学临床实践，推动康复医学的发展。

4. 促进中西医结合　肌肉学是中西医结合的很好位点，我们在2018年提出了气血新论，认为中医学所说的"气"约等于肌肉的功能，将传统中医的气与现代医学的肌肉联结起来，让中西医双方能够读懂对方。肌肉学的建立可以助力中西医融合发展，为传统医学、现代医学在新时代蹚出一条交融共进的新路。

5. 为大众保健养生提供新思路　肌肉是生命的重要支撑，肌肉强大则健康、长寿，肌肉衰弱则人体虚弱、疾病丛生，肌肉学的建立，可以促进社会各界重视肌肉，去锻炼、保养肌肉，让身体更健康。

6. 节省医疗费用　因为肌肉学的缺位，原本是肌肉所导致的病痛，被当代医学误以为是其他组织伤害造成的，如腰椎间盘突出症、膝关节疼痛等，被认为是骨骼、椎间盘等问题，甚至针对骨骼、椎间盘等进行手术治疗，但实质上绝大多数这类症状是由肌肉所致，改善患肌即可获愈，无须手术，可以节约大量的医疗费用。

第三节　肌肉研究简史

我国古人认为力量来自于肌腱或韧带。传统医学多认为肌腱、韧带、浅表血管等是"筋"。《说文解字》这样解释"筋"："肉之力也。"《素问·五脏生成论》："诸筋者，皆属于节。"这些"筋"多指肌腱或韧带。当我们用力时，可以明显地看到肌腱紧张（图0-3-1），所以，不仅中国古代是这样的认知，其他文明也是这样的，如著名的意大利解剖学家Hieronymus Fabricius（1537—1619）也持同样的观点。

> 德国物理学家 Ernst Ruska（1906—1988）1931年设计了第一台电子显微镜，于1986年获得诺贝尔物理学奖。

直到荷兰科学家Antonie Philips van Leeuwenhoek（1632—1723）发明了光学显微镜，人们才知道肌纤维。不过，直到电子显微镜发明出来，肌纤维的工作方式才逐渐大白于天下。

1890年，意大利学者Angelo Mosso（1846—1910）研制出肌肉功能记录器，针对肌肉疲劳进行了研究，画出了肌肉疲劳曲线（图0-3-2）。

1907年，W. Fletcher等研究了肌肉运动与乳酸量之间的关系，其研究发现肌肉活动的能量部分来自肌糖原分解为乳酸的过程。

1919年，英国学者F. A. Bainbridge出版了《肌肉运动生理学》，奠定了肌肉生理学的基础。

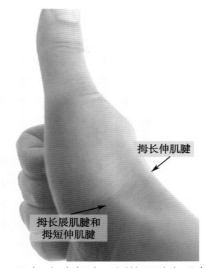

拇长伸肌腱

拇长展肌腱和
拇短伸肌腱

图 0-3-1　**用力时，鼻烟壶两侧的肌腱表现突出**

附：解剖学"鼻烟壶"（anatomical snuffbox），位于腕及手背的桡侧，伸展拇指位，呈现尖向拇指的三角形凹陷。桡侧为拇长展肌腱和拇短伸肌腱；尺侧为拇长伸肌腱。

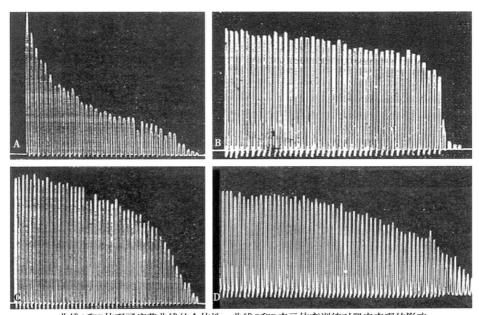

曲线A和B体现了疲劳曲线的个体性；曲线C和D表示体育训练对肌肉表现的影响

图 0-3-2　1946年 *Nature* 刊载了 Angelo Mosso 的工作

　　1920 年，丹麦学者 August Krogh（1874—1949）（图 0-3-3）发现了骨骼肌里面的微血管调控机制，从而获得了诺贝尔生理学或医学奖。

　　1922 年诺贝尔生理学或医学奖颁发给了两位科学家，分别是发现了肌肉内热量的产生与氧气使用的英国伦敦大学学院 Archibald V. Hill（1886—1977）、发现了肌肉收缩过程中糖原 - 乳酸循环转变的德国基尔大学的 Otto F. Meyerhof（1884—1951）。

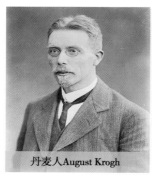 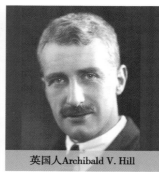 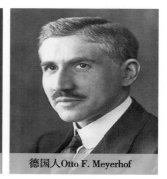

丹麦人 August Krogh　　英国人 Archibald V. Hill　　德国人 Otto F. Meyerhof

图 0-3-3　20 世纪 20 年代，三位对肌肉生理学有重大发现的诺贝尔奖获得者

　　1962 年，Bergstrom J. 将组织活检技术应用于运动生理学研究中。

　　关于肌肉病痛，delayed onset muscle soreness（DOMS，延迟性肌肉酸痛）研究得较多。DOMS 主要指的是平时缺乏足够锻炼，突然剧烈运动或强力工作，当时疲劳但不疼痛，不过一天内出现相关肌肉的酸痛，这种酸痛一般在第二天最为严重，多在一周内自行缓解并消失，虽然学者们提出了大量的学说，但迄今为止，其机制依旧不很清晰。

　　在肌肉病痛领域，有一个重要的概念：MTrP（myofascial trigger point），可译为肌筋膜触发点。

　　MTrP 曾被称为纤维肌痛症（fibromyalgia）[1]、纤维组织炎（fibrositis）[2]、

1　WOLFE F，SMYTHE H A，YUNUS M B. et al. The American College of Rheumatology 1990 criteria for the classification of fibromyalgia：report of the multicenter criteria committee[J]. Arthritis Rheum，1990，33（2）：160-172.

2　SMYTHE H A，MOLDOFSKY H.Two contributions to understanding of "fibrositis" syndrome[J].Bull Rheum Dis，1977，28（1）：928-931.

肌肉硬结（muskelhärten）[1]、非关节性风湿病（nonarticular rheumatism）[2]、软组织风湿病（soft tissue rheumatism）、肌腱肌病变（tendomyopathy）[3]等等。

　　在诸多研究 MTrP 的学者中，曾任白宫医务主管的 Janet G. Travell（1901—1997）是首屈一指的功臣，其理论与实践被生理学家 David G. Simons（1922—2010）发扬，后者写成了 *Myofascial Pain and Dysfunction：The Trigger Point Manual*，被业界誉为"红色圣经"（图 0-3-4）。

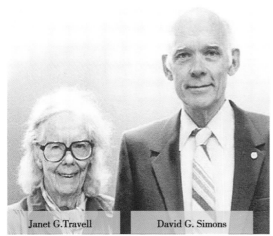
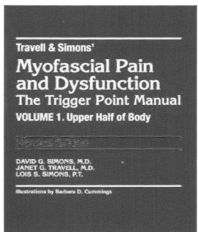

图 0-3-4　两位作者和"红色圣经"

　　在 MTrP 研究史上，洪章仁（Chang-Zern Hong，图 0-3-5）教授为探索 MTrP 的机制做出了杰出贡献，尤其是在动物实验模型上开展了许多开创性的工作。前几年，洪教授领衔成立了肌肉疼痛学会。

　　正是因为这些古今中外前辈们的杰出工作，为我们今天的肌肉学打下了基础，向这些前贤致敬，希望我们能够在他们的基础上为后辈开

[1]　LANGE F，EVERSBUSCH G.Die Bedeutung der Muskelhärten für die allgemeine Praxis[J]. Münch Med Wochenschr，1921，68：418-420.

[2]　ROMANO T J.Non-articular rheumatism[J]. J Musculoske Pain，1993，1（2）：133-143.

[3]　FASSBENDER H G，MARTENS K D.Critical considerations of the pathogenesis of "soft tissue rheumatism"（fibromyalgia）and its therapeutic consequences[J]. Z Orthop Ihre Grenzgeb，1992，130（2）：99-103.

创出新天地。

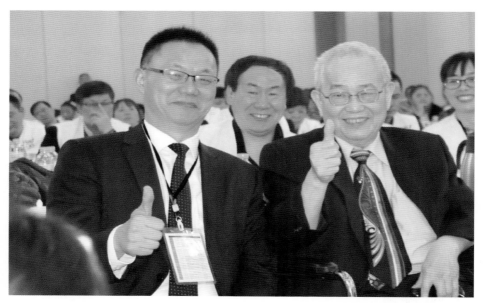

图 0-3-5　洪章仁教授和本书作者，2016 年在南京浮针医学第五届年会上

第一章
肌肉的解剖

　　解剖学是医学的基础。医学大厦巍峨壮丽,是因为有强大的解剖学作为其地基,其还是自下而上沟通支撑整体的框架。这也是所有医学生大学第一学期的主干课程包括解剖学的原因。医学工作者再怎么重视解剖学都不为过,无论是中医还是西医。

　　所有人都知道解剖学重要,但到了临床,很多医生对解剖还是不清晰。西医师或主要记得理化检查、常规治疗路径,或主要记得上级医生的经验。中医师或主要记得脉诊、舌诊、经络穴位、辨证论治,而对肌肉的解剖学知识几乎忘得一干二净,甚至有的中医对解剖毫不重视。甚至可以说,绝大多数医生对肌肉的了解还不如健身房教练,但后者也只是知晓肌肉的名称和大体位置,并不很了解肌肉的生理和病理。

　　造成这种现象的可能原因有:

　　——现在临床医学的诊断不重视肌肉,主要依赖理化检查,尤其重视影像检查表现出的骨骼、内脏等形态问题,或肌电图、化验单等展现出来的神经、内脏等功能问题。实际上,这些影像学表现出来的问题,很大一部分是老年退行性改变,并没有也不会引发病痛,就如同额头皱纹一样。大家知道,年纪大了,皱纹是很正常的,没有皱纹反而是不正常的,皱纹是生

　　随着影像学设备的越来越先进,医学上把正常的老化现象当作病理状况的现象也越来越多。

　　普通X光机看到的是骨质增生、关节间隙狭窄,CT看到的是椎间盘突出,磁共振看到的是椎管狭窄。

　　科学技术进步是大好事,但我们也不能看到异常就认定是病源、症状源。

命的年轮,喜欢或不喜欢,都存在着。虽然大家都不喜欢,却不算病态(图 1-0-1)。影像学上查出来的一些退行性改变实际上就相当于皱纹,仪器越先进,看到的皱纹就越多。

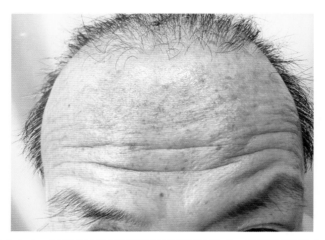

图 1-0-1　皱纹是能够看得见的退行性改变,但并不引起病症

——不重视肌肉,还因为许多肌肉的疾病暂时无法通过常规的理化检查发现问题。现代医学非常重视证据,没有查出问题,就不能诊断为疾病。实际上,没有查出,只是因为目前还没有找到一个很方便的检查方法,并不代表没有问题。譬如饮酒,同样度数,同种酒类,不同品牌,刚开始感觉不出差别,喝多了感觉区别很大。这是品酒师这个行业存在的原因,类似的,还有香水师行业。

——临床分科精细,医生的视野和思路常常局限在本专科,常常忽略肌肉及局部血循环对整体的影响,如眼科医生只对眼睛局部的研究滚瓜烂熟,或对相关的肌肉及局部血循环少有关注、少有研究,如此,医生的诊治思路受到限制,"顺理成章"地出现了许多"疑难病"。

——对肌肉问题的忽略还因为不同的肌肉生病常常是复杂多变、表现不一的,比如,呼吸肌出现问题所表现出来的症状和泌尿系统的完全不一样,即使同样的骨骼肌损伤后也表现不一。这种复杂多变的症状属于同一类病因的情况确实不仅仅发生在肌肉问题上,细菌等微生物致患亦然,比如,在法国巴斯德等科学家发现细菌之前,人们根本搞不清肺结核和菌痢都是细菌造成的。

——肌肉出现问题,常常是其他原因导致的,但人们往往将病痛直接归因于原发病,这也是大家忽略肌肉问题的一个原因。例如,自身免疫性疾病强直性脊柱炎导致肌肉等出现问题,继而致脊柱僵直等症状,但人们往往将脊柱僵直等症状直接归因于原发病免疫反应,实际上,如果没有肌肉作为桥梁的参与作用,脊柱不可能僵硬(见第九章第一节　强直性脊柱炎)。再如,脓肿等局部炎症使周边肌肉僵硬,出现疼痛、活动受限等症状(图 1-0-2)。

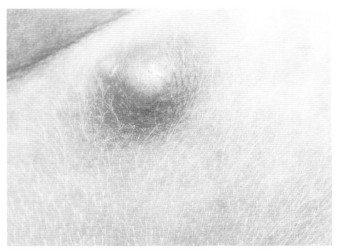

图 1-0-2　脓肿周边组织僵硬

即便是资深医生,对肌肉知识临床应用也较少,渐趋生疏忘却,甚至解剖学的老师对肌肉亦非深悉,却对骨骼、神经、血管等念念不忘,对待肌肉和这些组织的重视程度很不匹配。

近年来,肌肉的重要性逐渐被一些学科重视起来,比如康复科、针灸推拿科等。这是一个好现象,但即便在观察大体标本时将解剖学肌肉都记下来了,依旧满足不了临床使用,因为标本上的肌肉失去了收缩力(图 1-0-3),缺乏动感,这与活体肌肉感觉很不一样;而且通行的解剖学肌肉的学习也是分解开来的,没有整体的概念,缺乏各系统协调运转的整体观。

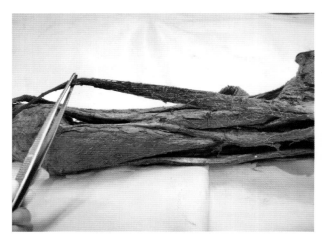

图 1-0-3　解剖室里的肌肉

因此，请大家重新重视肌肉，重视肌肉功能解剖。

第一节　肌肉的功能

如果把所有肌肉当成整体，看作是一个器官，它应该是表面积和体积最大的器官，虽然皮肤覆盖全身，约占体重 16%，经常被认为是最大的器官[1]。不过，单以全身 600 多块约占体重 40% 的骨骼肌来说，其重叠交错，如臀大肌、臀中肌、臀小肌重叠，胸大肌和胸小肌交错，即可判断肌肉总表面积不少于皮肤表面积，更何况还有构成内脏和血管管壁的平滑肌以及构成心壁的心肌。因此，肌肉才是人体最大器官。

肌肉主要有下面几种作用：

1. 产生运动　肌肉收缩，使得身体完成各种动作，如伸手、跑跳等。肌肉在神经系统的协调指挥下，使得我们能够对外部环境的变化迅速做出反应。

2. 保持姿势　能够站立、保持各种姿势，多数人首先想到的是骨骼。当然，骨骼很重要，但如果没有肌肉，骨骼根本无法保持姿势状态。

姿势主要由几乎连续工作的骨骼肌完成，肌肉的张力，使身体各

---

[1]　刘国昇 . 保护好人体最大的器官——皮肤 [J]. 健康向导,2021(6):44-45.

部之间保持一定的姿势,然后进行一个又一个微小调整,根据"能"或"不能"的状态进行反馈,使保持直立、坐姿或某种姿势,以应对重力等。

3. 稳定关节　骨骼肌牵拉骨骼产生运动的同时,也稳定了骨骼之间的关节,肌腱、韧带在加强和稳定关节方面也非常重要,但如果没有与肌腱韧带配合的肌肉,关节将会"散架"。

4. 产生热量　肌肉活动,除了产生运动,还产生热量,产热是肌肉运动非常重要的副产品。三磷酸腺苷(adenosine triphosphate,ATP)不仅为肌肉收缩提供动力能量,其将近 3/4 的能量以热量形式逸出,这些热能对于维持体温与代谢平衡至关重要。

> 很多人因为怕冷而多穿,其实不妥,因为:
> 1. 穿太多,运动时容易出汗,反而容易着凉;
> 2. 运动产热,无需太多衣裤。
> 因此,建议活动时不要穿着过多,静止时根据需要加盖衣物。

第二节　肌肉的分类

很多人把肌肉等同于骨骼肌。事实上,除了"出头露脸"的骨骼肌,还有另外两种肌肉:心肌和平滑肌。为了便于理解,我们把肌肉比作一支军队。一般军队有三个军种:陆军、空军和海军,肌肉也有三种,可以称之为三个肌种:**骨骼肌、心肌和平滑肌**。三者都非常重要,甚至心肌和平滑肌更为紧要。骨骼肌短时间内不工作尚不至于很快丧命,但心肌罢工则心跳停止,平滑肌罢工则内脏工作停止,都会有很快致命的危险。这就是为什么植物人能够存活很长时间的原因,虽然其骨骼肌失用,但心肌、平滑肌依旧在工作。

骨骼肌、心肌、平滑肌这三大类不同结构的肌肉,分别完成不同的功能:骨骼肌是运动系统的动力部分,在神经系统的支配下,骨骼肌收缩,牵引骨产生运动,主要负责关节运动(也包括表情变化、呼吸运动等);心肌构成心壁,主要负责泵血;平滑肌构成内脏和血管的管壁,掌管消化道、气道、泌尿生殖等内脏功能以及血管的舒缩功能。

这三类肌肉，或受或不受意识支配。骨骼肌受意识支配，属于随意肌。所谓随意肌，一般这样定义："直接受人的意志控制"的肌肉[1]。不过，千万不要看到随意肌这个词，就以为随意肌的收缩都是完全接受意识控制的，实际上，很多情况下随意肌并不随意，比如呼吸、眨眼等活动，受神经支配或心理因素等影响可能会在无意识的状态下完成，当然，也可由意识控制。用力做一个动作时，远端的肌肉在无意识的情况下也会改变，比如，掰手腕比赛的紧要关头，原本的"谦谦君子"都变成了"怒目金刚"，这是因为面部表情肌无意识地也紧张了（图 1-2-1）。

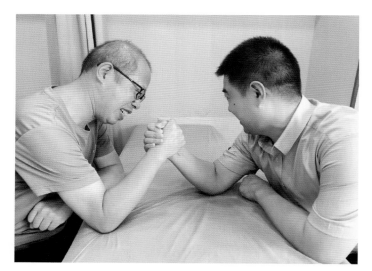

图 1-2-1   局部猛用力时，其他部位的骨骼肌常常"闻风而动"

因此，随意肌似乎应该这么定义：人的意志可以直接控制的肌肉，即：在需要时，大脑皮层发出指令，可以控制的肌肉。

有随意肌，就有不随意肌，后者是指那些在通常情况下人的意志不能控制的肌肉，即使想控制也无能为力，心肌和平滑肌都是不随意肌。随意肌可以很长一段时间不工作，但不随意肌没有长时间休息的自由，一直都要工作，即使大脑皮层死亡了，只要脑干还处于工作状态，不随

---

[1]   段相林,郭炳冉,辜清 . 人体组织学与解剖学 [M]. 北京:高等教育出版社,2012.

意肌就要继续工作。

骨骼肌和心肌上有横纹,把肌纤维用横纹固定、排序,称为横纹肌(striated muscle),这种肌肉适合在一个方向上产生较大的力量。平滑肌是非横纹肌、无横纹肌(nonstriated muscle),其肌肉用力方向是多元化的,可以在不同的方向同时用力。可以这样理解横纹肌与非横纹肌的不同:前者是队列整齐、号令分明、战斗力强大的正规军,后者是队列松散、自己组织、打一枪换一地、生机勃勃的游击队。不同肌肉分类示意图见图 1-2-2。

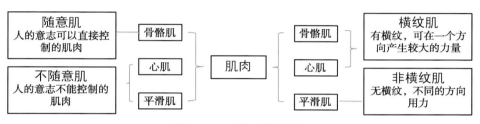

图 1-2-2 **肌肉的分类**

骨骼肌主要由肌腱和肌腹两部分组成。

肌腱由排列规则的致密结缔组织构成,或索状或膜状,附着于骨骼(大多在关节附近),起传递力量和固定的作用,如同机械传送带一样(图 1-2-3)。肌腱坚固、牢靠,具有轻微的弹性,可以被动拉长6% ~ 15%而没有明显损伤[1]。肌腱的组织结构决定了肌腱难以损伤,

> 临床上常常有些疼痛位置在肌腱上方或附近,就被归因于肌腱,例如,肱二头肌腱炎、肱骨外上髁炎等。其实绝大多数情况下,这个诊断常常是没有依据的,找不到影像学的证据做支撑。

只有在突发强力外力(如暴力因素致跟腱伤等)或长期劳损过用等情况时致肌腱损伤(如肩袖伤等)。临床上请不要轻易诊断肌腱伤,一定要有外伤史和影像学等依据。

---

[1] WANG J H. Mechanobiology of tendon.A comprehensive review of tendon structure, mechanics, biology and healing[J]. Biomech, 2006, 39(9): 1563-1582.

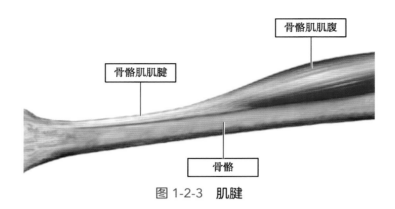

图 1-2-3　肌腱

　　肌腱固定在关节附近的骨骼上，像打了个铆钉，但其稳固性不足，常常需要韧带帮助。韧带也是由致密结缔组织构成的，类似皮带，主要的作用是增加关节的稳定性和限制关节运动。因为肌腱附着处经常有韧带保护，所以临床会见到肌腱的撕裂或断裂，但几乎看不到肌腱附着处脱落。膝关节的稳定性至关重要，所以有大量的强大的韧带保护。踝关节处也有韧带保护，但外侧的韧带较薄弱，常因突然的猛力使得足内翻过度而崴脚，踝部承重也比膝部更大，从而导致"阿喀琉斯之踵"（Achilles heel）之伤屡屡上演，这也是英文 Achilles heel 有"致命弱点"词义的原因。这也是很多优秀运动员经常困扰于跟腱问题的原因。

　　韧带和肌腱一样，主要成分都是致密结缔组织，都没有明显的伸缩能力，主要用来传导力量，固护骨骼、关节，类似绷带，本身不能产生力量，韧带生病的概率也不大，除非有外伤或长期劳损史、影像学资料佐证，韧带很少发生常见病。临床上经常出现的诊断——"棘间韧带损伤""棘上韧带损伤"等，常常仅仅是因为在棘间韧带或棘上韧带的局部区域出现慢性疼痛，没有别的理由能够解释，就名之曰棘间韧带、棘上韧带损伤，实际上大多是由于附近肌肉（如竖脊肌）的紧张造成的。

　　肌肉之所以具有收缩的功能，并非因为有肌腱或筋膜，而是因为有肌腹。肌腹柔软而有收缩力，是收缩主体。肌腹由肌束组成，肌束由肌细胞（肌纤维）组成，肌纤维由肌原纤维和肌管系统组成，肌原纤维的肌小节是肌肉收缩的运动单元，肌肉的收缩由肌丝滑动实现，具体机制在肌肉的生理部分详细讨论。肌腹组成示意图（图 1-2-4）：

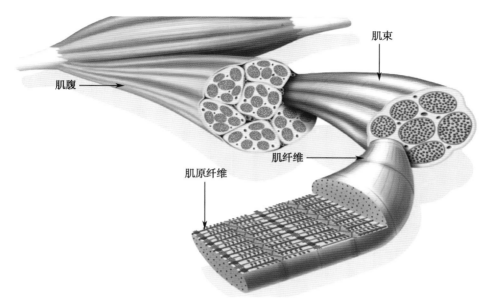

肌束

肌腹

肌纤维

肌原纤维

图 1-2-4　肌腹组成示意图

　　肌束有穿插或伴行的神经和血管,前者完成神经冲动对肌纤维的指挥并反馈肌肉的状态给中枢,后者供应细胞以营养物质并运送走其排出的代谢产物。就像一支部队,需要有上级命令才能协调一致地训练、作战,也需要后勤补给供应,部队才能维持运作、履行义务。肌腹是关节运动的动力来源,分布着丰富的神经(如运动神经末梢)、血管等。肌腹需要不断收缩做功,对能量的需求也绵绵不绝,因此,供给肌腹的血液远比供给肌腱的血液丰富,所以在活体手术中可以看到,肌腹多为红色,肌腱多为白色。肌腹、肌腱、韧带的异同点见表 1-2-1。

表 1-2-1　肌腹、肌腱、韧带的异同点

名称	主要组织	与力量关系	血运	修复能力	发病概率
肌腹	肌纤维	产生力量	丰富	好	常见,急性、慢性均多
肌腱	致密结缔组织	传导力量	少	差	少见,多为急性
韧带		保护			

为说明骨骼肌之间的相互作用，人们给了不同状态下的肌肉不同的分类。

大体可分两大类，稳定肌和动作肌：

1. 稳定肌　主要让肢体、躯干保持稳定的肌肉称为稳定肌。稳定肌居于深层，常常只跨过一个关节，主要是慢缩肌纤维组成的。活动的空间比较小，但也足够达成稳定关节的功能。

> 红肌纤维也叫 I 型纤维、慢缩肌纤维。在力量与爆发力方面逊色，但其拥有很好的耐力。
>
> 白肌纤维又称 II 型纤维、快缩肌纤维。无氧能力高，有氧能力低，收缩速度快，收缩力量大，抗疲劳能力弱。

2. 动作肌　主要通过收缩带动肢体、躯干运动的肌肉。动作肌居于相对浅层，主要由快缩肌纤维组成，活动的空间比较大，可以完成主要动作，多为健身房锻炼时关注的肌肉。根据不同的状态，人们对这些动作肌冠以不同的名称：

（1）主动肌：负责引起某一特定运动的肌肉，又称原动肌，主要通过如屈曲、外展等特定活动使关节产生运动。例如，三角肌（尤其是三角肌中束）的主要功能是外展肩关节，因此它是肩关节外展的主动肌。

（2）拮抗肌：反抗或逆转某一运动的肌肉。当主动肌收缩时，其拮抗肌被相反方向拉伸或放松。主动肌和拮抗肌的关系，就像传统文化中的阴阳关系，此消彼长，此长彼消，这样的关系对保持平衡姿势、控制速度和运动至关重要。

（3）协同肌：是主动肌的工友。主动肌工作的同时，协同肌帮助完成。例如，三角肌外展肩关节时，冈上肌也参与，这时冈上肌就是协同肌。因为完成同一动作，很难说哪个是主动肌，哪个是协同肌，因此，谓之曰互为协同。

第三节　肌肉的命名

因为心肌、平滑肌的命名没有太多变化，这里主要针对骨骼肌讨论肌肉的命名依据。

一、按照功能命名

按照主要功能命名,如伸肌、屈肌、展肌、收肌、提肌、降肌、旋前肌、旋后肌、括约肌、咬肌、扩张肌等。

二、按照部位位置、形状等命名

(一)按照部位、所附骨骼名称、前后内外上下、深浅等命名

按照部位命名,如背肌、腹肌、膈肌、肱肌、眼肌等;

按照所附骨骼名称命名,如胸锁乳突肌、喙肱肌等,还有两骨之间的,如骨间肌、肋间肌等;

按照前后内外上下命名,如胫骨前肌、胫骨后肌、冈上肌、冈下肌、肩胛下肌等;

按照深浅命名,如位于深层的叫深肌。请注意,不要误以为深肌就很深在、不可触及。其实,几乎所有的骨骼肌都可以触摸到,包括髂腰肌、盆底肌、肩胛下肌等,都可以全部或部分触摸到。所谓深肌,是指在该肌肉的浅层还有其他肌肉存在,相对而言位置较深,但并非深不可测。见图 1-3-1。

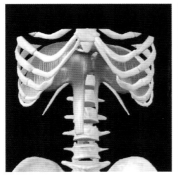
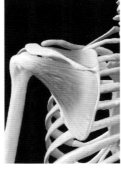
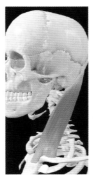
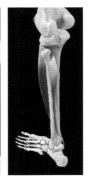

膈肌　　　　　冈上冈下肌　　　　胸锁乳突肌　　　胫骨前肌
　　　　　　　　　　　　　　　　　　　　　　　　胫骨后肌

图 1-3-1　按照肌肉的部位位置命名

（二）按照形状、大小长短、附着处数目等命名

按照形状命名，肌肉有方、斜方、圆、梭、扁阔、轮状、三角等形状，如斜方肌、大小圆肌、背阔肌、三角肌等（见图1-3-2）；

按照大小长短命名，如胸大肌、胸小肌，大、小圆肌，臀大、中、小肌，大收肌，长短收肌等；

按照附着处数目命名，如肱二头肌下面一个头附着在前臂，上面有两个附着处；肱三头肌下面附着于尺骨鹰嘴，上面有三个附着处；股四头肌下面附着于胫骨粗隆，上面有四个附着处；股二头肌下面附着于腓骨小头，上面有两个附着处。

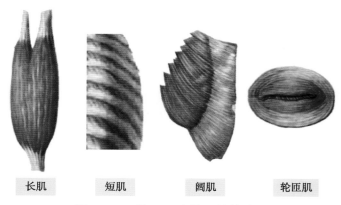

| 长肌 | 短肌 | 阔肌 | 轮匝肌 |

图 1-3-2　按照肌肉的形状等命名

第四节　肌肉的功能解剖

前文已述，不仅要学习标本的肌肉相关知识，还要学习活体的肌肉相关知识，即肌肉的功能解剖。

肌肉的功能解剖，主要包括肌肉的附着处（即起点和止点）、功能、病变症状。其中，以肌肉的附着处最为重要。知道了附着处，其他两者都可以推导出来。

> 两个变量之间存在一元一次方程关系，就称它们之间存在线性关系。如果把这两个变量分别作为点的横坐标与纵坐标，其图像是平面上的一条直线。

一、附着处

一般来讲,接近身体正中轴或肢体近侧端的附着点常被称为"起点",反之被称为"止点"。起点和止点是相对的,一定条件下可以互换,比如当移动骨被固定时,在肌的收缩牵引下,原来的止点就变成了起点。骨骼肌的收缩多为简单的线性关系,运动的本质是起止点的相对位移。两点决定一线(图1-4-1)。起止两点清楚了,其运动轨迹与功能也就清楚了,如同一元一次方程一样,是个线性关系。

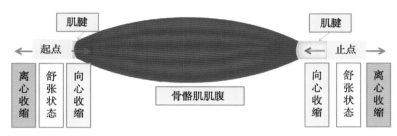

图1-4-1 肌肉的运动方向总是在起点和止点的连线上

二、肌肉功能

肌肉的功能非常复杂,能够完成各种各样的活动,但基本原理却很简单,有点像计算机的原理。计算机几乎无限复杂,但都是通过1和0这两个数字(对应的就是电信号的开和关)实现的。这1和0两个数字,就相当于肌肉的起点和止点。了解了起止点及其相互间关系,肌肉的功能就豁然开朗,不用死记硬背了。了解相互关系,可使用起止点食指标定法。

例如,要了解胸锁乳突肌的功能,首先要分析其起止点,胸骨头起点在胸骨柄上部,锁骨头起点在锁骨上侧内1/3,颞骨止点在乳突外侧,枕骨止点在上项线外侧1/2(图1-4-2左)。将两指分别置于单侧胸锁乳突肌的起止点,两指做向心位移,单侧胸锁乳突肌向心收缩,产生低头动作、下巴越过中线向对侧后上方移动(图1-4-2中);两指做离心位移,单侧胸锁乳突肌离心收缩,头部抬起、下巴转向同侧后上方(图1-4-2右)。如果将双手中指同时放在双侧止点、双手示指同时放在双侧起点,两侧同时向心位移,双侧胸锁乳突肌同时向心收缩,产生低头动作;双侧同时离心位移，双侧胸锁乳突肌同时离心收缩，产生仰头动作。

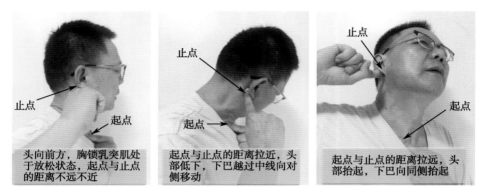

图 1-4-2   胸锁乳突肌单侧向心位移（中）、离心位移（右）
分别产生不同的动作与功能

三、肌肉的病变症状

单块肌肉的活动很有规律，病变后，所致病症也很有规律。发病部位主要在：肌肉本身及附着部位、毗邻器官，该肌肉的紧张等病态影响穿行于其内的血管、神经等致肌肉后病痛。

仍以胸锁乳突肌为例，该肌肉病变后主要产生以下几大类病症：

肌肉本身病痛：如落枕。

肌肉后病痛：①附着部位：胸骨、锁骨、乳突、项部等部位的酸胀疼痛等；②毗邻器官：颈总动脉、咽喉、气管等处的病症，如头昏、声音嘶哑、呼吸困难、耳鸣等；③肌内血管神经受累：局部冷、胀，视物模糊，眼干目涩等。

每一块患肌产生的病痛，无非如此：肌肉本身及附着部位、毗邻器官、肌内血管神经受累等致肌肉后病痛。因此，大家完全可以据之推理。

很多朋友对学习功能解剖很有压力，担心学不好。一看肌肉有那么多功能，就已心生恐惧，再看该肌肉所引发的病症那么多，看起来也没有什么规律，更感糊涂。实际上，只要记住起止点，所有的功能和病症都可以推导出来。

第二章

肌肉的生理

生理学是研究人体生命活动现象和各个组成部分（细胞、组织、器官等）功能的一门科学。换句话说，生理学研究的是人类生存、生命活动的现象和功能的机制。

关于肌肉的生理，主要需要了解：肌肉的结构、组成、功能以及这些功能的原理。

肌肉对应的细胞、组织、器官，分别为：肌细胞（肌纤维），肌组织，以骨骼肌、平滑肌、心肌为主组成的各式各样的肌性器官。

肌肉，无论是其总表面积，还是其总质量，都占据人体很大的比例。单单骨骼肌，就约占体重的 40%。强壮的人肌肉占比会大一点，瘦弱的人占比会小一点。如果再加上平滑肌和心肌两位兄弟，肌肉在人体的比重排名应当是遥遥领先的。

一般来讲，骨骼肌体积越大，其能够发出的力量也就越大 [1]。

肌肉生理学研究的主要内容：骨骼肌细胞的生物电现象和肌细胞的收缩，即研究肌肉的主要收缩功能及其机制。

第一节　肌肉的物质基础

一、肌细胞（肌纤维）

肌细胞又称肌纤维，呈圆柱状，成束成捆排列（图 2-1-1），血管和神经穿行于肌束旁或其中。

1　瓦勒留斯 . 肌肉功能与测试全书 [M]. 庄仲华，译 . 北京 : 北京科学技术出版社，2020.

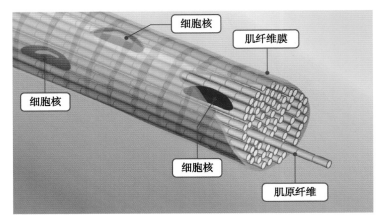

图 2-1-1　**成捆的肌纤维**

肌细胞(肌纤维)由肌原纤维和肌管系统组成(图 2-1-2)。

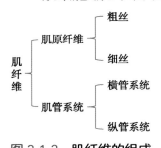

图 2-1-2　**肌纤维的组成**

肌原纤维是肌细胞(肌纤维)的重要组成部分,分布明暗相间的组织,即明带和暗带,这些明暗相间的现象在电镜下如同横纹(图 2-1-3),所以骨骼肌又称横纹肌,心肌也属于横纹肌。横纹肌的两段横纹把很多肌丝排列捆扎在一起,优点是:稳定、有力量,缺点是:不灵活。心脏、骨骼肌需要更大的力量,于是就有了横纹。平滑肌需要更多方向灵活而持久的运动,就不能有横纹这样的结构。

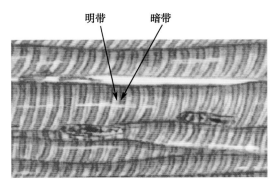

图 2-1-3　**明带暗带交替出现,状如横纹**

　　肌原纤维中间的暗带及其两侧各一半的明带称作肌小节(图 2-1-4)。肌小节是肌肉收缩的基本单位,是研究横纹肌时的主要研究对象。在肌小节中暗带主要由粗肌丝组成,明带主要由细肌丝组成,在肌肉收缩过程中,暗带(粗肌丝)固定不动,明带(细肌丝)滑动导致肌肉的收缩。

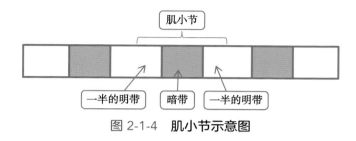

图 2-1-4　肌小节示意图

　　暗带的主要成分粗肌丝由肌球蛋白(也称肌凝蛋白)构成,肌球蛋白上有一个横桥结构,富含 ATP 酶,是与细肌丝相结合的部位,可以分解 ATP,以获得摆动(扭动)的能量。细肌丝由肌动蛋白(肌纤蛋白)、肌钙蛋白和原肌球蛋白(也称原肌凝蛋白)组成,后两者不直接参与肌肉收缩(肌丝滑动),只调节控制收缩活动,属于调节蛋白。粗肌丝的肌球蛋白和细肌丝的肌动蛋白通过横桥结合完成肌丝滑动肌肉收缩,故这两种蛋白属于收缩蛋白。肌丝组成及功能如图 2-1-5。

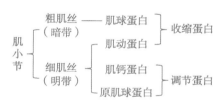

图 2-1-5　肌小节的组成

　　肌原纤维负责收缩,相当于汽车的动力系统,动力系统要正常工作,不能没有能源和信号,也就需要油路系统和电路系统,同理,肌纤维需要肌管系统。

> 　　大体上可以这样理解,为了肌小节的正常工作,必须有信号和物质供应。
> 　　横管主管信号,纵管主管钙离子等物质供应。

　　肌管系统由垂直于肌原纤维的横管系统(T 管)和平行于肌原纤维的纵管系统(L 管)构成。横管是肌膜的延伸,可以把胞膜的神经冲动传递到细胞深处。横管之间互相联通,也可以和细胞外液相通。纵管系统又称肌质网,也是互相联通(纵管系统内含有胞浆），但不与细胞外液相通，在横管附近的纵管管腔膨大形成终末池（肌肉安静时 Ca^{2+} 主要停留在终末池，故终末池称为 Ca^{2+} 池）。横管与两侧的纵管终末池构成三联管系统（图 2-1-6），虽说是三联管系统，但是横管和纵管仅仅是邻居，没有直接接触联系，内腔亦无直接相通。该系统是骨骼肌兴奋收缩耦联的重要部位。

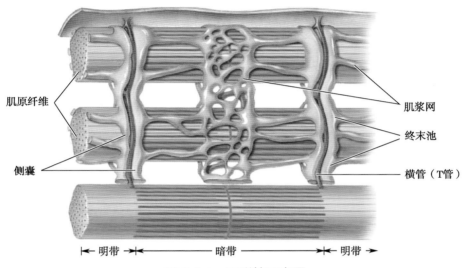

图 2-1-6   三联管示意图

二、肌性器官

肌性器官是指以肌肉组织为主要构成或为主要动力的内脏器官，包括以平滑肌和心肌为主导的器官。

> **六腑**
>
> 六腑：胆、胃、小肠、大肠、膀胱、三焦。
>
> 六腑者，所以化水谷而行津液者也（《灵枢·本脏》）；六腑者，传化物而不藏，故实而不能满也（《素问·五脏别论》）。

（一）以平滑肌为主的肌性器官

主要包括内脏平滑肌构成的肌性器官。

内脏平滑肌器官包括食管、气管、胃肠道、胆囊、膀胱、输尿管、子宫等，具有传递、受盛、消化、吸收、排泄等功能。

其共同特点：①形态中空；②通于体外；③有节律性收缩；④器官内容物的压力刺激内脏平滑肌器官收缩；⑤将受盛之物、代谢产物及病理产物从上向下排出体外。

有趣的是，中医理论中的"六腑"与平滑肌肌性器官高度吻合。

（二）以心肌为主的肌性器官——心脏

心脏与血管、淋巴管（管壁多以平滑肌为主）等脉管构成心血管系统。心脏类似于发动机，持续不断地泵血、维持血液循环。心血管系统，协同其他系统，为机体提供营养物质和能量、带走代谢产物等。

骨骼肌、平滑肌、心肌，虽然各有其独特功能，但也有很多共同特点，如同军队分海陆空等军种一样，仅军种不同而已，实际上都是军队。这三大类肌肉，不仅生理功能相似，疾病也相似，且相互影响，工作起来协调一致，疾病时也彼此牵连。例如，心肌病

> 临床发现，不同种类肌肉之间相互影响，尤其是平滑肌与骨骼肌之间，还有心肌与骨骼肌之间。

痛时，常常影响到胸大肌、胸小肌、肱二头肌等；胃部病痛时，常常影响到腹直肌、膈肌、腹斜肌等。目前，大量的临床实践确实证明如此，但尚不很清楚这种肌肉之间互相影响的生理及病理机制。

第二节　肌肉的生理活动

肌肉的生理功能主要是收缩，现已知，有两种不同的方式可以导致肌肉收缩：一为中枢释放电信号；二为自身调节（不依赖神经与体液，对内环境的变化发生特定性适应性反应调节的过程）。

> 自身调节的特点：
> 强度弱，
> 范围小，
> 灵敏度低。

自身调节最典型的例子是：当肾小球的入球小动脉管腔内压力增高时，直接牵张了入球小动脉平滑肌（不通过神经反射），引发肌源性反应（主要指平滑肌在外界拉伸力作用下收缩的功能），平滑肌收缩，使入球小动脉管径变小，减少血流量，从而维持正常肾小球滤过率。

肌源性反应，早在 120 年前，就有学者在美国《生理学杂志》提出[1]。肌肉的自身调节现象虽已发现很多年，但其机制仍不很明确。

迄今为止，对于中枢释放电信号所致肌肉收缩的机制则研究较多。

一、静息电位和动作电位

1. 静息电位　细胞未受刺激时，存在于细胞膜内外两侧的电位差。静息状态下，膜外聚集较多正离子，膜内聚集较多负离子，膜内的 K^+ 通过 K^+ 通道外流，导致膜内外的电位差增大，到一定程度，则膜外的正离子阻止 K^+ 外流，此时的膜内外电位差称为 K^+ 的平衡电位，这个值与静息电位的值非常接近。大体上可以理解为，静息电位是 K^+ 外流形成的电 - 化学平衡电位，相当于 K^+ 的静息电位（图 2-2-1）。

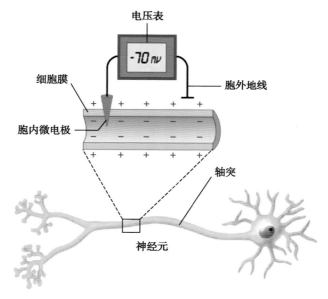

图 2-2-1　**静息电位示意图**

2. 动作电位　在静息电位的基础上，可兴奋细胞受到一定量的刺激，膜上 Na^+ 通道开放，膜外 Na^+ 在浓度差和电位差的影响下，大量进

---

[1]　BAYLISS W M. On the local reactions of the arterial wall to changes of internal pressure[J]. J Physiol, 1902, 28(3): 220-231.

入膜内,膜内负电位快速转为正电位,导致细胞膜上发生一次短暂的电位波动,包括去极化、复极化等过程,发生一次兴奋,这种电位波动称之为动作电位,此时此部位的电位与未受刺激未发生兴奋部位形成电位差,其可以在细胞膜上向远处传导(图 2-2-2)。动作电位的本质是 Na^+ 内流,动作电位相当于 Na^+ 的电-化学平衡电位。肌细胞膜的电兴奋传导在特殊部位(三联管)会转化为肌细胞收缩的机械能。

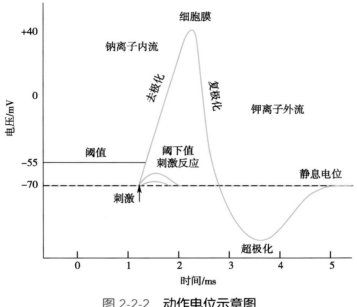

图 2-2-2 动作电位示意图

关于静息电位和动作电位,下面几个概念需要知晓。

阈强度:能引起动作电位的刺激强度。一个阈强度刺激和阈上刺激只能引起一个动作电位。

阈下刺激:比阈强度弱的刺激。阈下刺激不能产生动作电位,但可以出现局部兴奋(图 2-2-2)。局部的兴奋可以随着持续刺激的增加而增大。

极化:细胞是不良导体,膜内的细胞内液和膜外的细胞间液都是电解质且导电。由于跨膜电位的存在,细胞处于静息状态时,维持正常的新陈代谢,静息电位总是稳定在一定的水平上。对整个细胞而言,对外不显电性，此时细胞所处的状态称为极化。

去极化：指将细胞膜极化状态变小的变化趋势，也就是使得静息电位向膜内负值减小的方向变化（图 2-2-2）。

超极化：膜内电位大于 70mV，达到 80mV，甚至 90mV，这时可使神经元处于暂时的抑制状态。

复极化：在动作电位发生和发展过程中，由于 K$^+$ 外流引起的，从反极化状态的电位恢复到膜外正电位、膜内负电位的静息状态。

理解了静息电位和动作电位，下面以骨骼肌细胞为例，讨论肌细胞收缩的机制。

二、肌肉收缩的运动神经控制

研究肌肉收缩的生理功能之前，先介绍一下运动单元的概念，其包含有：一个运动神经细胞（包括神经纤维，主要是轴突）、神经 - 肌肉突触、该运动神经细胞支配的所有肌纤维。

不同的运动神经细胞支配的肌纤维数目并不相同。一个神经细胞支配肌纤维的数目常被称为神经支配率。

例如，猫的不同比目鱼肌运动神经元可以支配少于 50 到超过 400 条肌肉纤维，平均每个单位支配 140～190 条肌肉纤维[1]。单位纤维的密度表明，在猫内侧腓肠肌中，一个给定的肌肉区域可能由多达 50 个不同的肌肉单位共享[2]。

也就是说，一个运动神经元可以通过很多轴突终末支配很多个肌纤维，一个区域内有很多运动神经元在工作，这些运动神经元的轴突终末互相交错，"你中有我，我中有你"（图 2-2-3）。这种分布可以避免一个神经细胞病变或死亡即导致一块肌肉内用力不均匀的状况。

[1] BURKE R E, LEVINE D N, SALCMAN M, et al. Motor units in cat soleus muscle: physiological, histochemical and morphological characteristics[J].Physiol, 1974, 238(3): 503-514.

[2] BURKE R E, TSAIRIS P. Anatomy and innervation ratios in motor units of cat gastrocnemius [J]. Physiol, 1973, 234(3): 749-765.

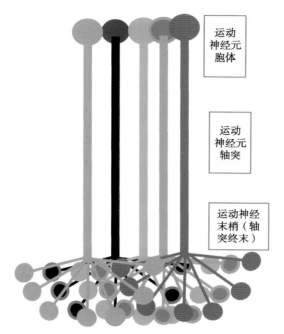

运动神经元胞体

运动神经元轴突

运动神经末梢（轴突终末）

图 2-2-3　邻近运动神经元的轴突终末相互交错

三、神经递质

神经与神经之间,神经与效应器（肌肉、腺体等）之间传递信息,经常需要通过化学传递物质作媒介,即神经递质。

传统认为一个神经元只释放一种递质,因此以该神经元释放的神经递质命名该神经元,如神经末梢释放的是 5- 羟色胺,就称为 5- 羟色胺神经元。现已知道,一种神经元常可释放多种神经递质,只是命名已经形成,成为习惯,迄今仍沿袭传统。

神经递质有很多种类,表 2-2-1

突触:两个神经元之间或神经元与效应器细胞之间相互接触并传递信息的部位。原本用以表示中枢神经系统神经元之间相互接触并实现功能联系的部位。而后,又被推广用来表示神经与效应器细胞间的功能关系部位。

因为信息传递媒质的不同,突触分为电突触和化学突触两大类。

罗列了一些常见的神经递质，当然远不止这些，还有三磷酸腺苷等嘌呤类、阿片肽类，还有一氧化氮、前列腺素等。不过，运动神经元的神经递质主要是乙酰胆碱。

表 2-2-1　常见脊椎动物的神经递质、存在部位、功能 [1]

神经递质		在脊椎动物中的存在部位、功能
乙酰胆碱 或氨基酸类递质	乙酰胆碱 Acetylcholine, Ach	运动神经元激发肌肉、自主神经、中枢神经系统兴奋性和调节性神经元
	谷氨酸 Glutamate, Glu	大多数兴奋性神经元、大多数感觉神经元
	γ- 氨基丁酸 Gamma amino butyric acid, GABA	大多数中枢神经系统的抑制性神经元
儿茶酚胺类递质	多巴胺 Dopamine, DA	中枢神经系统调节性神经元
	去甲肾上腺素 Noradrenergic, NE	中枢神经系统调节性神经元、自主神经系统神经元
	5- 羟色胺 5-hydroxy tryptamine, 5-HT	中枢神经系统调节性神经元
神经肽类递质	神经肽 Neuropeptide, NP	通常由兴奋性、抑制性或调节性神经元释放；神经分泌细胞
其他非肽类递质	组胺 Histamine, HA	中枢神经系统调节性神经元

乙酰胆碱可扩张血管，可减慢心率、减慢房室结和浦肯野纤维传导，可减弱心肌收缩力，可明显兴奋胃肠道平滑肌，可使泌尿道平滑肌蠕动增加，可使泪腺、气管和支气管腺体、唾液腺、消化道腺体和汗腺分泌增加等。由于乙酰胆碱不易进入中枢，外周给药很少产生中枢作用。

---

[1] 骆利群 . 神经生物学原理 [M]. 李沉简，李芃芃，高小井，等译 . 北京：高等教育出版社，2018 ：87.

四、从神经冲动到骨骼肌细胞收缩

骨骼肌细胞收缩大体上可以分成三步,如同部队行动一样:

第一步,运动中枢产生的神经冲动,沿着外包髓鞘的运动神经纤维快速不衰减地向外周传递。如同传令兵传达首长指示到达作战部队。

第二步,神经冲动到了运动神经末梢(也称轴突末梢,已脱去髓鞘),裸露的轴突末梢分成很多爪状的叉,贴在胞膜表面形成椭圆形扁平的板状隆起称作终板(endplate,终板神经终端,与肌纤维膜之间,有着一定的间隙)。如同命令被作战部队接受。

第三步,神经-肌肉联合处。神经冲动引起突触前膜去极化,膜上的电压门控通道开放,钙离子内流,轴浆内钙离子浓度增加,触发突触囊泡的胞吐(这一过程结束后,轴浆内大量的钙离子由 Na^+-Ca^{2+} 反向转运体迅速转运到轴突外)。轴浆内存储的乙酰胆碱(Ach)的囊泡向突触前膜靠近,与突触前膜融合,乙酰胆碱倾囊释放到突触间隙,很短时间内可以释放大量的乙酰胆碱。乙酰胆碱到达突触后膜(终板后膜),以 2∶1 的比例与后膜上乙酰胆碱受体结合,该受体分子构象发生改变,乙酰胆碱受体所在通道开放,钠离子内流,钾离子外流,出现较小的微终板电位,引起终板膜局部兴奋,叠加总和形成终板电位,沿胞膜扩布,引起邻近膜去极化,出现动作电位,沿胞膜向深部传导,引起肌肉收缩(图 2-2-4)。如同作战部队开始行动。

一般情况下,每一次神经冲动形成的终板电位,对于肌细胞膜来说都是阈上刺激。换句话来说,每一个神经冲动都能引起一次肌肉收缩。

上文已说明,乙酰胆碱的释放是批量倾囊而泄。突触间隙的乙酰胆碱大部分和乙酰胆碱受体结合,完成后面的工作。若突触间隙还有剩余的乙酰胆碱,如何处理呢?是不是要等下一批释放了,再混合后和受体结合呢?非也,原来在突触后膜和突触间隙还存在一种酶叫胆碱酯酶,此酶的作用就是灭活降解残余的乙酰胆碱,清空后静等下一次神经冲动、下一次乙酰胆碱释放。

在终板电位转化为肌肉收缩的机械能过程中,三联管很重要,需要了解。

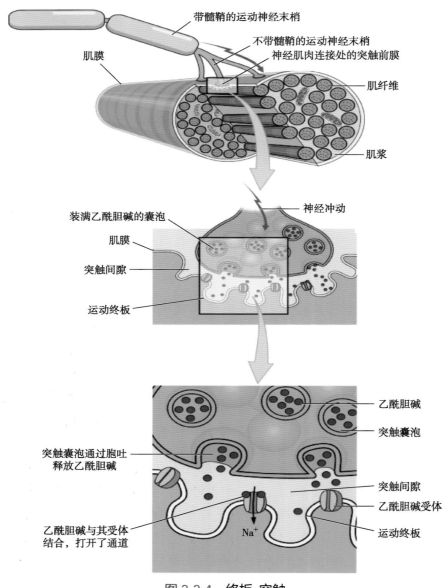

带髓鞘的运动神经末梢

不带髓鞘的运动神经末梢
神经肌肉连接处的突触前膜

肌膜

肌纤维

肌浆

神经冲动

装满乙酰胆碱的囊泡

肌膜

突触间隙

运动终板

乙酰胆碱

突触囊泡

突触囊泡通过胞吐
释放乙酰胆碱

突触间隙

乙酰胆碱受体

运动终板

乙酰胆碱与其受体
结合，打开了通道

Na⁺

图 2-2-4　终板、突触

　　当肌浆中钙离子浓度增高时，钙泵逆浓度差将之转运到肌质网（纵管系统）中，肌浆中钙离子浓度降低，肌钙蛋白结合的钙离子解离，肌肉舒张。

  首先,肌细胞膜的动作电位通过横管传到肌细胞深部;然后,横管膜去极化,导致终末池的钙离子通道开放,钙离子释放,终末池中的钙离子顺浓度差迅速进入肌浆中,使肌浆中钙离子浓度提高百倍,钙离子和细肌丝肌钙蛋白结合,信息传递给肌动蛋白,肌动蛋白构象发生改变,结合位点暴露,使得粗肌丝的肌球蛋白(也称肌凝蛋白)与细肌丝的肌动蛋白有效结合,肌球蛋白的横桥发挥 ATP 酶功能,分解 ATP,将其化学能转换为机械能,带着细肌丝连同 Z 线(Z 盘)到粗肌丝的 M 线(肌节中央)摆动。兴奋 - 收缩耦联与肌丝滑动示意图(图 2-2-5)。

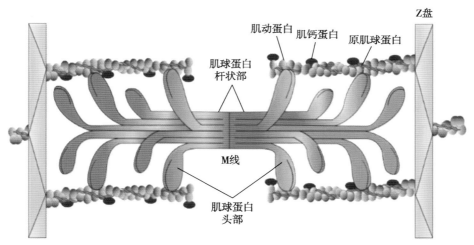

图 2-2-5 兴奋 - 收缩耦联与肌丝滑动示意图

第三章
相关组织的组织学

　　人体组织学是借助显微镜等仪器,以研究人体微细结构及其相关功能的科学。可以简单地理解为,组织学就是显微镜下的解剖学。组织学是病理生理的基础,要研究病理生理学,除了要了解解剖学、生理学,还必须要了解组织学。

　　人体结构复杂、功能强大,不过,还是由基本的单位构成的。细胞是人体结构和功能的基本单位,各种形态、结构、功能相同或相似的细胞和胞外基质构成组织,归纳起来,组织可以分为四类(图 3-0-1):上皮组织、肌组织、神经组织和结缔组织。

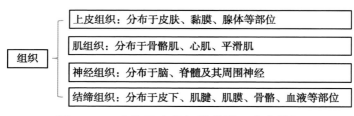

　　图 3-0-1　人体四大组织的分类及分布简图

第一节　上皮组织

　　上皮组织多是一层薄薄的、连续的细胞保护层,主要排列在全身体表、器官和血管等的外表面,以及许多内脏器官、管道空腔的内表面。最显而易见的上皮组织就是体表的表皮,不过,除了表皮,还有很多其他由上皮组织为主构成的器官,这些不同类型的上皮组织形成了不同器官(图 3-1-1、图 3-1-2)。

　　上皮组织有两个面,朝向身体表面、空腔器官的空腔面为游离面,朝向深层结缔组织的一面为基底面,基底面通过基膜与结缔组织相连。

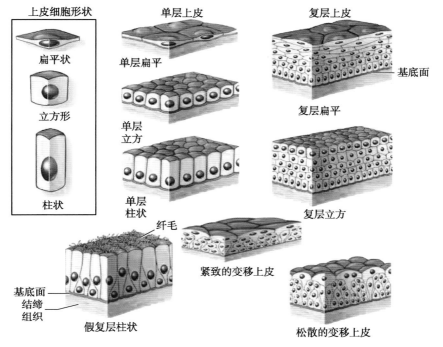

图 3-1-1　上皮细胞的大体形状

上皮组织分为被覆上皮和腺上皮。

被覆上皮位于体表、体腔及空腔器官的内表面,主要起防御、保护、吸收、分泌和排泄等功能。被覆上皮组织一般没有血管分布,邻近的结缔组织的毛细血管通过弥散渗透的方式为其提供营养支持。腺上皮是以分泌功能为主的上皮组织。以腺上皮为主构成的器官就是腺体。

上皮组织再生修复能力较强,像被子一样保护着深部的结缔组织。上皮组织分布广泛,所在脏器不同,功能也各异,归纳起来,主要有防御、保护、吸收、分泌和排泄等功能。

被覆上皮按照细胞层数分为单层上皮和复层上皮。

单层上皮根据表层细胞的形态可分为扁平、立方、柱状上皮等,主要分布在血管、淋巴管、胸膜、腹膜、心包膜以及消化、呼吸、泌尿生殖道等部位。

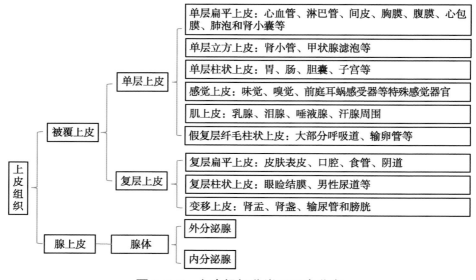

图 3-1-2　上皮组织分类及器官分布

复层上皮有复层扁平上皮、复层柱状上皮和变移上皮等。复层扁平上皮主要分布在角化的皮肤表层,还分布在未角化的口腔、食管和阴道腔面。复层柱状上皮主要分布在结膜、咽喉和男性尿道腔面。变移上皮主要分布在肾盏、肾盂、输尿管和膀胱腔面。

腺上皮由腺细胞组成。腺体主要由腺上皮组织构成,包括外分泌腺与内分泌腺,外分泌腺主要是通过管道排放其分泌的物质,内分泌腺则是将所分泌的激素等物质直接分泌入血。

第二节　肌组织和肌性器官

肌组织主要由肌细胞构成,肌细胞细而长,形若纤维,故又称为肌纤维。肌细胞周围被肌内膜包裹。肌细胞汇集成束称作肌束,肌束被肌束膜包裹,有神经末梢、毛细血管和毛细淋巴管穿过肌束膜,为肌细胞提供神经支配与营养支持。众多肌束构成肌肉,外

> 肌膜,也称为肌衣,都是致密结缔组织,主要包括肌内膜、肌束膜、肌外膜。

被肌外膜,肌束间有神经、血管、淋巴管穿行。肌内膜、肌束膜和肌外膜等合称肌膜,是致密结缔组织,与皮下结缔组织紧密相连(图3-2-1)。肌肉中穿行的血管、神经、淋巴管等,向深部肌细胞和浅表皮肤及皮下组织提供神经营养支持,以完成信息传输、物质与能量新陈代谢等生命活动。

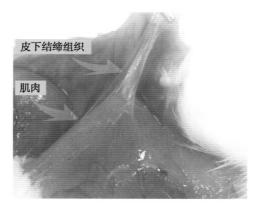

图 3-2-1　大鼠皮下组织和深层肌肉之间的关系

　　肌肉内的膜状结缔组织(肌膜)紧密相连,浑然一体,在肌纤维的尽头移行为肌腱及腱膜。肌内膜包裹并间隔肌纤维,是肌纤维外环境,在肌内膜完成肌纤维的物质和能量交换;肌束膜是肌外膜向内的延续,包裹肌束、间隔肌束。这些致密结缔组织的职责除了保护和间隔肌纤维、肌束、肌肉等内容物,还可以传递肌纤维的收缩力与肌肉张力、完成关节活动等。

　　在肌腹、肌腹肌腱交界处等部位分布有肌梭和腱梭感受器。肌梭位于肌腹内,被肌内膜结缔组织包裹,两端附着于肌腱或梭外肌纤维,主要功能是向中枢传感肌纤维的长度变化。腱梭位于肌腹肌腱交界处,结构与肌梭相类似,主要功能是传感拉力的变化。

　　下面介绍肌肉收缩的动力源——构成肌腹的肌细胞。

　　包绕肌细胞(也称肌纤维)的细胞膜也称肌纤膜。肌纤膜与肌内膜之间有一层基底膜,基底膜内有卫星细胞等,可能与肌纤维再生有关[1]。

---

[1]　洪章仁,周立伟.肌肉疼痛[M].台北:合记图书出版社,2016.

　　肌纤维的细胞质称为肌浆,内含线粒体、脂滴和糖原等,可为肌肉收缩提供物质与能量支持。

　　肌纤维直径约 10 ～ 100μm,长度约数毫米至数厘米不等[1],每条肌纤维含有数百条肌原纤维,肌原纤维由许多平行排列的肌丝组成,肌丝可分为粗肌丝和细肌丝,肌节(又称肌小节)是肌纤维收缩和舒张的基本结构单位。由中间的暗带(A 带)和两侧 1/2 的明带(I 带)组成(图 3-2-2)。

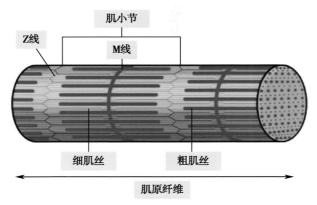

图 3-2-2　肌原纤维、肌小节的关系

　　肌组织分为骨骼肌、平滑肌、心肌三种类型,我们除了对骨骼肌予以较多探讨,本书还常提及"肌性器官"这一概念,这是我们对以肌组织为主的一类器官的概括性命名,如以心肌为主的心脏,以平滑肌为主的血管、淋巴管、泌尿生殖道、呼吸道、消化道、胆囊、胆管等(表 3-2-1)。

表 3-2-1　主要的肌性器官及其相对应的非肌性器官

肌性器官	气管、支气管	心脏	胆囊	胃	膀胱、输尿管	子宫、输卵管	肠道
非肌性器官	肺泡	心包	肝脏	脾脏	肾脏	卵巢	胰腺

　　肌性器官的英文我们定为:muscular visceral organ。笔者进行了检

[1]　STANDRING S. 格氏解剖学 [M]. 丁自海,刘树伟,译 .41 版 . 济南:山东科学技术出版社,2017.

索,无论是"muscular visceral organ"还是"muscular organ"均未检索到词条(图 3-2-3),也就是说,此前英文世界对此还处于漠视状态。

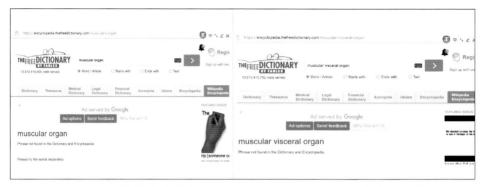

图 3-2-3　网络搜索未查询到 muscular visceral organ 这个专用名称

我们认为,有必要给这类器官设置一个专有的名称,因为其在组织构成和临床上都有一些共性:

1. 这些脏器罹患病痛时常常影响到其周边的骨骼肌,例如胃病常影响到腹直肌和竖脊肌等,这应该就是针灸学上俞募配穴法的内在逻辑。

2. 这些脏器的功能状态常常容易受到情绪、气候、温度等影响,尤其是支气管、胃肠道、子宫等表现得尤为明显。

> 针灸临床常将病变脏腑背俞穴和腹部募穴配合使用,以发挥其协同作用,此为俞募配穴法,属前后配穴法。

3. 这些脏器的功能性病痛,针灸、中药等常取效较快,而非肌性器官的病痛,如肝脏、肾脏等,使用中医治疗方法常需假以时日。

第三节　神经组织

神经组织由神经细胞和神经胶质细胞构成。神经细胞又称神经元,是神经系统的功能单位,主要功能是感传刺激、中枢整合和传递冲动。神经胶质细胞功能是对神经元支持、保护、营养、绝缘等,为神经冲动的传递提供良好的外部环境。

一、神经元

神经元是高度分化的细胞，由胞体、树突和轴突构成。胞体是神经元的营养和代谢中心，富含粗面内质网、滑面内质网、游离核糖体、溶酶体、线粒体、脂滴、微管、脂褐素颗粒等细胞器，可以合成蛋白质、神经递质等物质，以完成组织新陈代谢等生命活动。树突是胞体发出的有较多分支的突起，貌似分叉的树枝。一般一个神经元有一至多个树突，主要作用是接受刺激和将冲动传向胞体。每个神经元均有一个轴突，轴突的功能是将神经冲动传离胞体至其他神经元或效应器。

轴突发出后起始段（大约 15 ~ 25μm）没有髓鞘，之后就拥有髓鞘了，多个髓鞘接连包裹形成有髓神经纤维，如同将军穿上盔甲出征，两个相邻的髓鞘通过郎飞结相连。轴突髓鞘有绝缘作用，可使轴突传递的信号不受外界刺激的干扰，专一传递（图 3-3-1）。

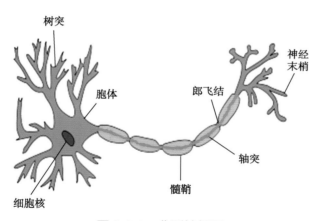

图 3-3-1　典型神经元

树突和轴突可以距离胞体很远，尤其是轴突，轴突末端距离胞体可达胞体直径的一万多倍。轴突可占神经元总体积的 95% 以上，胞体与轴突末梢之间流动的液体称作轴浆。不同神经元的轴突长度可以差别很大，有的轴突只有几微米，而有些则很长，比如，那些从大脑到脊髓的轴突可以长 1 米以上。这么远的距离，必须要有特殊的运输系统将蛋白质、神经递质等从胞体运送到轴突以维持其功能，这就是轴突运输

（图 3-3-2），胞体内合成的物质既可以顺向从胞体运输到末梢，也可以逆向把末梢吸收的物质运输回胞体。

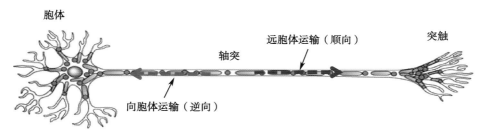

图 3-3-2　轴突运输

　　轴突运输是胞体与轴突之间快慢不一、方向不同的双向流动，即，不仅胞体内产生的蛋白质等物质可以从胞体运送到轴突的各个部分，而且轴突的代谢产物和摄入的神经营养物质也会逆向传送回胞体。可以说，神经元生理活动的物质代谢主要是通过轴突运输实现的。

　　临床上有很多神经病痛，如麻木、感觉渐进性缺失等，可能均与轴突运输异常有关，请大家多加关注。

二、神经胶质细胞

　　胶质细胞分为中枢性胶质细胞和周围性胶质细胞，中枢性胶质细胞主要包括星形胶质细胞、少突胶质细胞、小胶质细胞和室管膜细胞等；周围性胶质细胞主要包括施万细胞和卫星细胞等。

（一）中枢性胶质细胞

　　星形胶质细胞分为纤维性星形胶质细胞和原浆性星形胶质细胞，纤维性星形胶质细胞分布在脑和脊髓的白质，原浆性星形胶质细胞分布在脑和脊髓的灰质。星形胶质细胞对神经元及突起有绝缘与支持作用；形成血脑屏障和胶质界膜以保护脑和脊髓；分泌神经营养因子以营养神经元；中枢神经损伤时，星形胶质细胞可以局部增生形成胶质瘢痕以修复之。

　　少突胶质细胞分布在胞体和突起周围，可以包卷轴突形成髓鞘。

　　小胶质细胞由单核细胞演化而成,在中枢神经损伤时可成为巨噬细胞以吞噬坏死细胞。

　　室管膜细胞分布在脑室和脊髓中央管的腔面,具有支持和保护等功能,在脉络丛的室管膜细胞可以产生脑脊液(图 3-3-3)。

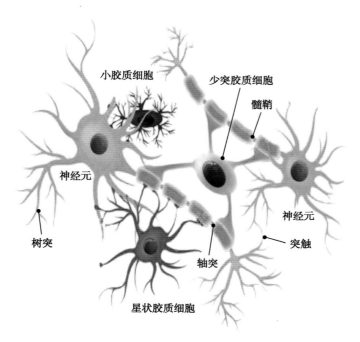

　　　　　　小胶质细胞　　　　少突胶质细胞
　　　　　　　　　　　　　　　髓鞘
　　　神经元
　　　　　　　　　　　　　　　　　　神经元
　　　树突　　　　　　　　　　　　突触
　　　　　　　　　　轴突
　　　　　　星状胶质细胞

图 3-3-3　部分中枢性胶质细胞

(二)周围性胶质细胞

　　施万细胞参与周围神经系统中神经纤维的构成,主要形成有髓神经的髓鞘和无髓神经的外膜,可促进受损神经元存活及轴突再生。

　　卫星细胞位于神经节内,包裹神经元和突起,分泌神经营养因子,促进神经元的生长发育等。

三、神经系统

　　神经系统分为中枢神经系统和周围神经系统,中枢神经系统包括脑和脊髓,周围神经系统包括脑和脊髓以外的神经(图 3-3-4)。

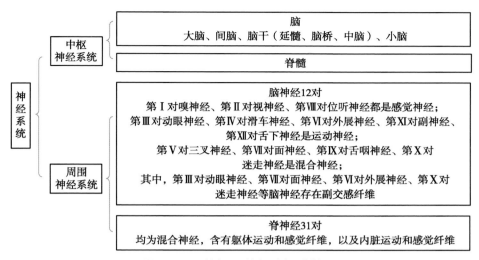

图 3-3-4　神经系统组成概略简图

从上图看来,似乎复杂的神经系统也不很复杂。不过,如果稍稍深入一些,就会知道,神经系统的结构与功能对非神经专业人士而言,可谓非常复杂(图 3-3-5)。

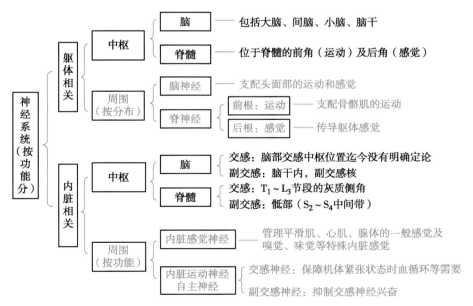

图 3-3-5　按照功能神经系统的大体分类

　　虽然我们尽可能进行了分类,实际上还有许多地方不很明了,比如说,边缘系统的作用、内脏感觉神经的结构与功能,可能与内脏感觉神经的动物实验很难实施有关。

　　临床上,有很多现象值得我们关注:

　　1. 即使是到了肾衰竭、肝性脑病的病程阶段,肾脏、肝脏也没有疼痛。

　　2. 在慢性胃肠道疾病、子宫疾病等,常常发现邻近的骨骼肌患肌化。

　　3. 即使在呕吐、急性泄泻时,胃肠道也常常没有疼痛。

> **内脏痛的特点**
>
> 　　(1) 定位不准,这是内脏痛最为主要的特点,如,腹痛时患者常不能说出发生疼痛的明确位置;
>
> 　　(2) 发生缓慢,持续时间较长,即,主要表现为慢痛,常呈渐进性增强;
>
> 　　(3) 中空内脏器官(如,胃、肠、胆囊和胆管等)壁上的感受器对扩张性刺激和牵拉性刺激十分敏感,而对切割、烧灼等通常易引起皮肤痛的刺激却不敏感。

　　4. 内脏感觉纤维数目较少,且多为细纤维。在外科手术切割或烧灼内脏时,患者并不感觉疼痛,但脏器活动较强烈时,可产生内脏感觉,如外科手术时牵拉脏器、胃的饥饿收缩、直肠和膀胱的充盈等引起感觉。

　　因此,很有可能,有些内脏的感觉神经并不丰富,当胃肠道、子宫等肌性器官由于疾病发生自发性紧张时,大脑感受不到内脏的疼痛,而当内脏疾病持续日久,影响到邻近的骨骼肌,使其患肌化时,才会出现疼痛。当然,这些都是临床推理,并没有实验证实,希望相关科研人员多加关注。

第四节　结缔组织

　　结缔组织由细胞和大量细胞间质构成,后者包括基质、纤维和组织液(图 3-4-1)。细胞散居于细胞间质内,无极性。

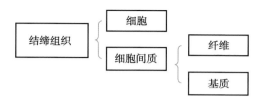

图 3-4-1　结缔组织的组成

　　结缔组织起源于胚胎时期的间充质。间充质由间充质细胞
（mesenchymal cell）和大量的无定型基质构成。间充质细胞呈星状,细胞间以突起互连成网,细胞核大、有明显的核仁,细胞分化程度低,是多功能干细胞,可分化为所有类型结缔组织的祖细胞,例如成纤维细胞、成骨细胞、成软骨细胞和前脂肪细胞（图 3-4-2）。

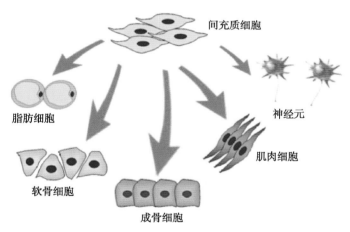

图 3-4-2　间充质细胞

　　结缔组织起源于中胚层,由各种细胞（如成纤维细胞、巨噬细胞）和交错的蛋白纤维（如胶原蛋白）组成,主要嵌在碳水化合物基质中,支持、保护、结合其他组织,包括松散（如脂肪组织）、密集（如肌腱、韧带和腱膜）及特化形式（如软骨和骨）。简而言之,凡是由细胞、基质、纤维构成的都叫结缔组织。因此,广义的结缔组织,包括液态的血液、胶状的固有结缔组织、半固态的软骨组织和固态的骨组织等。可以这样通俗地理解结缔组织:人体最软与最硬的都是结缔组织。

不过,通常所说的结缔组织是指狭义,仅就固有结缔组织(connective tissue proper)而言,按其结构与功能的不同,可分为疏松结缔组织、致密结缔组织、脂肪组织和网状组织。

一、疏松结缔组织

人体内有大量的疏松结缔组织(loose connective tissue),又称蜂窝组织(areolar tissue),像其他结缔组织一样,其提供支撑与缓冲的基质,旨在保护脆弱的器官与部位。疏松结缔组织的特点是细胞种类较多,纤维较少,排列稀疏。疏松结缔组织在体内分布极为广泛,位于器官之间、组织之间,几乎影响到所有的器官、组织,可以说,疏松结缔组织是一张无边无际的网,网住了几乎所有的器官和组织(图3-4-3)。

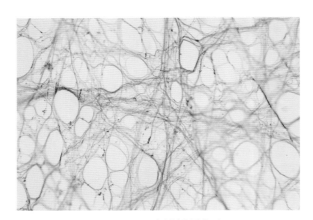

图 3-4-3   疏松结缔组织

疏松结缔组织的细胞种类较多,其中包括成纤维细胞、巨噬细胞、浆细胞、肥大细胞、脂肪细胞、未分化间充质细胞等。此外,血液中的白细胞会以变形运动穿出毛细血管和微静脉,如嗜酸性粒细胞、淋巴细胞等,在炎症反应时也可游离到结缔组织内,行使免疫防御功能(图3-4-4)。

疏松结缔组织的纤维主要有网状纤维、胶原纤维、弹性纤维等。

疏松结缔组织的基质为一种无定形的透明胶状物质,具有一定的黏性,主要由组织液、蛋白多糖和糖蛋白等大分子物质等构成。

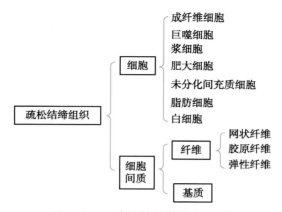

图 3-4-4 **疏松结缔组织的组成**

二、致密结缔组织

致密结缔组织(dense connective tissue)是一种以纤维为主要成分的固有结缔组织,纤维粗大,排列致密,以支持、连接和保护为其主要功能,如图 3-4-5。致密结缔组织血供较差,多呈白色,代谢能力一般,一旦损伤,修复时间较长。

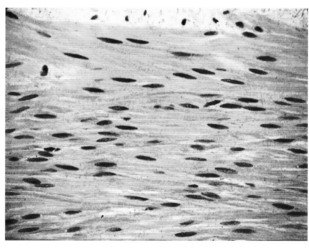

图 3-4-5 **致密结缔组织**

根据纤维的性质和排列方式,可区分为以下几种类型。

1. 规则的致密结缔组织　主要构成肌腱和腱膜。大量密集的胶原纤维顺着受力的方向平行排列成束,基质和细胞很少,位于纤维之间。细胞成分主要是腱细胞,它是一种形态特殊的成纤维细胞,胞体伸出多个薄翼状突起插入纤维束之间,胞核扁椭圆形,着色深。这类致密结缔组织承担方向较为明确的拉力或压力。

2. 不规则的致密结缔组织　见于真皮、硬脑膜、巩膜以及许多器官的被膜等,其特点是方向不一的粗大的胶原纤维彼此交织成致密的板层结构,纤维之间含少量基质和成纤维细胞。这类致密结缔组织可以承担方向不甚明确的拉力。

3. 弹性组织　是以弹性纤维为主的致密结缔组织。粗大的弹性纤维或平行排列成束,如项韧带和黄韧带,以适应脊柱运动;或编织成膜状,如弹性动脉中膜,以缓冲血流压力。

机体内还有一些部位的结缔组织纤维细密,细胞种类与数量较多,常称为细密结缔组织,如消化道、呼吸道黏膜的结缔组织。

三、脂肪组织

一般情况下,人体的脂肪细胞数目相对稳定,因为脂肪细胞通常只增大体积,并不显著增加数目。但当体积增大到四倍左右时,脂肪细胞就会靠增加数目来增加脂肪总量了。

皮下脂肪主要分为白色脂肪细胞(单泡脂肪细胞)和棕色脂肪细胞(多泡脂肪细胞)两种(图 3-4-6)。

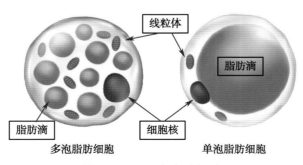

图 3-4-6　**两类脂肪细胞**

典型的白色脂肪细胞含有一滴大大的膜包裹的油滴,胞质含量非常少,胞核挤在一边,呈扁平型。

棕色脂肪细胞胞质内分散有许多小油滴,胞核呈圆形,因含有大量线粒体而呈棕色。其主要功能是大量产热,在婴儿期大量存在,以保证婴儿供暖,其成年过程中慢慢退化,变成类似白色脂肪细胞的组织。

四、网状组织

网状组织是造血器官和淋巴器官的基本组织成分,由网状细胞、网状纤维和基质构成(图 3-4-7)。网状细胞是有突起的星状细胞,相邻细胞的突起相互连接成网。胞核较大,圆或卵圆形,着色浅,常可见 1 ~ 2 个核仁。胞质较多,粗面内质网较发达。网状细胞产生网状纤维。网状纤维分支交错,连接成网,并可深陷于网状细胞的胞体和突起内,成为网状细胞依附的支架。

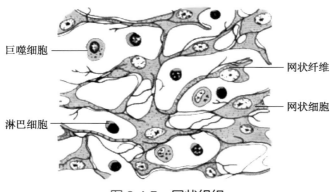

图 3-4-7 网状组织

第四章

生物化学

要了解人体,就必须了解生物,因为人体生命现象底层很多运作与其他生物的底层运作非常类似。从微生物到人类,大约200万种生物在这个星球上适者生存、繁衍不息,演绎了生物学的历史,展现了生命的力量。

从20世纪起,生命科学迅猛发展,生物化学位列其中之一。生物化学研究的是生物体内化学分子组成和变化规律,是在分子水平探讨生命现象的本质,探讨人体结构功能及生命活动过程中的能量变化。从下面关于生命机体的结构层次的示意图(图4-0-1)可知,前三个(分子亚单位、大分子、超分子复合物)曾经都是分子水平上的,是人类结构的基础,是人体能量的来源。

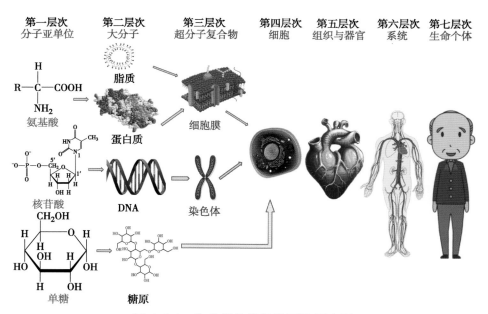

图 4-0-1　生命机体的结构层次示意图

第一节 碳、氨基酸、蛋白质

一、碳元素

老子曰："道生一,一生二,二生三,三生万物。"中国古人用朴素的哲学思想解释世间万物的存在及变化规律。如果用生物化学来阐释人体及生命活动,简而言之一个字——"碳",人们把碳元素(C)称为生命元素。碳原子外层有 4 个电子,可以使碳原子形成 4 个共价键,加上碳原子与碳原子之间形成的共价单键、共价双键和共价三键(图 4-1-1),碳原子还可以和氢(H)、氧(O)、氮(N)原子形成共价键,形成特定化学性质的基团,如氨基:—NH_2,羟基:—OH,羧基:—COOH,等等。

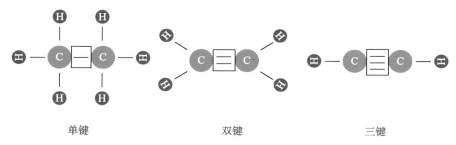

单键　　　　　　　　双键　　　　　　　　三键

图 4-1-1　碳原子之间共价单键、共价双键和共价三键

二、氨基酸

氨基酸的结构式:含有四个共价键的碳原子是核心骨架,四个共价键分别结合一个氨基、一个羧基、一个氢原子和一个可变的侧链基团 R 基团,并可结合其他元素或基团,形成名目繁多、功能各异的氨基酸。

氨基酸是蛋白质的基本单位,蛋白质经过酸、碱和酶等方式可以水解释放出近 20 种氨基酸。这 20 种氨基酸的区别就在于 R 基团的不同。下面是人体天然氨基酸(L-α- 氨基酸)通用结构式(图 4-1-2)。

氨基酸的分类:根据 R 基团的极性和酸碱性

$$H_2N—C_\alpha—C—OH$$

氨基　　　羧基

R

侧链基团

图 4-1-2　天然氨基酸通用结构式

不同，氨基酸分为以下四类：非极性、极性中性、极性酸性和极性碱性（图 4-1-3）。

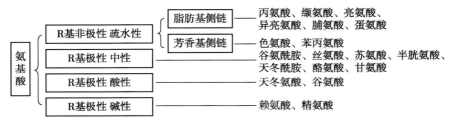

图 4-1-3　氨基酸分类

　　氨基酸的作用：①氨基酸是合成蛋白质的基本物质，蛋白质在体内的消化、吸收也是通过分解成氨基酸完成的；②氨基酸参与构成酶、激素和部分维生素等；③氨基酸经过分解、代谢、再合成，可转变为碳水化合物和脂肪；④氨基酸可以参与三羧酸循环，氧化分解，产生能量。

三、蛋白质

　　蛋白质是氨基酸通过肽键按序缩合而成的生物大分子，因为氨基酸的数量、种类、排列顺序和空间结构不同，可以形成种类繁多、结构复杂、功能多样的蛋白质。蛋白质是生物体的重要结构物质之一，参与人体大部分的生命活动。

　　蛋白质功能多样，和肌肉相关的功能大致如下：

　　1. 参与肌肉组织的构成，并产生收缩运动　　比如，肌纤维中的粗肌丝和细肌丝含有肌球蛋白和肌动蛋白，其相对位移产生肌肉收缩。

　　2. 参与结缔组织的基质构成，形成结构支撑　　比如，结缔组织的肌腱、韧带、骨、软骨等，由纤维蛋白、胶原蛋白、糖蛋白等结构蛋白构成。

　　3. 血液的重要组成部分，参与运输营养物质和代谢产物等，参与免疫防御　　比如，血细胞的血红蛋白主要参与运输，血浆中的胶体蛋白参与水液平衡，血浆中的免疫蛋白参与免疫防御。

　　4. 神经功能活动、轴突运输、神经递质都离不开蛋白质的参与　　神经兴奋传导时，突触后膜有乙酰胆碱受体蛋白在工作；神经轴突运输是运输蛋白把合成好的蛋白运送到轴突和轴突末梢,并把代谢产物运回再合成;不少神经递质如多巴胺和肽类等就是蛋白质。

5. 参与新陈代谢的酶促反应及某些激素、神经递质等物质的特异性结合　总之,肌肉富含蛋白质,肌肉的功能活动和新陈代谢离不开蛋白质的参与。

第二节　糖类、脂类(生物膜)、维生素

一、糖类

糖是机体的重要能量来源,主要由碳、氢和氧三种元素组成,过去用通式 $C_n(H_2O)_m$(即:n 个碳,2m 个氢,m 个氧)表示,因此称为碳水化合物。后来发现,有些化合物的结构和性质属于糖,但分子中氢氧原子数之比并不是 2∶1。但已习惯这样的称呼,现在依旧约定俗成的把糖类称为碳水化合物。

糖类按照成分可分为单糖、寡糖、多糖和糖聚合物等。人体生命活动的能量主要依赖糖类提供,寡糖、多糖和糖聚合物分子较大,无法通过细胞膜,需要酶促水解成单糖方可利用。

1. 单糖　是最小单位的糖类,葡萄糖属于单糖。常见的单糖及衍生物还有糖醇、糖醛酸、氨基糖、糖苷等,糖醇中的肌醇游离于骨骼肌、心、肝、肺等组织器官中,参与某些磷脂的组成;糖醛酸中的葡糖醛酸是人体重要的解毒剂;氨基糖主要分布在关节软骨和机体细胞膜,是糖蛋白和蛋白多糖的主要成分。

2. 寡糖　又称低聚糖,由 20 个以下的单糖缩合而成。细胞表面的寡糖是细胞间识别的重要标志。

3. 多糖　由单糖基以糖苷键连接形成,植物中的淀粉是常见的多糖,人体中的多糖多以糖原形式储存在肝脏和肌肉,剧烈运动可以迅速把多糖形式的糖原降解为单糖形式的葡萄糖,为机体提供能量支持。糖胺聚糖具有较强的酸性和黏性,也被称为酸性黏多糖。常见的糖胺聚糖有透明质酸、肝素、硫酸软骨素、硫酸皮肤素、硫酸角质素等

（图 4-2-1）。

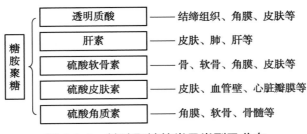

图 4-2-1　糖胺聚糖的常见类型及分布

4. 糖复合物　是糖类的还原端与非糖类共价结合的产物，主要与蛋白质、脂类结合。糖与蛋白质的复合物有糖蛋白和蛋白多糖；简单表示为：糖蛋白 = 蛋白质 + 寡糖链；蛋白多糖 = 蛋白质 + 糖胺聚糖。糖蛋白分布广泛，功能各异，如结缔组织的胶原蛋白，血浆中的转铁蛋白、免疫球蛋白、补体等，还有一些酶也是糖蛋白，如 α- 淀粉酶。糖蛋白的糖基可以作为分子识别，如 ABO 血型。软骨中的氨基葡聚糖属于典型的蛋白多糖，含有 150 多个糖链，这些糖链共价结合在肽链上，高度亲水，起到缓冲保护作用。糖与脂质结合的复合物有糖脂和脂多糖。糖脂，其中如鞘糖脂，主要分布在神经系统。脂多糖，为革兰氏阴性菌细胞壁的组成部分，是一种内毒素，可以激活免疫系统。

二、脂质及生物膜

脂质是种类繁多、结构复杂的一类大分子物质，可溶于非极性有机溶剂，如乙醇、乙醚、苯等，但不溶于水，是重要的营养素之一，也是生物体内储存能量的主要形式之一。

1. 脂质　按照化学组成分为三大类。①单纯脂：脂肪酸和甘油等醇类结合形成的脂类，如三酰甘油；②复合脂：除了脂肪酸、醇类，分子中还有其他非脂类成分，如磷脂、糖脂等；③衍生脂：单纯脂和复合脂的衍生物，如固醇。

三酰甘油，又称甘油三酯，三分子的脂肪酸和一分子的甘油形成的脂类，主要分布在肝脏，也分布在脂肪，主要功能是储存能量，间接供给能量。

　　脂肪酸属于羧酸,主要以合成形式存在于甘油三酯、磷脂、糖脂等脂类中,不同的脂肪酸,碳氢链的碳原子数目不同、双键数目与位置不同。根据碳氢链饱和与否,分为饱和脂肪酸和不饱和脂肪酸。亚麻酸、亚油酸和花生四烯酸这三种不饱和脂肪酸,人体自身无法合成,必须从食物中获取,称为必需脂肪酸,具有促进婴幼儿视力、智力发育、改善血循环等功能。

　　磷脂是生物膜的重要组成部分,包括甘油磷脂和鞘脂,甘油磷脂指甘油的两个羟基和脂肪酸形成的脂类,是第一大类的膜结构脂质。鞘脂是第二大类的膜结构脂质,固醇是第三大类的膜结构脂质。

　　2. 生物膜　细胞中的各种膜统称生物膜,包括:细胞膜、细胞核膜、线粒体膜、内质网膜、溶酶体膜、高尔基复合体膜等,从某种意义上来说,生物膜是连续的、不对称的、流动的、镶嵌蛋白质的脂质双分子层。

　　生物膜主要由蛋白质和脂质构成,生物膜的功能越复杂,蛋白质的含量越高。

三、维生素

　　维生素,是机体维持正常代谢和功能所必需的一类低分子有机化合物,是微量营养成分,大多无法在人体内合成,一般需要从饮食中获得。

　　维生素可分为脂溶性和水溶性。脂溶性包括:维生素 A、维生素 D、维生素 E、维生素 K;水溶性包括:B 族维生素,维生素 C 等(图 4-2-2)。

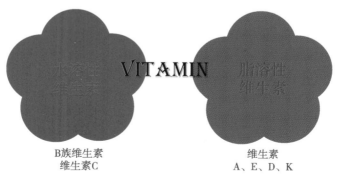

图 4-2-2　维生素分两类

1. 脂溶性维生素 脂溶性维生素能溶于脂肪和油脂，可以储存在人体的脂肪组织中，必须与饮食中的脂肪一起被吸收。如果饮食中没有脂肪，体内就容易缺乏这些维生素。脂溶性维生素摄入途径广泛，既可以通过动物植物食品摄取，也可以通过补剂进行补充。

维生素 A 主要存在于哺乳动物和鱼类的肝脏中，与上皮细胞的形成和功能关系密切，可以提高免疫力和骨骼发育水平。维生素 A 可以和视蛋白结合参与维持暗视感光物质循环，当维生素 A 缺乏时会引起夜盲症。

维生素 D 广泛存在于肝脏、奶制品和蛋黄中，皮下的维生素 D_2 可以在阳光中紫外线的作用下转化为维生素 D_3，摄入的及体内合成的维生素 D_3 在肝脏形成 25- 羟维生素 D_3，转运到肾脏合成为 1,25- 二羟维生素 D_3，这是其行使功能的活性形式。其主要功能是调节钙磷代谢，促进钙磷的吸收和重吸收，小儿缺之易导致佝偻症，成人缺之易出现软骨病。

维生素 E 主要存在于植物油中，具有抗氧化等功能，可以清除自由基，保护生物膜。

维生素 K 共有 4 种：K_1、K_2、K_3、K_4，其中 K_1、K_2 为天然维生素，K_3、K_4 为人工合成维生素。维生素 K 是羧化反应酶的辅助因子，凝血酶原羧化后可以结合细胞膜的磷脂，凝血酶原才可被蛋白酶水解激活成凝血酶，维生素 K 缺乏时，凝血酶原不能被激活为凝血酶可导致凝血时间延长。

2. 水溶性维生素 水溶性维生素在人体内储存较少，因为体内过剩时可随尿排出，很少蓄积，若摄入量过少则较快出现缺乏症状。

维生素 B_1（硫胺素）由含硫的噻唑环和含氨基的嘧啶环组成，是糖代谢的重要辅酶。维生素 B_1 缺乏时，丙酮酸和 α- 酮戊二酸的氧化脱羧反应障碍，丙酮酸在体内聚集，常可出现多发性神经炎、皮肤麻木、肌肉萎缩等脚气病症状。维生素 B_2（核黄素）由核糖醇和 6,7- 二甲基异咯嗪构成，在体内的活性形式是：黄素单核苷酸（FMN）和黄素腺嘌呤二核苷酸（FAD）。维生素 B_2 作为辅酶促进蛋白质、糖、脂三大营养物质的代谢，参与组织的呼吸过程，对保障皮肤、黏膜及视力的正常功能具有一定作用。维生素 B_5（泛酸）在体内的主要活性形式是辅酶 A，作为酰基转移酶的辅酶,在三大营养物质代谢过程中起到传递酰基的作用。维生素 B_6 包括吡哆醛、吡哆醇和吡哆胺,三者皆为吡啶衍生物,吡哆醛和吡哆胺的磷酸酯为磷酸吡哆醛和磷酸吡哆胺,这两种磷酸酯是维生素 B_6 的活性形式,在氨基酸代谢和糖原分解过程中发挥重要作用。维生素 B_{12} 的核心结构类似血红素卟啉环,其在胃黏膜的内因子帮助下才可被吸收,5′-脱氧腺苷钴胺素是其主要的活性形式。维生素 B_{12} 缺乏时可致四氢叶酸再生障碍,出现巨幼细胞贫血。

维生素 C(抗坏血酸)是含有 6 个碳原子的酸性多羟基化合物,参与氧化还原反应,促进胶原蛋白合成,增加铁元素的吸收等,缺乏时可引起坏血病。

第三节　酶

酶,是生物体内存在的重要的一类生物催化剂,是由活细胞产生的、对其底物(反应物)具有高效的特异性催化功能的蛋白质或 RNA,常为生物大分子。酶根据化学组成可分为单纯蛋白质和缀合蛋白质,单纯蛋白质由氨基酸残基组成,缀合蛋白质由氨基端残基和辅助因子组成,辅助因子由有机小分子、金属离子和金属有机分子等组成,又称辅酶,如常见的水溶性维生素。根据酶促反应的类型,把酶分为 7 大类:氧化还原酶、转移酶、水解酶、裂合酶、异构酶、合成酶和异位酶。酶的组成及分类见图 4-3-1。

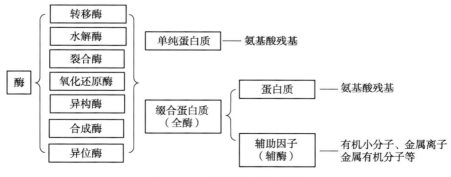

图 4-3-1　酶的组成及分类

酶的结构由活性中心和必需基团构成,活性中心是酶结合催化底物的场所,必需基团是维持酶的空间结构所需基团、酶活性中心和催化基团,就如同公交车,车上的椅子就是活性中心,而车厢、驾驶室等就是必需基团。

酶和底物复合物如何形成的？酶促反应发生时,酶和底物(S)结合生成中间复合体,中间复合体继续反应,生成产物(P),并释放出之前结合的酶。在整个过程中,酶还是原来的酶,前后没有变化,但因为酶的参与,底物变成了产物。

这个过程,可以是合成过程,把底物 S1 和 S2 合成为产物 P,也可以是分解过程,把底物 S 分解为产物 P1 和 P2(图 4-3-2)。

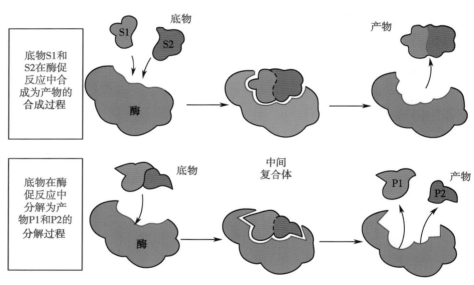

图 4-3-2　生物体中酶促反应示意图

酶促反应的功能状态受很多因素影响,如酶的抑制剂、环境温度、酸碱度、酶的激活剂等。

第四节　新陈代谢和三羧酸循环

人体不仅仅是个复杂的物理体,也是个巨复杂的化学体。

一、新陈代谢

新陈代谢是生命活动的基本特征,是生命体与外界及其内部的物质、能量转换,也可以说是发生在机体细胞化学反应的总和,这些化学反应为合成新的有机物质提供能量,也为运动、生长发育和繁殖等生命过程提供能量。

这种能量代谢规律遵循能量守恒定律:能量既不增加也不消失,只是从一种形式转化为另一种形式。

生命活动既有释放能量的代谢,也有吸收能量的代谢。将营养物质(糖类、脂类、蛋白质)分解代谢,从而释放能量;大分子营养物质是由单糖、脂肪酸、氨基酸等经过合成代谢形成的,需要吸收能量。三大营养物质代谢见图 4-4-1。

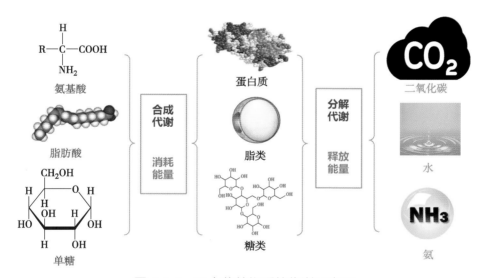

图 4-4-1 三大营养物质的代谢示意图

分解代谢和合成代谢互相依存,机体通过新陈代谢维持物质和能量的动态平衡,才能正常休养生息。新陈代谢整个过程包含:①体外物质的消化吸收;②细胞内的分解、合成代谢;③代谢产物排泄。

在分解供能代谢过程中,以葡萄糖的贡献最大。葡萄糖在一系列酶的作用下,逐次生成丙酮酸。如果此时没有充分的氧供应,就进入糖酵解,生成乳酸,氧供应充分,则在线粒体内进入三羧酸循环,如图 4-4-2。

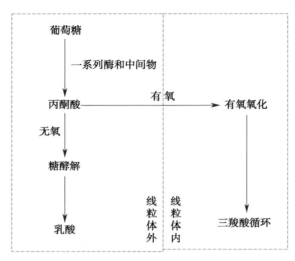

图 4-4-2　葡萄糖的有氧与否的不同代谢途径

二、三羧酸循环

　　三羧酸循环,又称克雷布斯(Krebs)循环或柠檬酸循环,是发生在线粒体基质中的一系列酶促反应,其中乙酰辅酶 A 被氧化形成二氧化碳,辅酶被还原,在电子传递链中产生 ATP。其之所以称为 Krebs 循环,是因为这个循环是汉斯·阿道夫·克雷布斯提出的,1953 年,由于他的卓越贡献,被授予诺贝尔生理学或医学奖(图 4-4-3)。

　　三羧酸循环是糖、脂和蛋白质三大供能物质在体内完全氧化的共同代谢途径。三羧酸循环的起始物质乙酰 -CoA(acetyl CoA),可以是糖氧化分解产物,也可以来自脂肪的甘油和脂肪酸,还可以来自蛋白质的氨基酸代谢,因此三羧酸循环实际上是三大供能物质在体内分解过程的共同通路。三羧酸循环过程中的大部分中间产物是合成三大营养物质的前身物质。三羧酸循环对生物分解与合成都至关重要。即,三羧酸循环既是生物能量来源和储存的枢纽,也是三大营养物质代谢联系的枢纽(图 4-4-4)。比如:

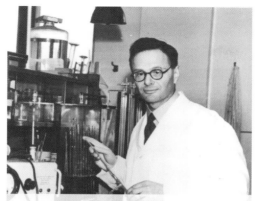

汉斯·阿道夫·克雷布斯（Hans Adolf Krebs，1900年8月25日—1981年11月22日）出生在德国海德堡，曾在英国剑桥大学和牛津大学学习和工作，他的研究成果不仅对生物学有深远的影响，而且对医学、农业和工业等领域也有着广泛的应用。因此，克雷布斯被誉为现代生物化学的奠基人之一。

图 4-4-3　开创新时代的汉斯·阿道夫·克雷布斯

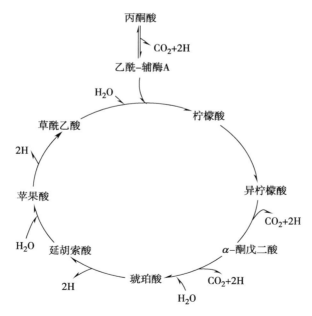

图 4-4-4　三羧酸循环

糖和氨基酸之间的转化：可以通过三羧酸循环产生 α- 酮酸，通过转氨酶作用生成非必需氨基酸，而氨基酸也可以通过这个过程生成糖（生糖氨基酸）和酮（生酮氨基酸）。

糖和脂肪之间的转化：糖通过三羧酸循环产生草酰乙酸，后者与糖过量分解产生的乙酰辅酶 A 生成柠檬酸，通过丙酮酸 - 柠檬酸循环向胞质运输乙酰辅酶 A 生成脂肪酸；而脂肪酸分解产生的乙酰辅酶 A 需要通过三羧酸循环分解产生 ATP。

脂肪和氨基酸之间的转化：甘油三酯分解产生甘油，可以通过糖酵解生成少量氨基酸（α- 酮酸），而氨基酸可以通过三羧酸循环转化为脂肪酸。

第五节　肌肉的能量代谢及产热

肌肉活动，即肌肉做功，属于机械功，是靠肌肉完成的。肌肉做功，需要有做功的能量。因此，要了解肌肉的活动，就得知晓肌肉的能量代谢。

虽然肌肉和汽车发动机的工作方式不同，但它们都是将化学能转化为运动能。肌肉利用食物等储存的化学能，发动机利用汽油等储存的化学能，将其转化为热能和运动能量（动能）。机体需要能量来促进 / 维持生长、发育、修复、体温及内脏、躯体、精神心理活动等。

骨骼肌收缩运动的能量直接来源是三磷酸腺苷（adenosine triphosphate ，ATP），ATP 是储存和运输能量的生化方式，是细胞内的一种高能磷酸化合物。ATP 中的 A 表示腺苷，T 表示 3 个（T 是 triple 的首字母），P 表示磷酸基团。ATP 有 2 个高能磷酸键，1 个普通磷酸键。ATP 可在 ATP 水解酶作用下断裂 1 个高能磷酸键，这时 ATP 水解成 ADP+Pi（游离磷酸基团）+ 能量。ADP 中的 D 表示 2 个。在 ATP 水解酶的作用下，原来 3 个磷酸键的 ATP 变成了 2 个磷酸键的 ADP 和 1 个游离磷酸基团，同时释放出大量能量，多达 30.54kJ/mol。ADP 进一步水解，则变成了 AMP。AMP 是一磷酸腺苷。AMP、ADP、ATP 相当于一楼、二楼、三楼，楼层越高，能量越大（图 4-5-1）。从三楼到二楼，释放能量,从二楼到一楼,也释放能量。反之,消耗能量。

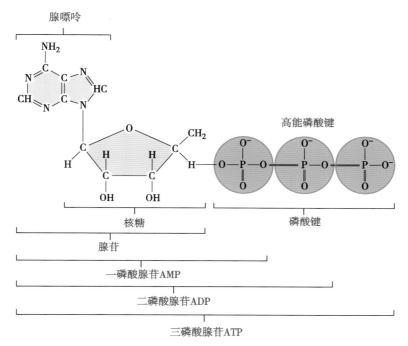

图 4-5-1　AMP、ADP、ATP **三者的关系**

　　不过,ATP 在细胞中的储存有限。因此,一旦肌肉开始收缩,就必须迅速生成很多的 ATP。由于 ATP 非常重要,不同类型骨骼肌产能方式不同,肌肉细胞通过不同的方式来制造 ATP,比如,磷酸肌酸、糖酵解、氧化磷酸化等(其 ATP 产生速度由快到慢)。

一、极速供能:就近取材

　　肌肉中的关键成分是肌球蛋白。肌球蛋白周期性地与肌动蛋白相互作用,将 ATP 化学能转化成机械能。ATP 是肌细胞收缩时可以直接利用的唯一供能物质,来自不同渠道,有现成的,有需要制作的。所有的肌细胞都有一些可以立即使用的现成的 ATP[1],因此,在肌肉开始工

---

[1] 郭中钰,祝世功,李天舒,等.大鼠脑和肌肉组织 ATP 含量的生物发光测定 [J].白求恩医科大学学报,1998,24(1):19-20.

作时，首先都就近取材。由于肌内 ATP 的储存相对较少，每千克湿骨骼肌（wet muscle）只有约 5mmol，不能长时间维持收缩活动。在功率输出达 900W 的全力以赴、最大运动（短跑等）中，ATP 利用率估计为 $3.7mmol/(kg•s)^{-1}$，这个过程只能维持不足 2 秒！[1]

二、快速供能：磷酸肌酸

磷酸肌酸（creatine phosphate，CP）储存于肌内，这种高能化合物分解后迅速把肌肉收缩产生的 ADP 重新转变为 ATP 以重新供能。磷酸肌酸以非常高的效率制造 ATP 提供能量，但这个过程也只能维持 8 ～ 10 秒[2]。

舒张状态下，肌细胞的磷酸肌酸含量是其 ATP 含量的 3 ～ 4 倍，2 秒之内的应急反应，肌肉内储存的 ATP 就够了，2 ～ 10 秒之间的运动，就需要分解磷酸肌酸把刚刚从 ATP 断裂 1 个高能磷酸键形成的 ADP 再转为 ATP 供能，使得肌肉有能量完成工作。因为磷酸肌酸可以快速供能，其储量对爆发力强、速度快的无氧运动项目有着极其重要的意义。

三、应急供能：糖酵解

收缩 10 秒后，肌细胞的磷酸肌酸也用完了。如果还要继续工作，就需要有新的方式，最常见的是糖酵解。因为肌肉有大量的碳水化合物肌糖原可用来制造 ATP。机体糖原 80% 储存在骨骼肌，肌糖原对肌细胞的活动有着极为重要的作用。这个过程大约需要 12 个化学反应，供能速度比磷酸肌酸慢。尽管如此，其速度还是相当快的，产生的能量足以维持 90 秒左右。更重要的是不需要氧气，可在心肺未来得及增加肌肉氧供的情况下发挥巨大作用。糖酵解过程产生 ATP 的副产品是乳酸。

---

[1]　HARGREAVES M. SPRIET L L. Skeletal muscle energy metabolism during exercise[J]. Nat Metab, 2020(2):817-828.

[2]　王晓辉. 外源性磷酸肌酸对无氧运动的支持作用 [D]. 大连：大连医科大学，2012.

四、长效供能:有氧呼吸

在持续运动的 2 分钟内,机体开始为工作肌肉提供氧气。当有氧气存在时,就会发生有氧呼吸提供 ATP,可以来自:肌细胞中剩余的葡萄糖供应、肠道中的葡萄糖、肝脏中的肝糖原、储存的脂肪、在极端情况下(饥饿等)机体的蛋白质等。

有氧呼吸比前两种供能方式需要更多的化学反应来产生 ATP,其速度最慢,但只要燃料供应不断就可以提供数小时或更长时间的 ATP。因此,一块肌肉只要保持充分的氧和营养物质供应,可以在长时间内随着低频率的刺激发生收缩反应。但如果收缩太过频繁,一段时间后,收缩反应越来越弱,直到不再收缩,这种现象称肌肉疲劳。如果使用强直收缩,则在更短时期内就会发生肌肉疲劳。

经过一段激烈运动之后,肌细胞产生一系列变化:磷酸肌酸的水平降低,大部分肌糖原转变成乳酸。要恢复到原来的状态必须增加糖原的贮备、重新合成磷酸肌酸,这些都需要能量。因此,在肌肉收缩活动停止后,仍然要消耗氧以供应这些合成过程所需要的能量。运动越激烈,运动时间越长,肌肉恢复原状所需时间就越长。

总之,三磷酸腺苷、磷酸肌酸和糖原是肌细胞的主要供能物质。极速供能、快速供能、应急供能和长效供能是笔者为了让读者更好理解,对不同途径供能方法给予的分类名称。实际上,这些供能方法是混合的,都不是单兵作战。图 4-5-2 显示了在人类大力运动(全力骑行等)时,快速供能(磷酸肌酸,浅绿色)、应急供能(糖酵解,中绿色)和长效供能(氧化磷酸化,深绿色)对产生 ATP 的贡献[1],从图中可以清楚看到:随着时间推移,快速供能和应急供能越来越少,而长效供能越来越多。

因为线粒体是有氧代谢的主要场所,有氧代谢是热量的主要来源。有线粒体的细胞都可产热,线粒体发达的脏器,如肝脏、心脏,是产热的主要器官。骨骼肌中的线粒体也非常丰富,在运动情况下,经常是最大

[1] PAROLIN M L,CHESLEY A,MATSOS M P,et al. Regulation of skeletal muscle glycogen phosphorylase and PDH during maximal intermittent exercise[J]. Am J Physiol,1999,277(5):E890-E900.

的产热器官。

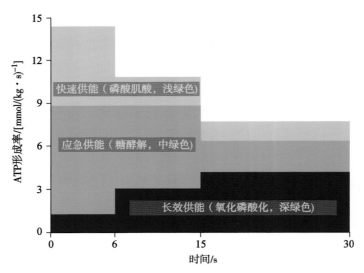

图 4-5-2   几种不同 ATP 转化途径在 ATP 转化中的作用

　　肌肉把从食物中取得的化学能转化为机械能、电能和热能。肌肉把化学能转变为功的效率约为 40%，若减除肌糖原和磷酸肌酸等恢复到原水平所耗能量，则总效率只有 20% 左右，80% 的能量转变为热量[1]。

---

[1]   陈守良.动物生理学 [M].2 版.北京：北京大学出版社，1996.

第五章
肌肉相关器官

肌肉,是个特殊的组织,也是个很特殊的器官,分布广泛,与其他器官在解剖学或生理学上关系密切,常常是你中有我、我中有你,错综复杂。在众多的器官中,肌肉相当于枢纽,其他器官功能的完成有赖于肌肉功能的完整,依赖肌肉发挥其功能。肌肉出现问题会影响其他器官,往往看似是其他器官的问题,其实是肌肉的问题,我们临床医生需要建立这样的思考模式。

第一节 骨 骼

讲到肌肉,离不开骨骼,因为所有的骨骼肌至少有一端附着在骨骼上。

一、骨骼的解剖

成人骨骼共有 206 块(图 5-1-1),包括颅骨(29 块)、躯干骨(51 块)和四肢骨(126 块)。儿童则稍多一些,可以超过 300 块,随着年龄增长,部分骨头逐渐融合。

按照形状,骨骼主要分为以下几类:长骨,如肱骨、股骨等;短骨,如腕骨;扁平骨,如肩胛骨;不规则骨,如椎骨;籽骨,如髌骨。

二、骨的构造

骨由骨质、骨髓和骨膜等组成(图 5-1-2)。

骨质分为骨密质和骨松质。骨密质分布在骨的表面,结构致密,质地坚硬,抗压能力较强。骨松质由骨小梁交叉排列而成,结构疏松,呈海绵状。骨小梁可承载负荷,在骨小梁之间以及骨小梁与骨密质之间传导及分散应力,使骨具有较大的承重力和抗牵拉力,是影响骨强度不可忽视的因素。

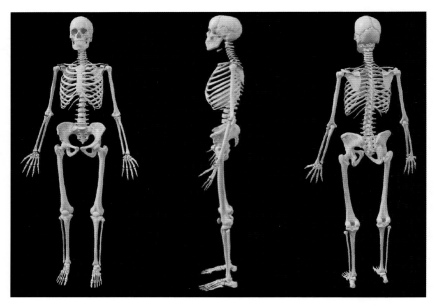

图 5-1-1　人体骨骼

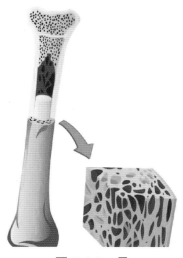

图 5-1-2　骨

骨髓填充在骨髓腔和骨松质间隙中,分为红骨髓和黄骨髓。红骨髓中含有红细胞,呈红色,是主要的造血结构,也有免疫作用,淋巴细胞(T 细胞与 B 细胞)的发育前期就是在红骨髓内完成的。黄骨髓主要是脂肪组织,呈黄色,不能造血,但有潜在造血功能。如果机体贫血,黄骨髓可转换为红骨髓,继而造血。在人类,5 岁前的骨髓均为红骨髓,随着年龄的增长,长骨骨干内的红骨髓会逐渐被黄骨髓代替,但椎骨、髂骨等处的骨松质内一直保留有红骨髓。

骨膜是覆盖在除关节面以外的整个骨外面的致密的结缔组织包膜。在骨端和肌腱附着部位,骨膜紧密附着在骨上,不易分离,其他部位的骨膜则容易从骨上分离。骨膜分为内层和外层,外层较密,内层疏松,两层之间没有明显的分界线。骨膜中含有丰富的血管、神经、淋巴管等,保障骨的营养、再生和感觉功能。

三、骨骼的功能

骨骼主要有如下功能:

1. **支撑**　显而易见,骨骼对人体起着支撑和负重的作用,人类能站立、行走、负重和劳动等,如果没有骨骼,则无从谈起。

2. **保护**　人体某些骨骼互相连接而围成一定形状的体腔,以保护其内的重要脏器,如髋骨围成盆腔,保护子宫、膀胱;颅骨保护大脑。

3. **运动**　骨骼和肌肉、韧带等共同作用,使身体能够完成各种运动和动作。

4. **造血功能**　骨髓腔中的红骨髓具有制造和释放血细胞的功能。

5. **参与钙磷代谢**　骨骼是钙、磷的储存仓库。当血液中的钙、磷浓度增加时,转移贮存到骨骼内。血液中钙、磷浓度降低时,骨骼内钙、磷便释放到血液中,维持钙、磷代谢平衡。

四、骨骼与肌肉的关系

从解剖学上讲,骨骼为身体提供了框架,并作为肌肉的附着物。骨骼和肌肉共同工作,为身体提供支撑和运动。骨骼提供了稳定,而肌肉通过舒缩产生运动。

从生理学上讲,骨骼和肌肉在保持姿势、平衡和灵活机动性等方面起着重要作用。骨骼为身体提供结构基础并支撑其重量,而肌肉则提供产生运动所需的力量。肌肉还通过吸收冲击和均匀分配力量来保护骨骼和关节不受伤害。

骨骼和肌肉、机械载荷等通过反馈机制相互作用。如骨骼对机械载荷的响应,可以刺激骨骼的生长和强度。

骨骼和肌肉相互依存、协同工作,以实现人体的诸多动作和运动,在保证结构稳定和完成动作等方面发挥着重要作用。

骨骼疾病，例如骨折、骨质疏松症和关节炎，可导致骨骼结构受损，影响身体功能和运动能力。同样，肌肉疾病，例如肌肉萎缩，也可影响身体的功能和运动能力。

此外，骨骼和肌肉疾病可以相互影响。如肌肉萎缩可导致骨骼退行性变，而骨骼退行性变可加重肌肉萎缩。因此，骨骼和肌肉疾病常需综合考虑和治疗。

五、肌肉学的观点

在骨质和骨髓中，无感觉神经末梢。实际上，很抱歉，我们并没有查到有文献支持我们这个结论，也就是说，这个结论是我们推理出来的，而不是已经得到科研背书。既然没有得到科研背书，我们为什么还要冒天下之大不韪，在本书上写出来？

写出来非常有必要：

哪些部位病变才能产生疼痛，哪些部位不可能产生疼痛？这些是非常重要的问题，但被很多人，甚至很多医生都忽略了。如果知道了哪些部位的病变不可能产生疼痛，对分析病理非常重要，对选取治疗方法也非常重要。

很多人以为有损伤或炎症，不管出现在哪里，都会出现疼痛，其实，完全不是这样，很多地方永远不会有疼痛感。最明显的，毛发、指甲就不会疼痛。肾脏等很多内脏也不会疼痛，即使已经到了肾衰竭阶段，肾脏仍然不痛。

实际上，骨骼也不会痛，虽然很多人都觉得骨骼一定会痛，而且，不是普普通通的疼痛，是"疼起来要命"的疼痛，《三国演义》就描述了这样一个场景："佗用刀刮骨，悉悉有声。帐上帐下见者，皆掩面失色。"而且，还有专门关于骨痛的论文发表[1]。本书居然说骨头不会痛，一些人一定会非常惊讶。明明骨骼内外都有神经分布，骨骼怎么会没有痛觉？下面简述一些骨骼没有痛觉的理由：

---

[1] NENCINI S, IVANUSIC J J. The physiology of bone pain. How much do we really know？ [J]. Front Physiol, 2016 (7): 157.

——在骨折断端没有刺激周边软组织的情况下,骨折患者并不会感到疼痛,例如,在多数的肋骨骨折外包扎固定后并没有疼痛;骨折手术内固定后,只要不活动,并不会疼痛。

——骨癌早期并不疼痛,只是在转移后,晚期才会疼痛。

——几乎所有治疗疼痛的外治疗法都不可能影响到骨内,可是都能不同程度地治疗疼痛。

——骨干和骨骺端的感觉神经末梢非常稀少[1]。

同理,骨质疏松不可能导致疼痛。理由:

> **Wolff 定律**
>
> 健康动物的骨骼会适应一定范围内的负荷,这是 Wolff law(沃尔夫定律),由德国解剖学家和外科医生 Julius Wolff(1836—1902)提出。如果某块骨头承受压力增加,随着时间推移,骨头会自我改造,变得更强壮,以抵抗这种压力。骨小梁内部结构经历了适应性变化,随之而来的是骨骼外部皮质部分的继发性变化,可能因此变得更厚,反之亦然。

——骨质疏松是渐进性的,几乎每位老年人都有不同程度的骨质疏松;

——骨质疏松是个静默杀手(silent killer),平时没有疼痛等症状,只有在骨折后断端损伤软组织的情况下才会疼痛。

第二节　血　管

一、血管的解剖

除了角膜、毛发、指(趾)甲、牙质及表皮等处外,血管几乎遍布全身。

血管大体分为三类:动脉、毛细血管和静脉。动脉是将血液从心脏输送出去,然后逐渐分支成大、中、小动脉。连于微动脉和微静脉之间的微血管称为毛细血管,输送给组织的营养物质和从组织排泄出来的废物在此交换,然后,微静脉逐级汇合成小静脉,小静脉将血液输送到

---

[1] HUKKANEN M,KONTTINEN Y T,REES R G,et al. Distribution of nerve endings and sensory neuropeptides in rat synovium,meniscus and bone[J]. Int J Tissue React,1992,14(1):1-10.

大静脉,大静脉将血液返回到心脏。

血液在体循环和肺循环两个不同的循环中周而复始地循环流动。在体循环中,全身动脉为身体组织输送富含氧气和营养物质等的动脉血,全身静脉将含氧量低和运载代谢产物的静脉血输送回心脏。在肺循环中,动脉将含氧量低的血液(静脉血)输送到肺部进行气体交换,然后肺静脉将含氧的血液从肺部返回到心脏,再经心脏泵入体循环(图 5-2-1)。

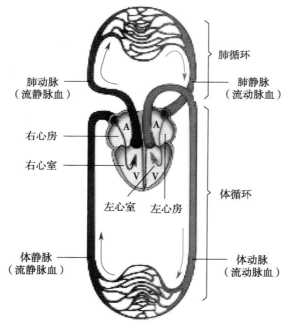

图 5-2-1　体循环和肺循环

二、血管的组织学

动脉和静脉的组织学结构有相同的地方,也有不同的地方。

(一) 相同之处

除毛细血管和微静脉外,其余所有的血管壁都是三层结构(图 5-2-2),从里向外依次是内膜、中膜和外膜。

内膜是管壁的最内层,由内皮和内皮下层组成,是三层中最薄的一层。由单层扁平上皮组成的内皮形成血管的内衬,形成光滑面,便于血液流动。内皮下层是由结缔组织组成的薄层,内含少量胶原纤维、弹性纤维,有时有少许纵行的平滑肌。

中膜位于内膜和外膜之间,动脉和静脉的中膜都主要由肌组织构成,都有收缩能力,其厚度及组成成分因血管种类不同而不同,动静脉的主要区别就在中膜。

外膜由疏松结缔组织组成,主要为弹性纤维和胶原纤维。血管壁的结缔组织细胞以成纤维细胞为主,当血管受损伤时,成纤维细胞具有修复外膜的能力。

(二) 不同之处

静脉有静脉瓣,动脉没有。静脉瓣是静脉壁内膜向管腔突出而成的半月形囊袋状薄膜,其主要成分为致密结缔组织。一般两个瓣膜组成一对,向心脏方向开放,主要作用是防止血液逆流(图 5-2-2)。

动脉和静脉相比:管壁厚、管腔小(图 5-2-3)。这些特点有助于维持流经系统的血液压力。

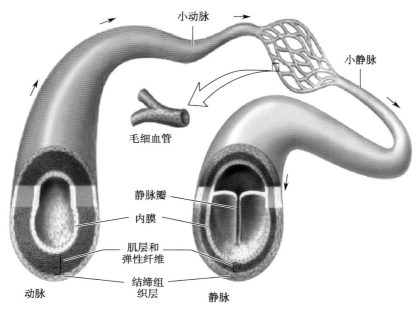

图 5-2-2　动脉和静脉管壁的大体比较

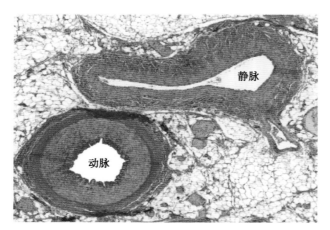

图 5-2-3   动脉和静脉

　　动脉和静脉的中膜差距大。静脉中膜的肌层薄，而动脉厚，两者都有收缩能力，但动脉的收缩能力大得多。

　　动脉中膜的肌层的主要作用比较容易理解，维持血压、形成脉搏、收缩挤压将血流快速单方向地推向外周组织。静脉中膜的肌层有什么作用呢？主要是：①在静脉出血时收缩，使创破口变小，出血速度下降，从而加速凝血。②使血管的直径随着周边温度的变化而变化。天冷时，收缩血管，减少散热。天热时，舒张肌层，扩大血管，增加散热。③维持静脉压，使静脉血得以回流进入右心房。

> 　　血液在静脉内流动时对血管壁的压力称静脉血压，简称静脉压，很低。故一般以水柱高低表示。不同部位静脉其压力不等，愈近心脏压力愈低。正常人平卧时肘部静脉压 4~14cmH$_2$O。胸腔大静脉（上、下静脉）或右心房内血压称为中心静脉压，正常时为 5~12cmH$_2$O。

　　不仅动脉和静脉不一样，不同动脉的中膜也有很大差别：大动脉以弹性纤维为主，辅以少许平滑肌；中动脉主要由平滑肌组成。

三、血管的功能

1. 储存血液　动脉和静脉都能储存血液。和动脉相比，静脉的数量较多,口径粗,管壁薄,容量大,可扩张性大,较小的压力变化即可使容积发生较大的变化。在静态下,循环血量的 60% ～ 70% 容纳在静脉中。静脉的口径发生较小变化时,静脉内容纳的血量就可发生很大的变化,而压力的变化较小,所以,静脉又称容量血管。

2. 营养供给 毛细血管管壁很薄,与周围细胞靠得很近,氧气、二氧化碳和脂溶性物质等可直接透过毛细血管的内皮细胞,故而毛细血管是血液与周围组织进行物质交换的主要部位,直接给细胞供血、供氧、供给能量及有关营养物质等,带走代谢产物。

3. 止血功能 生理性止血的过程,按照时间顺序大致分为三步。①血管收缩:局部损伤、刺激引起反射性血管肌源性收缩,使出血速度减缓,局部血流减少。②血小板的形成、黏附:损伤处的血小板会释放,启动凝血过程,生成凝血酶,形成血栓,堵塞伤口。③血液的凝固:这时患者血浆中的可

> 传统医学认为,脾主肌肉,脾统血。
>
> 从血管肌源性收缩对止血功能的重要性去理解,对先贤的杰出智慧更加崇敬。

溶性纤维蛋白会转变为不溶性的,交织成网,加固止血栓。止血功能的前两步,血管收缩和血小板的形成、黏附,都依赖于良好的血管壁结构和功能,如果管壁的结构出现问题,便会造成止血障碍。

四、血管与肌肉的关系

血管与肌肉在解剖结构和生理功能上都有密切的关系。

从解剖学上讲,血管为肌肉提供氧气和营养物质,同时清除废物。血管与肌肉组织紧密相连,深入到肌肉纤维深处,以保证充足的血液供应。

从生理学上讲,血管和肌肉共同工作以维持肌肉的正常功能。血管将氧气和营养物质输送到肌肉,使肌肉收缩或放松,排出代谢物。充足的血液流动对肌肉的表现至关重要,因为其有助于防止疲劳和损伤。流向肌肉的血液受各种因素的调节,包括身体活动、肌肉大小的变化和某些激素的刺激等。

从病理学上讲，血管和肌肉之间的关系如果被破坏，会导致各种健康问题。例如，缺血的情况下，肌肉供血减少，导致缺氧和营养物质缺乏，致使肌肉损伤和虚弱；动脉粥样硬化使动脉变得狭窄或堵塞，血液流向肌肉减少，导致肌肉无力和疲劳；外周动脉疾病造成腿部血管狭窄或堵塞，流向腿部脚部的血液减少，导致疼痛、抽筋和行走困难。

五、肌肉学的观点

血管的功能除了上述，还有一个：供暖。人体的产热器官主要是肝脏、心脏等内脏器官和肌肉，内脏器官在静止时是主要的产热器官，而肌肉是运动或战栗时的主要产热器官。人体有很多地方没有内脏，也没有肌肉，这些地方如何保持体温？靠血管来传递热量。当血流速度减慢，热量供应不足，就会出现怕冷的症状。如

> 人体有供暖系统。内脏和肌肉相当于锅炉，血管（尤指动脉）相当于供暖管道。全身怕冷要考虑内脏和整体肌肉状态，局部怕冷要考虑供给该局部的动脉周边的肌肉状况。

果局部怕冷，临床上要注意改善血管（尤其是动脉）的平滑肌和血管周边的骨骼肌，例如，单侧下肢怕冷，就不能忽略同侧的髂外动脉或股动脉。

第三节　神经系统

一、神经系统的解剖

神经系统的问题是医学中最为复杂的问题，从神经解剖、生理到病理，几乎每位医学生在学习的时候都会感到困惑，很多神经专著也难以把神经的结构、生理等阐明。这里从整体上就其与肌肉相关的问题稍加梳理。

最简化的描述：神经系统由三部分构成（图 5-3-1）。第一部分，感受、搜集感受器信号的感觉神经（传入神经）；第二部分，处理搜集来的信号，发

布处理措施的中枢神经系统(感觉中枢、运动中枢);第三部分,将中枢神经系统发出的命令输送到效应器(肌肉、腺体等)的运动神经(传出神经)。

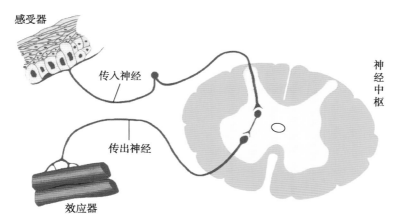

感受器

传入神经

传出神经

效应器

神经中枢

图 5-3-1　神经系统三个基本构成

神经系统可分为中枢神经系统和周围神经系统。中枢神经系统主要由脑、脊髓组成,有研究认为视神经也属于中枢神经系统。周围神经系统包括中枢神经系统以外的所有神经组织,主要包括脑神经(12 对)和脊神经,也包括自主神经系统以及特殊感受器(味觉、嗅觉、视觉、听觉和平衡觉)等。自主神经系统包括交感神经系统和副交感神经系统,由支配腺体、心肌和平滑肌等的神经元构成,主要参与调节机体内环境。

肠神经系统—第二大脑。 在胃肠管道壁内的神经元构成肠神经系统,其包含完整的反射回路,

在与脑部相连的 12 对颅神经中,11 对属于周围神经,视神经是唯一属于中枢神经系统的颅神经。原因:

(1)视神经和脑均起源于胚胎外胚层,视神经表面包裹的鞘膜是与脑相延续的三层脑膜;

(2)视神经内神经纤维所包绕的髓鞘都是中枢神经系统的少突胶质细胞,而不是周围神经系统的施万细胞。

中枢神经细胞寿命很长,常伴随一生,一旦死亡就难以逆转。因此,在视神经细胞发生危机时,例如,视网膜病变,务必尽早解除危机。

检测胃肠道的生理状况，整合胃肠道状态的信息，并提供输出来控制胃肠道运动、管道与腔间的液体交换和局部血流等。肠神经系统有能力维持独立于中枢神经系统的局部反射活动。肠神经系统是外周神经系统中唯一包含广泛神经回路，具有局部自主功能的部分。肠神经系统与中枢神经系统有广泛的、双向的连接，并与中枢神经系统协同工作，鉴于其范围和自主程度等特点，研究者将肠神经系统称为第二大脑。肠神经系统包含近一亿个神经元，这些神经元大部分都在小神经节中。这些小神经节通过神经束连接，形成两个网络：第一个是位于肌层（内圆肌层和外纵肌层之间）的肌间神经丛，也称 Auerbach 神经丛；第二个是位于肠道黏膜下层的黏膜下神经丛，也称 Meissner 神经丛 [1]。

二、神经系统的组织学

神经系统的组织学已经在第三章大体介绍一些了，这里介绍几个重要术语，方便大家深入研究。

灰质：中枢神经系统中，神经元胞体和树突密集的部位，色泽灰暗，称为灰质。在大脑和小脑表面的灰质，又称皮质。除皮质外，神经元胞体聚集的地方，称神经核。

白质：神经纤维聚集的部位，颜色发白，称为白质。

神经节：在周围神经系统，形态和功能相似的神经元胞体密集的部位，称为神经节。

介绍这些概念，以低级中枢脊髓为例，较为清晰（图 5-3-2）。脊髓白质位于浅层，灰质位于深层。灰质中央有贯穿整个脊髓的中央管，内含脑脊液。

灰质呈蝶形分布，有前角、后角和中间带。运动神经元集中在前角。感觉神经元集中在后角。中间带被认为与内脏感觉相关。

神经末梢分为运动神经末梢和感觉神经末梢。运动神经末梢是躯体运动神经或自主运动神经把神经冲动传布到肌肉和腺体组织上，从而产生运动和分泌活动。这里我们主要了解一下感觉神经末梢，这是

---

[1]　WAXMAN S G. 临床神经解剖学 [M]. 王维治, 王化冰, 译 .29 版 . 北京：人民卫生出版社,2021.

了解所有包括疼痛在内的异常感觉的第一步。

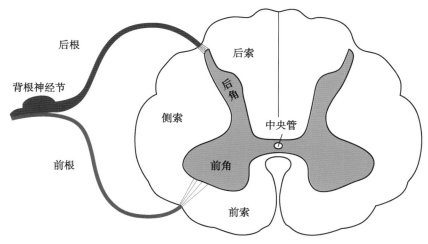

图 5-3-2 脊髓横断面示意图

感觉神经末梢又称传入神经末梢,接受体外和体内的刺激,按照结构,又可分为游离神经末梢和有被囊感觉神经末梢。

游离神经末梢存在于许多部位。它们见于所有的结缔组织,包括真皮、筋膜、韧带、肌腱、血管外膜、脑膜、关节囊、腹膜壁层、内脏壁和所有肌肉的肌内间隙等[1]。这些游离神经末梢没有髓鞘。真皮层的游离神经末梢,虽然结构简单,但对一般的冷或热(温度感受器),轻度机械接触(机械感受器),损伤性热、冷或变形(单一型伤害感受器),几种损伤性刺激(多型伤害感受器)都能发生反应。有些部位的游离神经末梢,可能仅仅是伤害性感受器,而没有温度感受器、机械感受器等,这些部位包括角膜、牙髓和骨膜等。

有被囊的神经末梢多为特殊末梢。不同类型的有被囊神经末梢常常大小不同,形状不一,分布有异。这类末梢具有共同特征,即轴突末梢为不兴奋的细胞(相当于绝缘)所包被。这类末梢包括各种形式的环层小体(如迈斯纳小体、帕奇尼小体)、高尔基腱器、神经肌梭和鲁菲尼小体(见第二章相关内容)。

[1] STANDRING S. 格氏解剖学 [M]. 徐群渊,译 . 39 版 . 北京:北京大学医学出版社,2008.

三、神经系统的功能

神经系统功能非常复杂，大体如下：

1. 感觉外环境对人体的刺激或影响；

2. 感受体内脏器的变化；

3. 对外环境变化做出自身部分或整体的调节，达到机体与环境的统一；

4. 对内脏的变化做出调节，使得脏器工作协同；

5. 人的大脑高度发展，具有思维、意识等生理功能；

6. 中枢和外周的一些神经纤维可产生的神经激素或因子，以递质形式扩散到靶细胞发挥作用，如脑内的缩胆囊素、神经降压素和 P 物质等。

四、神经系统与肌肉的关系

神经系统和肌肉之间的关系是复杂的。

从生理上讲，神经系统和肌肉共同工作以维持适当的肌肉功能。神经系统向肌肉发送冲动，触发舒缩，产生运动。肌肉运动让血液输送到神经，使得神经正常代谢，保持其生理功能。神经系统和肌肉之间的相互作用对于肌肉的正常表现、健康和恢复是必不可少的。

在病理学上，神经系统和肌肉之间的关系被破坏，可导致各种健康问题。例如，运动中枢或相关神经损伤，导致肌肉无力和功能丧失；重症肌无力是免疫系统攻击神经 - 肌肉连接处，导致肌肉无力和疲劳。

肌肉记忆也是肌肉和神经紧密相关的一个典型例子。肌肉记忆是指肌肉是具有记忆效应的，同一动作重复多次之后，肌肉就能够"不假思索"地完成这个动作。比如打篮球，某些超级球星不是因为他脑子里篮球理论记得比别人熟，而是因为他的肌肉在大量的练习中熟记了应对模式，能够迅速自动给出恰如其分的反应。这其实不难理解，当外界刺激出现时，如果完全靠大脑皮层支配身体肌肉，需要时间较长，而肌肉依靠自身的记忆支配身体就要快得多了。

肌肉记忆是一个循序渐进的过程，这个过程和普通记忆一样，依旧起源于大脑。当我们的身体学习某种新的技能时，大脑就会激活身体上所有需要配合的运动单元，通过下行神经纤维影响肌纤维，完成一系列的动作。

一旦肌纤维从大脑处获得活动信号，便会反馈信息。当做出某种动作时，肌肉、肌腱及关节中的本体感受器便会持续不断地将身体当前的空间位置反馈到中央神经系统，以便于肌肉得到下一步行动的命令。这个从大脑到肌肉的反馈是一个持续不断的过程，久而久之，肌肉的动作也就不再需要一次次通过大脑的命令，可以自动进行了。

要建立肌肉记忆，需要动作多次或无数次重复。不过，肌肉

> 美国医师学会、美国睡眠医学会、中国睡眠研究会建议失眠认知行为疗法（cognitive behavioral therapy for insomnia，CBTI）作为失眠治疗的首选方案，短期（2~4周起效）效果与药物相当，长期效果比药物持久。
>
> CBTI要点：①固定的时间上床和起床；②控制睡眠时间；③在床上只做与睡眠相关的事情，助其建立正确的睡眠与床铺之间的连结。
>
> 实际上，CBTI的原理，就是建立肌肉记忆，让肌肉习惯于在固定的时间放松或收缩。这是一个很棒的治疗方法和思维模式。

记忆一旦形成，就不容易忘记，即使我们很长一段时间不再重复那些动作，肌肉记忆也会潜藏在身体中，一旦需要使用就会被再次激活，其效率远比重新学习高得多。比如，学会了骑自行车，即使多年没再接触，也依然可以迅速找回当年骑车的感觉。

讨论神经系统，不能忘记条件反射。原本不能引起反应的刺激，通过不断学习，该刺激引起机体的某种特殊反应，这就叫条件反射。俄罗斯的巴甫洛夫1903年发现条件反射现象，创立并逐渐完善条件反射学说。发现条件反射已经过去一百多年，直到现在，关于条件反射的脑机制研究还不是很清楚[1]，可见神经科学的复杂程度，不过，并不影响我们

---

[1] 梅镇彤.关于巴甫洛夫条件反射学说的新思考[J].科学,2022(4):30-32.

在临床中运用。

　　无论神经元如何调整，条件反射的本质是神经效应器（传出神经纤维末梢支配的器官）通过反复学习或体验后，对外部刺激的自动应答。效应器主要有两种：肌肉和腺体。巴甫洛夫的实验效应器是腺体，分泌唾液。球星篮球技巧的效应器是肌肉。因此，本质上说，肌肉记忆实际上是条件反射的一种。我们在临床上，要善加利用条件反射，让肌肉形成记忆。例如，在顽固性腰膝慢性疼痛疾病的治疗后，可嘱咐原本内八字行走的患者改为外八字（图 5-3-3），让已经形成肌肉记忆的相关肌肉重新建立新的肌肉记忆，让那些容易紧张的肌肉不再紧张。原本外八字行走的患者改为内八字。不是内外八字的人可以练习后退行走，理由一样。

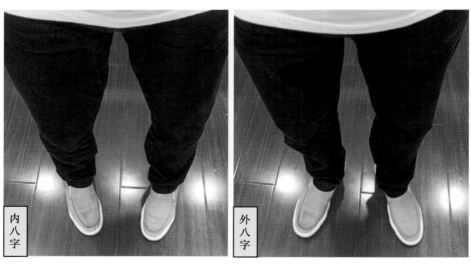

图 5-3-3　内八字和外八字

五、肌肉学的观点

　　数亿年进化而来的神经系统非常复杂。单细胞如草履虫，对外界刺激也有应激性以趋利避害。构成人体的每一个细胞都要生存，就需要一个庞大的调节系统，让人体对这个复杂的生活环境不断适应。于是，其神经系统就异常复杂。虽然科学家们已经付出无数心血，迄今为止我们对神经系统的认知仍少得可怜。因其既复杂又重要,美国政府把 1990—2000 年命名为"脑的十年(Decade of the Brain)",该计划发布后,国际脑研究组织(International Brain Research Organization,IBRO)和许多国家的相应学术组织纷纷响应,推动"脑的十年"计划成为世界性行动。不过,迄今还是没有解决多少问题,至少对疼痛的研究还是一片混沌,导致人们高度依赖阿片类药物。笔者认为,造成这个困境主要是因为对疼痛产生原因的认知有误,也对神经系统功能的理解有误。

实际上,神经本身并不会产生疼痛感。神经损伤主要产生三种情况:

1. 短期内产生麻木感;

2. 长期造成知觉缺失或减退;

3. 运动中枢或运动神经损伤,造成辖区运动功能消失或减退。

此外,必须明确一点,成年人的神经系统,不管是外周神经还是中枢神经,无论是胞体还是树突、轴突,一旦死亡,尤其是当神经细胞已经坏死后,不管是西医还是中医,所有的治疗皆乏善可陈。神经细胞的寿命很长,有些可以伴随我们一生,但是若遭遇外伤等不测事故,就难以恢复,因为神经细胞修复能力很差。因此,当完全性截瘫或脊髓灰质炎等病症发生时,医学常无能为力。

不过,有些神经细胞损伤的情况常有可能恢复。例如,机械性压迫神经造成的状况。当压迫超过正常神经的耐受力时,神经即产生病变。产生压迫的原因很重要,比如肿瘤、创伤后畸形、关节炎等,但是大多数压迫是肌紧张造成的。神经压迫后组织学的改变取决于压力及持续时间。相对表浅或外层的神经常先遭殃,这应该是腕管综合征的患者示指和中指往往比拇指先有症状的原因。不过,是机械因素还是缺血因素导致的神经组织学改变以及症状的产生仍存在争议[1]。有研究表明,20 ～ 30mmHg 的压力可以导致神经轴突冲动传递的减少,同时也将造成静脉回流的减少,当压力增至 60 ～ 80mmHg 时,神经内轴浆将被阻断。随着神经卡压程度的进行性加重和时间的延长,后期会出现

---

[1]　CULP R W,JACOBY S M. 肘腕手诊疗精要 [M]. 陈为坚,于凤宾,译 . 郑州:郑州大学出版社,2016.

神经水肿、脱髓鞘病变甚至神经束间纤维化。Gelberman 及其同事的研究表明在腕管综合征患者,腕管平均压力是 32mmHg,健康人的压力为 2.5mmHg[1]。

在研究周围神经损伤的课题时,请注意双重或多重卡压现象,这种现象被 Upton A R 和 McComas A J 首先发现,于 1973 年发表[2],命名为双重卡压综合征(double crush syndrome)。双重卡压综合征是指周围神经的两个或多个位置的明显压迫,它们可以共存,并相互影响。这一现象的原因可能是周围神经在近端受压后,由于轴突运输受阻,导致远端神经受影响(图 5-3-4)。

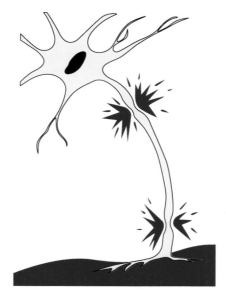

图 5-3-4　外周神经卡压示意图

临床上,处理局部麻木病症时,要结合双重卡压现象,沿着局部麻木的相关神经(这里主要是轴突)搜寻其他位置的异常,一并处理。

1　GELBERMAN R H,HERGENROEDER P T,HARGENS A R,et al. The carpal tunnel syndrome:A study of carpal pressures[J]. J Bone Joint Surg Am,1981,63(3):380-383.
2　UPTON A R,MCCOMAS A J. The double crush in nerve-entrapment syndromes[J].Lancet,1973,2 (7825):359-362.

要提醒诸位读者,临床上经常有人提到神经卡压综合征或皮神经卡压综合征,尤其在提到四肢不明原因疼痛的原因时,常常认为是神经卡压或皮神经卡压。实际上,神经卡压是很早就有的病名,英文称 nerve compression syndrome[1],指的是腕管综合征一类的病症,主要出现的症状是麻木或运动障碍。对于皮神经卡压综合征(cutaneous nerve entrapment syndrome),有些论文还专门论述这个病症,认为腹皮神经卡压综合征(ACNES)是一种由腹肌神经分支卡压引起的疼痛

> 麻木不属于浅感觉,也不属于深感觉,是感觉障碍。
> 浅感觉　主要指来自皮肤、黏膜的痛觉、温度觉和触觉。
> 深感觉　来自于肌腱、肌肉、骨膜和关节的运动觉、位置觉和震动觉。
> 浅感觉深感觉都属于一般感觉。
> 浅感觉主要是通过脊髓丘脑束传导,深感觉主要是通过脊髓后索的薄束和楔束传导。

综合征,还将这个综合征分为腹神经卡压综合征(abdominal cutaneous nerve entrapment syndrome)[2]、外侧神经卡压综合征(lateral cutaneous nerve entrapment syndrome)[3]、前神经卡压综合征(anterior cutaneous nerve entrapment syndrome)[4]。不过,这些论文都没有提出严格的证据,我们并不同意这些观点,因为外周神经的功能是:传递躯体运动、躯体感觉、自主神经、内脏传入神经的信号等,这些神经是轴突,轴突本身并没有感受器,也没有感觉神经末梢。这些神经或皮神经的损伤只能导致麻的感觉、感觉下降或感觉缺失,不能引发痛觉在内的浅感觉,就好像

[1] NICOLLE F V,WOOLHOUSE F M. Nerve compression syndromes of the upper limb[J]. The journal of trauma,1965(5):313-318.

[2] APPLEGATE W V. Abdominal Cutaneous nerve entrapment syndrome(ACNES):a commonly overlooked cause of abdominal pain[J]. Perm J,2002,6(3):20-27.

[3] KOSUKE ISHIZUKA MD,DAIKI YOKOKAWA M D,TAKAHIRO MORI M D,et al. Lateral cutaneous nerve entrapment syndrome(LACNES)[J]. The American journal of medicine,2021,134(9):488-489.

[4] SCHELTINGA M R,ROUMEN R M. Anterior cutaneous nerve entrapment syndrome(ACNES) hernia[J].The journal of hernias and abdominal wall surgery,2018,22(3):507-516.

交通灯的线路出现故障,会导致交通灯完全或部分失去交通灯指示功能,但不能在该出现绿灯的时候出现红灯,除非电脑(中枢)出了问题。

第四节　心　脏

一、心脏的解剖

心脏,在胸腔,两肺之间,稍偏左。心脏是人体重要器官,是血循环的动力器官。心脏大小近似本人的拳头。心脏有四个腔,上方左右分为两个心房,下方左右两个心室。左心室的开口是主动脉,右心室的开口为肺动脉,左心房与肺静脉相连,右心房与上、下腔静脉相连。左右心房之间和左右心室之间互不相通。同侧心房与心室之间都有瓣膜,这些瓣膜使血液只能由心房流入心室,不能倒流(图 5-4-1)。

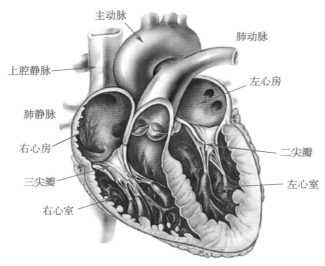

图 5-4-1　心脏结构

心脏的主要作用是推动全身的血液持续地流动,向所有的器官、所有的组织提供源源不断的血液,供应氧、各种营养物质等,并带走组织代谢后的二氧化碳、无机盐、尿素、尿酸等产物,使相关器官、组织维持正常的新陈代谢和生理功能。

心脏是由心肌构成的中空器官,为了不停歇地步调一致地收缩和舒张,心脏壁内有特殊心肌纤维组成的传导系统。正常心起搏点是在窦房结,由传导系统(房室结、房室束、浦肯野纤维)传导,从而引起心脏的节律性搏动。窦房结与房室结之间的细胞较小,传导速度缓慢,房室束、浦肯野纤维为粗大肌束,传导迅速。

心脏本身的血供主要由冠状动脉供给。冠状动脉是主动脉的第一对分支,血压较高,血流快,路径短,这些特征保证了心脏自身的充分血供。

二、心脏的组织学

心肌细胞有两类:

1. **工作细胞**　工作细胞就是普通心肌细胞,包括心房肌和心室肌细胞,其肌原纤维丰富,具有兴奋性、传导性和收缩性,没有自律性。这些细胞具有稳定的静息电位,主要执行收缩功能,故常称为工作细胞。

2. **自律细胞**　是一类特殊分化的心肌细胞,不含肌原纤维,基本不具有收缩功能。主要包括 P 细胞和浦肯野细胞,组成心脏的特殊传导系统。自律细胞具有自律性、兴奋性、传导性,可自

> 心脏自律细胞是唯一没有收缩能力的肌细胞,是特化了的肌细胞。

动产生节律性兴奋,控制整个心脏的节律性活动,大多没有稳定的静息电位,没有收缩性。

通俗地讲,心肌细胞不仅有战士,还有司令,将士一心共同奋战。

无论是工作的心肌细胞、传导的心肌细胞,还是冠脉血管壁的肌层,都是由肌组织构成,而且都是强有力的肌组织,因此,很多情况下,从肌肉的角度看待心脏的生理功能和临床特征,就会获得一个看待心脏相关病痛的新视角。

三、心脏的功能

心房肌能分泌一种称为心房肽的激素,对维持心脏的正常功能和

维持水钠代谢发挥作用。

当然,心脏的主要功能是射血,将静脉回流的血液,通过心脏的舒张和收缩,射入大动脉,推动血液随动脉分支分布到全身各个组织器官,以满足机体需要。也就是说,心脏的最主要作用是具备做功的能力,其做功效能可用心脏每搏输出量或每分输出量衡量。

每搏输出量指心脏搏动一次,一侧心室射出的血量,简称搏出量。左心室和右心室的搏出量基本相等。搏出量就是心脏舒张末期容积与心脏收缩末期容积的差值。心脏舒张末期容积(即心室充盈量)约130～145ml,心脏收缩末期容积(即心室射血期末留存于心室的剩余血量)约60～80ml,故搏出量约65～70ml。

> 体位性低血压又叫直立性低血压,是由于体位的改变,如从平卧位突然转为直立位,或长时间站立发生的脑供血不足引起的低血压。通常认为,站立后收缩压较平卧位时下降20mmHg或舒张压下降10mmHg,即为体位性低血压。

每分输出量是指每分钟左心室或右心室射出的血量,其值等于搏出量乘以心率。

影响心脏做功的主要因素有心肌的收缩力、心脏舒张末期容积(前负荷)、动脉血压(后负荷)、心率。

四、心脏与肌肉的关系

心脏本身就是肌肉器官。心肌和骨骼肌同属于横纹肌,收缩力强大。心肌与平滑肌同属不随意肌。

心脏将血液泵到全身肌肉,而骨骼肌和平滑肌,接受血液的营养来完成工作。心脏和其他肌肉一起工作,维持血液在全身的循环。

血循环的动力:心脏泵血、胸膜腔内负压、骨骼肌活动。很多教科书只强调心脏泵血的作用,而忽略后二者。其实,胸膜腔内负压(由胸廓肌性扩张和肺的弹性回缩这两种对抗力量作用于胸膜腔而形成)对回心血液很有影响,对静脉血和淋巴液的回流很有影响。另外,骨骼肌的活动也是促进血循环的重要力量,骨骼肌进行收缩、舒张的时候,对血管造成压迫或放松,从而促进血液循环。例如,当血液从下肢向心脏回流时,需要下肢肌肉参与将血液泵回心脏,因此,下肢肌肉常有"第二心脏"之称[1]。临床上,在治疗体位性低血压时,尤其要注意下肢的肌肉,笔者曾治疗一例吉兰 - 巴雷综合征(又称格林 - 巴利综合征)造成体位性低血压的患者,起立就头晕,测不到血压,用浮针治疗下肢患肌获得满意效果[2]。

五、肌肉学的观点

心脏肌肉发生病变,常常会引起胸大肌、胸小肌、左侧肋间肌、左侧肱二头肌等邻近骨骼肌发生病理性紧张,产生教材上常称的"牵涉痛"病症。

牵涉痛一般指某些内脏器官病变时,在体表一定区域产生感觉过敏或疼痛的现象。关于牵涉痛的原理,有很多学说,主要有两类:

(1)会聚投射学说:该理论认为牵涉痛的产生是由于体表和内脏伤害信号的传入纤维在脊髓同一水平的同一个神经元会聚,然后上传到大脑皮层。大脑皮层的感觉分辨区对内脏疼痛不能精确定位,但擅长对体表的分辨,因此,大脑依旧习惯地把来自内脏疼痛的信号误以为来自体表。

(2)会聚易化学说:此学说认为,体表和内脏伤害感受性传入在脊髓会聚,内脏疼痛性输入在脊髓产生一个"激动灶",易化来自躯体结构的正常信息,把正常信息当作伤害性信号了。

无论是会聚投射学说还是会聚易化学说,都不符合临床特征,需要修正,理由:

> 牵涉痛这个名词不符合临床实际,建议疼痛学界取消。

1. 我们临床所有的这些疼痛都能在同侧相关肌肉上感受到紧张,与对侧同名肌肉迥异;

2. 心脏发生问题,不仅仅在同一个神经节段产生"牵涉痛",也会在

---

[1]　叶云,周昀洁. 呵护人体"第二心脏"[J]. 健康博览,2020(7):22-23.

[2]　FU Z H,HUANG H Y,YU Q Q,et al. Fu's subcutaneous needling for orthostatic hypotension due to Guillain-Barré syndrome:A case report[J]. Journal of traditional Chinese medical sciences,2022,9(4):454-457.

其他区域产生；

3. 这些"牵涉痛"的增减常与天气、心情等变化有关，天气、心情的变化与中枢神经没有关联，而与骨骼肌有关联；

4. 我们治疗这些骨骼肌后，所谓的"牵涉痛"常常立即消失。

第五节　淋巴系统

一、淋巴系统的解剖

血液约占体重的 8%，血浆约占血液的 50% ~ 60%[1]。一般来讲，体重约 50kg 的人体，每天大约有 20L 的血浆流经身体的动脉、小动脉血管和毛细血管。在将氧和营养物质输送到身体各部并接收其代谢产物后，大约有 17L 通过静脉回流到血循环，其余 3L 进入淋巴管，称为淋巴，通过淋巴系统最终回到血液中。

淋巴系统(图 5-5-1)是循环系统的一部分，由淋巴、淋巴管、淋巴结、淋巴器官组成，它们协同工作，将一种无色的、水样的液体—淋巴，送回血循环。

淋巴，也叫淋巴液，含有蛋白质、矿物质、脂肪、营养物质、受损细胞、病理性核分裂象的细胞(癌细胞等)、细菌、病毒等。

> 同侧的颈内静脉和锁骨下静脉在胸锁关节的后方汇合而成头臂静脉，汇合处的夹角称静脉角。
>
> 静脉角共有两个，左侧有胸导管注入，右侧有右淋巴导管注入。

淋巴管由毛细淋巴管汇合而成，管径逐渐增粗，管壁结构与小静脉类似(有薄层肌组织)，特点：①管壁较薄，有很多类似静脉瓣的瓣膜，也可防止逆流；②淋巴液在淋巴管中，向心流动时，途经至少一个淋巴结，有的经过 8 ~ 10 个淋巴结；③淋巴管之间有很多交通支。

全身的淋巴管组成 9 条淋巴干，最后汇集成 2 条淋巴导管，即左淋

---

[1] 张万山，叶存奎 . 简明解剖生理学 [M]. 北京：科学出版社，2008.

巴导管（胸导管）和右淋巴导管，分别汇入左右静脉角。

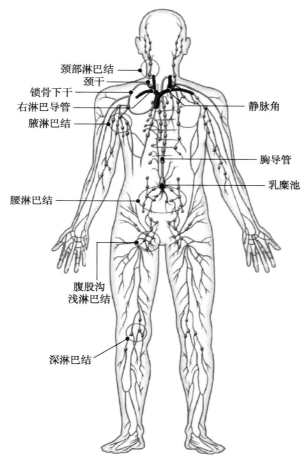

颈部淋巴结
颈干
锁骨下干
右淋巴导管
腋淋巴结
静脉角
胸导管
乳糜池
腰淋巴结
腹股沟
浅淋巴结
深淋巴结

图 5-5-1 **淋巴系统的主要组成**

淋巴结是豆状腺体，在淋巴通过时监测和清洁淋巴，过滤掉受损细胞、病理性核分裂象的细胞（癌细胞等）等。淋巴结还产生和储存淋巴细胞以及其他免疫系统细胞等，这些细胞攻击摧毁淋巴液中的细菌病毒及其他有害微生物等。

毛细淋巴管是单层内皮细胞构成的微细管道，起始于组织间隙，较毛细血管的通透性为大，除能透过组织液之外，还能透过较大分子的物质。

脾是最大的淋巴器官，位于左季肋区，胃与膈之间，能够过滤和储存血液。

> 扁桃体，是咽部淋巴组织的一部分。扁桃体，有咽扁桃体、腭扁桃体、舌扁桃体等。
>
> 以腭扁桃体为最大，平时称的扁桃体，就是腭扁桃体。腺样体一般指咽扁桃体。

扁桃体等守护着消化系统和呼吸系统的起始部分，捕获外来微生物等，是抵御外来入侵微生物等的第一道防线。

在胃肠道、呼吸道、泌尿生殖道、皮肤等处存在大量淋巴组织，称为黏膜相关淋巴组织。

二、淋巴系统的组织学

这里简要介绍淋巴细胞、淋巴组织和淋巴器官。

1. 淋巴细胞　淋巴细胞是免疫系统的主要成分。

淋巴细胞分布广泛：可以游离在血液和淋巴内；也可以通过循环，进入上皮和结缔组织；还可汇聚在淋巴组织和器官中，成为主要成分。

淋巴细胞类型众多：淋巴细胞不管身处何处，种类都不单一，都是不同功能类型的混合体，如 T 细胞（胸腺依赖淋巴细胞）、B 细胞（骨髓依赖淋巴细胞）、大颗粒淋巴细胞 [分为杀伤细胞（K 细胞）和自然杀伤细胞（NK 细胞）两类] 等。

淋巴细胞寿命长短不一：效应性淋巴细胞仅 1 周左右，而记忆性淋巴细胞可长达数年，甚至终身。

各种淋巴细胞的形态相似，不易区分，只有用免疫细胞化学等方法才能予以鉴别。

2. 淋巴组织　大量淋巴细胞聚集的组织称为淋巴组织。淋巴组织都以网状组织为支架，网孔中充满免疫细胞，一般分为淋巴小结、弥散淋巴组织和黏膜相关淋巴组织等。

3. 淋巴器官　以淋巴组织为主构成的器官，称为淋巴器官。根据发生时期的不同，淋巴器官分为两类：初级淋巴器官和次级淋巴器官。胸腺、骨髓属于初级淋巴器官，发生较早，出生前已经基本发育完善。淋巴结、脾脏、扁桃体等是次级淋巴器官，发生较迟，是接受抗原刺激并产生免疫应答的重要场所,因此感染后常造成淋巴结、扁桃体、脾脏等肿大。

三、淋巴系统的功能

淋巴系统不仅是循环系统的一部分,也是免疫系统的一部分。主要有如下功能:

1. 回收组织内的多余液体,维持体内的液体平衡;

2. 从肠道吸收脂肪,将其运输回血液;

3. 产生并释放免疫细胞,监测并摧毁外来入侵者,如细菌、病毒、寄生虫、真菌等;

4. 转运和清除淋巴中的废物、异常细胞等。

四、淋巴系统与肌肉的关系

淋巴系统是一个由淋巴管、组织和器官等组成的网络,有助于维持体内液体平衡,过滤代谢产物、外来物质等,有助于排出肌肉中的代谢废物、液体等,发挥肌肉功能。

淋巴管的结构与静脉相似,管壁也由内皮、少量平滑肌和结缔组织构成,另外,淋巴管的瓣膜也可有肌组织(图 5-5-2),因此,肌组织是淋巴管的重要组成部分。

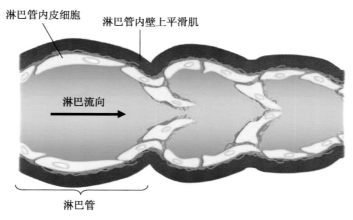

图 5-5-2　**淋巴管管壁**

淋巴系统和肌肉一起工作来维持体内的液体平衡。淋巴管有助于去除肌肉中多余的液体，而肌肉产生压力，使液体在淋巴管内流动。

五、肌肉学的观点

淋巴水肿好发于下肢，一般认为，由淋巴循环障碍导致组织液持续积聚而引起，分为原发性淋巴水肿和继发性淋巴水肿（继发于淋巴切除术，比如乳腺癌行腋窝淋巴结清除术，放疗后纤维化等），临床主要表现为自肢体远端向近端扩展的慢性进展性无痛性水肿。皮肤色红，皮温高，皮肤呈苔藓状或橘皮样变，可发生于外生殖器和四肢，以下肢最为多见，常称"象皮腿"或"象皮肿"。因为肌组织参与淋巴管管壁和瓣膜的结构，用对肌肉病症有效的诸多方法治疗原发性淋巴水肿，也常有效果，只是疗程长一些。广东省第二中医院杨栋主任，用了两年时间，浮针治疗多达 100 次，把一例患者罕见的危险的象皮肿恢复到接近正常水平（图 5-5-3）。

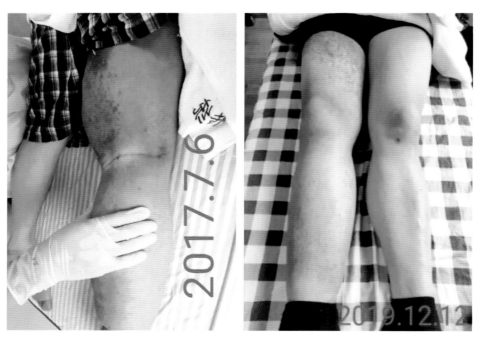

图 5-5-3　一例罕见象皮肿的浮针治疗前后照片

第六节 腺 体

一、腺体的解剖

腺体指能够产生特殊分泌物质的组织和器官。腺体大体主要分为内分泌腺和外分泌腺。两者的主要区别是：外分泌腺通常通过管道将汗液、泪液、胃液等分泌物排放到体表、管腔或内脏表面。内分泌腺多无管道结构，直接将各式各样的激素分泌到血液循环系统中，经由血液运抵全身，调节其他细胞、组织或器官的功能活动，一般只在血液中传递而不流出体外。还有一类，叫旁分泌腺，细胞与内分泌腺细胞类似，但其分泌物不经血液而是经局部扩散到其毗邻的靶细胞（图 5-6-1）。

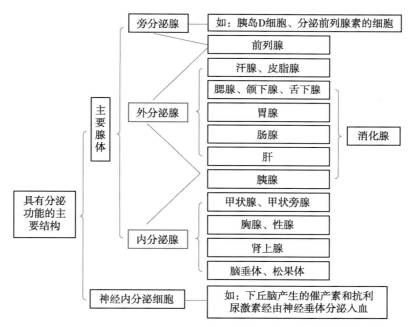

图 5-6-1　具有分泌功能的主要结构

内分泌腺主要有甲状腺、甲状旁腺、肾上腺、垂体、胰岛、性腺等。外分泌腺主要有大部分的消化腺、汗腺、皮脂腺等。一般将胰腺归属到外分泌腺，因为胰液从中分泌，但胰腺中的胰岛分泌胰岛素归属到内分泌腺。前列腺也常被归属到外分泌腺，因为分泌前列腺液，但前列腺也分泌前列腺素，释放到邻近组织中，归属到旁分泌腺（图5-6-1）。

　　还有一类，为神经内分泌细胞，具有分泌功能，分泌物（神经激素）沿着轴浆释放到血液。不过，因其保留着神经细胞的结构和功能特征，神经内分泌细胞仍旧归属到神经系统，不归属到腺体。

二、腺体的组织学

　　小的腺体只有几个细胞，大的可形成独立的脏器。

> 具有分泌功能的只有两类：腺上皮组织和神经分泌细胞，前者更普遍。

　　无论是内分泌腺还是外分泌腺，大多数都是由上皮组织中的腺上皮组织构成的。当然，不包含神经内分泌细胞，分泌神经激素的不是腺上皮，而是特化的神经细胞，分泌的也不是一般的激素，而是促卵泡激素释放素、促黄体素释放激素、催乳素释放素、催乳素释放抑制素和催产素等这类的神经激素。

　　腺体有单细胞腺，也有多细胞的，形状各异（图5-6-2），外分泌腺多具管道，将其分泌物送到体外或空腔。内分泌腺一般就是一团细胞没有特殊外形，要使用适当的组织染色后才能区分。

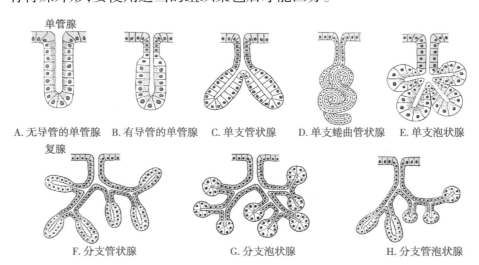

A. 无导管的单管腺　B. 有导管的单管腺　C. 单支管状腺　D. 单支蜷曲管状腺　E. 单支泡状腺

F. 分支管状腺　　　　G. 分支泡状腺　　　　H. 分支管泡状腺

图 5-6-2　上皮腺体的不同类型

三、腺体的功能

外分泌腺体可以分泌很多特殊的分泌物,例如汗液、泪液、胃液、肠液等,各自发挥其功能。

内分泌腺分泌的是激素,如垂体激素释放激素(又称"垂体激素释放因子")、垂体激素、胰岛素、胰高血糖素、降钙素、甲状腺素、甲状旁腺激素、雄激素、雌激素、肾上腺皮质激素、肾上腺素等,调节人体代谢,一般只在血液中传递到达靶器官,不会流出体外。

旁分泌是激素近距离传递的方式,虽然大多数激素通过血流远距离传递,旁分泌一般通过扩散激素而作用于邻近细胞。

四、腺体与肌肉的关系

腺体分泌受多重因素影响。自主神经系统、局部血循环、局部激素等都会影响腺体分泌,腺体具有丰富的血管供应,而这些血管由自主神经控制。

腺体的结构是上皮组织或特化的神经组织,与肌组织没有直接关系,所以,一般治疗肌肉的方法影响不到激素或其他腺体分泌物的产生。

不过,外分泌腺一般是一类有导管(单细胞腺无导管)的腺体,其分泌物不进入血液,且经由导管流出。如肝脏产生胆汁,通过各级肝管,最后与胆囊管汇合形成胆总管,胆囊储存浓缩的胆汁,进食后释放到十二指肠。唾液腺、汗腺、皮脂腺、胃腺、肠腺、肝等均属于外分泌腺,都有导管,这些导管的组成结构中有肌层,所以,对肌肉有作用的治疗方法就有可能影响到这些外分泌腺体的功能状态。

有些腺体,如肾上腺,与肌肉有密切的关系,因为它们产生调节肌肉功能的激素,使身体做好"或战斗或逃跑"的准备。如果这些激素水平失衡会影响肌肉功能,常导致肌肉无力或颤抖。

五、肌肉学的观点

从肌肉学的观点来看,无论是内分泌、外分泌还是旁分泌,因为分泌活动都是腺上皮的功能，与肌组织没有直接联系，对肌肉治疗有作用的方法难以对腺体的分泌活动产生影响。但这些方法很可能对外分泌腺体的导管有影响，因为这些导管大多是肌性的。举例来说，卵巢的激素分泌失调，浮针等治疗方法往往爱莫能助，但对于输卵管或子宫的一些病症，尤其是功能性的病痛，常获良效。

第七节　筋　膜

筋膜是皮下结缔组织，一般呈带状或片状，附着、稳定、包围、分隔肌肉和其他内脏器官等。

筋膜经常被分为浅筋膜（superficial fascia）和深筋膜（deep fascia），都指皮肤和深层之间的结缔组织，这些组织包绕肌肉、内脏等相关结构。

一、筋膜的解剖

筋膜这个术语常用于大块结缔组织，不须借助显微镜等辅助手段观察，肉眼可见（图 5-7-1）。

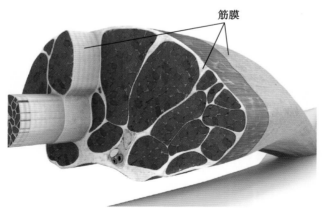

筋膜

图 5-7-1　筋膜

虽然英文中还在使用浅筋膜、深筋膜，不过在解剖学术语中一般不再使用。取代浅筋膜的英文术语是 hypodermis 和 superficial fascia。更深层次的结缔组织则根据其位置来定义,例如,肌筋膜或脏层筋膜[1]。

也有人把筋膜分成 3 层,包括浅表筋膜、深部筋膜和肌肉连接间筋膜层(包括肌外膜、肌束膜、肌内膜)。筋膜层包裹组织器官,是一层独立的疏松纤维组织,与肌外膜分隔[2]。

二、筋膜的组织学

虽然浅筋膜、深筋膜这样的术语经常出现,但解剖上实际并没有明显分层,也没有空余空间。筋膜这个观念主要体现出的是纤维构建的连续性(图 5-7-2),这种连续性不仅仅体现在广度上,也体现在深度上:将不同的器官、结构从肌肉深处连接到皮肤等。

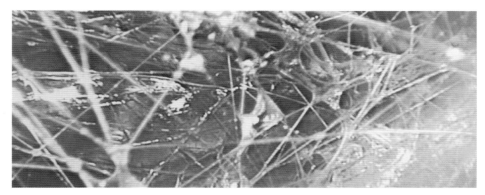

图 5-7-2　筋膜的连续性

在视频内镜下,纤维之间还会形成空泡样的结构(图 5-7-3),有三角形、四边形、五边形等形状[3]。

在解剖教研室,我们看到的肌肉是独立的,与周围的结构截然不同。实际上,肌肉并非独立存在。肌肉被结缔组织的肌外膜包绕,这个肌外膜是皮下组织的延续,肌外膜的纤维深入后形成肌束膜(图 5-7-4)。因此,肌肉和皮下组织紧密相连。

[1]　STANDRING S. 格氏解剖学 [M]. 丁自海、刘树伟,译 .41 版 . 济南:山东科学技术出版社,2017 :41.

[2]　贺银,谢冕,邱瑾 . 腹壁阻滞的临床应用进展 [J]. 现代医药卫生,2018,34(22):3440-3444.

[3]　GUIMBERTEAU J C,ARMSTRONG C. 认识活体筋膜 [M]. 北京:科学技术文献出版社,2018.

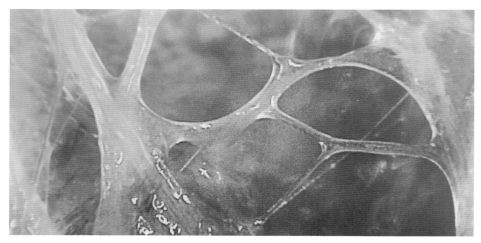

图 5-7-3 纤维之间形成空泡样结构

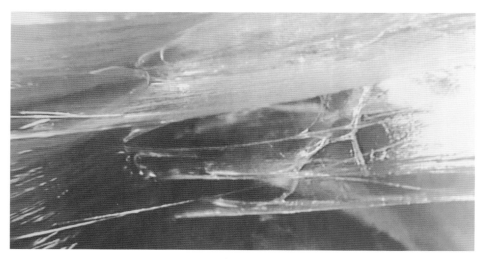

图 5-7-4 皮下组织深入肌肉

三、筋膜的功能

筋膜是体内具有张力的连续性纤维网络,几乎包绕了每一个器官、每一个组织。筋膜可移动、可自我调整,组成了人体的基本结构。

作用于筋膜的机械应力对于其中的成纤维细胞、细胞骨架等在形态学、组织化学、生物化学等方面均有一定的影响,包括成纤维细胞的变形、细胞骨架的重塑、生化物质的释放等[1]。筋膜系统能否形成"电信号传递的全身网络"这个观点尚未得到学术界公认。不过，毫无疑问，筋膜能够传递机械应力。

美国 Helene M. Langevin 科研团队，从研究针灸得气现象背后的组织学变化入手，得出了关于筋膜的一些结论：筋膜可承受高拉伸载荷[2]。筋膜层之间的运动是脏腑器官运动和肌肉骨骼运动的重要组成部分。

参加过瑜伽课的人应该都知道，有些人比其他人更"灵活"。我们通常认为肌肉骨骼的灵活性是指"松"或"紧"的关节——韧带、关节囊和肌肉。但是肌肉骨骼系统的另一个重要部分往往被忽视，那就是筋膜。这些结缔组织形成跨越整个机体各个层面的相互连接，包围并分离脏腑器官、肌肉等，并在其间创建生物力学的链接界面。

四、筋膜与肌肉的关系

筋膜深入肌肉形成肌膜，支撑和保护肌肉，提供一个光滑的、可滑动的表面，使肌肉可以自由地相互对抗和对抗其他周围组织，筋膜常常非常坚固、灵活，其抗拉强度可超 900kg。这是通过筋膜能够治疗一些肌肉病变的组织学基础，也是浮针牵拉皮下层不会造成太大损伤的组织学基础。

筋膜和肌肉一起工作、活动和支持身体。筋膜有助于将肌肉产生的力和压力传递到身体的其他部位，并有助于分配负荷、保护肌肉及其他组织。

[1] LANGEVIN H M, CORNBROOKS C J, TAATJES D J. Fibroblasts form a body-wide cellular network [J]. Histochem Cell Biol, 2004, 122 (1): 7-15. / LANGEVIN H M, CHURCHILL D L, CIPOLLA M J. Mechanical signaling through connective tissue: a mechanism for the therapeutic effect of acupuncture[J]. FASEB J, 2001, 15 (12): 2275-2282. / LANGEVIN H M, BOUFFARD N A, BADGER G J, et al. Subcutaneous tissue fibroblast cytoskeletal remodeling induced by acupuncture: evidence for a mechanotransduction based mechanism[J]. J Cell Physiol, 2006, 207 (3): 767-774.

[2] STECCO C, PORZIONATO A, LANCEROTTO L, et al. Histological study of the deep fasciae of the limbs[J]. J Bodyw Mov Ther, 2008 (12): 225-230. / LANGEVIN H M, HUIJING P A. Communicating about fascia: History, pitfalls, and recommendations[J]. Int J Ther Massage Bodyw, 2009 (2): 3-8. / LANGEVIN H M, FOX J R, KOPTIUCH C, et al. Reduced thoracolumbar fascia shear strain in human chronic low back pain[J]. BMC Musculoskelet Disord, 2011 (12): 203.

五、肌肉学的观点

筋膜的张力是对抗外界力量，筋膜没有收缩能力，自身不能产生力量，只能传导肌肉产生的力量。

筋膜和肌肉之间相互影响，相互支持，牵拉筋膜等活动可以影响到肌肉的状态，尤其是那些长期处于紧张状态的肌肉。

因为筋膜的修复能力很强，一般情况下，很少生病，临床上很多所谓的肌筋膜疼痛实际上是肌肉的病症。

1952年美国医生 Dr.Travell 首先提出"肌筋膜疼痛"一词，并根据自己及同事所做实验图绘出"引传痛"的分布图，以喷雾治疗、牵拉及激痛点注射疗法治疗"肌筋膜疼痛"。此后，"肌筋膜疼痛"一词经常出现在骨科、康复科及疼痛科的医学报告中。肌筋膜疼痛综合征（myofascial pain syndrome，MPS）以肌筋膜触发点（myofascial trigger point，MTrP，激痛点）为主要临床特征。医生按压激痛点时，产生局限性及牵涉性疼痛。肌筋膜疼痛综合征可单独发病，也可与其他疾病共同发病。

所谓肌筋膜疼痛综合征，或许应该称为肌肉综合征，因为：①筋膜层没有大量的感觉神经末梢；②筋膜是个网络结构，分布没有方向，不可能引发很多有方向的"引传痛"；③只有肌肉或肌组织才能自主产生力量，形成软组织的紧张状态，产生肌筋膜疼痛综合征学说中的紧绷带。

当然，在临床诊断的用词上，用肌筋膜疼痛综合征也无可厚非，已经形成习惯，也在医保目录中体现了出来。只是请大家知晓，筋膜本身不会造成疼痛。

第八节　乳　房

一、乳房的解剖

乳房位于人体胸部，胸大肌的表面，圆形隆起，左右成对。乳房构成女性的第二性征，富含乳腺等腺体，可分泌乳汁哺育婴幼儿。男性乳房一般不发育,但同样有乳腺组织。成年女性的乳房基底部分布于从第 2 或第 3 肋骨至第 6 肋骨。内侧至胸骨边缘,外侧可达腋中线。乳房由皮肤、纤维组织、脂肪组织和乳腺构成。

乳房形状的维持主要靠浅深两层筋膜。浅层筋膜系统的前方包裹乳腺,后方延伸连接各乳腺以及深层筋膜(胸深筋膜)。外观上看到的乳房下缘的新月形转折,就是浅筋膜系统连接到下层胸壁的附着区。

因此,乳腺被结缔组织完全包被。通过胸深筋膜,整个乳腺的大部分与胸大肌和前锯肌等紧密相连,乳房上部的这种纤维组织十分发达,形成悬韧带(图 5-8-1),下部主要覆盖腹外斜肌及其腱膜,后者构成腹直肌鞘的前壁。在乳腺和深筋膜之间还有一层疏松结缔组织,使乳腺在胸深筋膜上有一定程度的移动性。

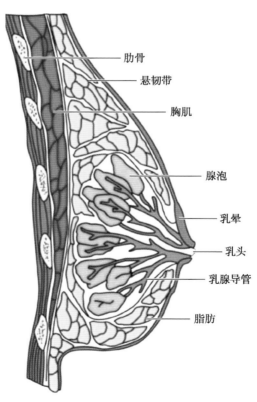

肋骨
悬韧带
胸肌
腺泡
乳晕
乳头
乳腺导管
脂肪

图 5-8-1　乳房组织

二、乳房的组织学

女性乳房主要由三种类型的组织组成：①腺体及导管，腺体包含产生母乳的腺叶和腺泡；②脂肪组织，决定乳房大小的因素；③结缔组织，固定乳腺的腺体和脂肪组织。当然，脂肪也是特殊的结缔组织，因此，也可以看作是由两种类型组织构成。不过，在腺泡及导管的外表面，有肌上皮细胞存在。肌上皮细胞在免疫荧光、免疫组织化学研究中，证实内含肌动蛋白和肌球蛋白，刺激肌上皮细胞可使导管内压力发生变化等，也就是说肌上皮细胞有收缩功能，可协助腺泡或导管排出分泌物。

三、乳房的功能

女性乳房的主要功能是哺乳，当然，也作为女性的第二性征。

四、与肌肉的关系

乳房本身没有肌肉，但以筋膜及以其形成的韧带为中介，与胸大肌、前锯肌、腹外斜肌、肋间肌等肌肉紧密相连，肌肉的状态会影响到乳房的状态。

五、肌肉学的观点

乳腺增生病，世界卫生组织（WHO）将之命名为良性乳腺结构不良，是女性常见的以乳房疼痛为主要特征的非炎症、非肿瘤的慢性乳房疾病，是临床上最为常见的良性乳腺疾病。ICD-10 称之为乳腺囊肿、慢性囊性乳腺病、乳腺囊性增生病、乳房纤维硬化症、乳腺增生等[1]。

目前临床对于乳腺增生的概念、分类、诊断和治疗等一系列问题存在诸多分歧。很多人认为雌激素与孕激素的比例失调是乳腺增生病的主要病因。不过，中华预防医学会妇女保健分会乳腺保健与乳腺疾病防治学组专家的共识意见认为：乳腺（非）周期性疼痛，伴乳腺包块作为临床疾病诊断的标准应该重新认识；非病理学的"乳腺增生"诊断没有证据支持；针对乳腺癌高危人群和乳腺可疑包块推荐选择规范的

---

[1]　马薇，金泉秀，吴云飞，等．乳腺增生症诊治专家共识 [J]．中国实用外科杂志，2016(7)：759-762.

医学影像学检查和必要的病理学评价；目前尚无针对"乳腺增生"的药物推荐[1]。

我们认为，"乳腺增生"与内分泌状态有关，但更与乳腺所附着的肌肉状态关联密切，理由：

1. 乳腺增生这种现象大多发生在较丰满的女性身上，乳腺的重力较大，需要有更强大的肌肉附着；

2. 乳腺增生多发生在外上象限（图 5-8-2），这是因为外上象限受力最大，活动的范围也最大，胸大肌、前锯肌等承受的负荷较重；

3. 在乳腺增生患者身上，可以很容易触摸感受到相关的肌肉处于紧张状态；

4. 用治疗方法把肌肉放松后，乳腺增生的疼痛常立即消失。

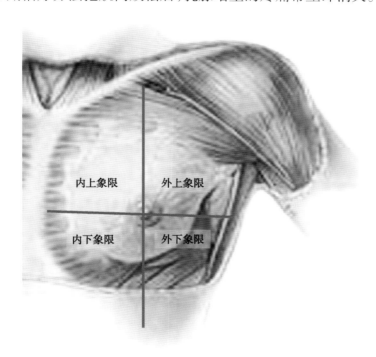

图 5-8-2　乳腺四个象限

[1]　段学宁 . 乳腺良性疾病诊治共识与争议 [J]. 中国实用外科杂志,2016(7):713-715.

第六章
肌性器官

内脏器官主要在胸腔和腹腔。胸腔内脏器官主要有肺、气管、支气管、心脏及大血管、食管、纵隔等,其中,肺居胸腔两侧,左右各一,即左肺、右肺。心脏位于胸腔正中偏左,纵隔和食管位于胸腔的中央,食管通过膈肌的裂孔进入腹腔。

膈将胸腔与腹腔分割开来。

腹盆腔内脏器官主要有肝脏、胆囊、胃、脾、胰腺、小肠、大肠、肾脏、输尿管、膀胱等,还包括女性生殖器官,例如卵巢、子宫、输卵管等。

这些内脏,从肌肉的角度来分析,可以分为两类:肌性器官和非肌性器官。

肌性器官,是我们对主要由肌组织构成或肌组织在其中起主要作用的一类内脏的命名。非肌性器官,就是肌组织不是其主要组成的一类内脏。前者例如胆囊,后者例如肝脏。

下面介绍肌性器官。

第一节　鼻

鼻是呼吸道的起始,也是嗅觉器官。可分为外鼻、鼻腔及鼻窦三部分,主要由鼻骨、鼻软骨、鼻肌及被覆黏膜、皮肤等组成。

外鼻突出于面部,就是通常所说的鼻子。以骨和软骨为支架,外覆皮肤。上端较窄,称作鼻根。下端高突的部分为鼻尖,两侧向外方膨隆的部分称作鼻翼。中央隆起称作鼻梁,鼻梁两侧为鼻背。

鼻腔是在两侧面颅之间的腔隙,以骨性鼻腔和软骨为支架,表面衬以黏膜和皮肤。鼻腔一分为二,中间鼻中隔,是狭长腔隙,前起鼻孔,后通鼻咽部。

鼻窦，又称鼻旁窦。是指鼻腔周围的颅骨，与鼻腔相通的一些含气空腔。鼻窦黏膜通过各自开口与鼻腔黏膜相续。鼻窦能调节吸入空气的温度和湿度，对发音有共鸣作用。共有四对，为上颌窦、筛窦、额窦和蝶窦。

鼻肌群包括降眉间肌、鼻肌、降鼻中隔肌、提上唇鼻翼肌等（图6-1-1）。这些肌肉参与了呼吸和面部表情等。

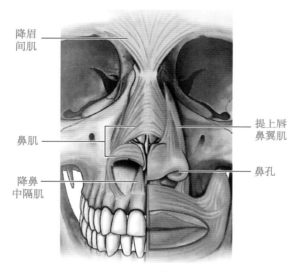

图 6-1-1　**鼻肌群**

降眉间肌是靠近枕额肌额部内侧部分的一小块锥形肌束，并经常与枕额肌额腹内侧边部分融合，因此，也可以把降眉间肌看作是枕额肌的一部分，另一端以腱膜形式覆盖于鼻骨下部的筋膜、鼻外侧软骨上部筋膜和鼻肌横部的腱膜。降眉间肌可下拉眉内侧角，产生鼻背上的皮肤横纹，参与皱眉。

鼻肌可下压鼻软骨。由横部和翼部组成。

鼻肌横部又称压鼻肌，可于鼻前庭和鼻腔交界处紧缩鼻孔。自上颌骨鼻翼的外侧部，肌纤维向上扩展成薄的腱膜，在鼻背部与周边或对侧的鼻肌、降眉间肌、提上唇鼻翼肌的腱膜相融合。

鼻肌翼部又称鼻孔后开大肌，可将鼻翼和鼻柱的后部向下、向外拉，从而有助于鼻孔变宽和鼻孔开大。起自上颌骨降鼻中隔肌骨性附着的外侧、鼻肌横部的内侧。其纤维走向前上方，附着于鼻翼下外侧软骨上方和鼻中隔的后部。

降鼻中隔肌近邻上唇黏膜深面，通常起自上颌骨和前鼻棘的骨膜，以及口轮匝肌的纤维。止点在鼻中隔可动部和鼻软骨内侧脚基部。可下拉鼻小柱、鼻尖和鼻中隔。

提上唇鼻翼肌上端附着于上颌骨额突的上部，向内下斜行，分为内侧部和外侧部。内侧部附着于鼻翼大软骨外侧脚的软骨膜。外侧部延伸入上唇的外侧部，并在此融合提上唇肌、口轮匝肌。可使上唇上提并外翻，提升鼻唇沟顶部。

这些肌肉在诊治顽固性面瘫时很有用。

第二节　舌

舌是很特殊的肌肉，裸露在外，没有皮肤包裹。

人类的舌有多重功能：搅拌咀嚼、吞咽、发音、感受味觉等。前段位于口腔，后段位于咽，借助舌肌附着于舌骨、下颌骨、茎突、软腭和咽壁。分为上下两面，上面拱起，就称为舌背。舌背的前 2/3 为舌体，后 1/3 为舌根，前端为舌尖。

舌，可以说是既非常复杂，又非常简单。非常复杂是指：要完成很多功能；非常简单是指：仅仅是一大块肌肉，表面覆盖黏膜。

由复层扁平上皮和固有层组成的黏膜正常情况下为淡红色。在舌体和舌尖的黏膜上有许多大小不等的隆起，称为舌乳头。舌乳头有 4 种：轮廓乳头、叶状乳头、菌状乳头和丝状乳头（图 6-2-1）。轮廓乳头、叶状乳头和菌状乳头的黏膜上皮中含有味蕾（味觉感受器），能感受不同的味觉。丝状乳头中没有味蕾，只有一般感觉。

舌肌为骨骼肌，一般的骨骼肌是两端都附着在骨骼上，舌肌是一端附着骨骼，另一端在口腔中灵活机动，因而是特殊的骨骼肌。舌肌分为舌内肌和舌外肌。

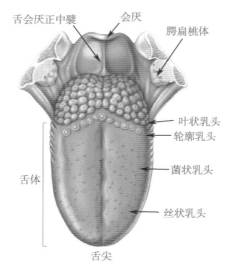

图 6-2-1　舌的结构

　　舌内肌起点和止点均在舌内,构成舌的主体,肌束呈纵行(上纵肌、下纵肌)、横行(舌横肌)、垂直(舌垂直肌)3 个方向排列,收缩时可改变舌的外形,舌内肌单条肌或成对肌肉的多方联合收缩,是舌精确、灵活运动的结构基础,不仅对消化重要,对语言能力也很重要。

　　舌外肌起于舌周围各骨,止于舌内,有颏舌肌、舌骨舌肌、茎突舌肌等。临床上最重要的舌外肌是颏舌肌,该肌两侧都有,两侧同时收缩时,舌伸向前下方;单侧收缩时,舌尖伸向对侧。

　　舌是个唯一没有外覆皮肤的肌肉,不仅可以观察舌的状态,也是观察肌肉状态的好途径,因为全身的肌肉实际上是个整体,各肌肉之间相互影响,尤其是协同肌肉或邻近肌肉关系更加密切。很有可能,这个原理就是我们中医非常重视舌诊的基础医学依据。舌诊对消化道、呼吸道病症的反映常常好于对泌尿系统、生殖系统的病症,也就是说,舌象变化对于呼吸和消化系统疾病的反映更迅速、更精准,背后的深层原因是舌头与呼吸道、消化道协同工作,也很邻近。因此,治疗消化道、呼吸道肌肉病变时,舌诊的变化就经常很明显,比如,浮针治疗常能快速改变舌象。图 6-2-2 显示的是 2022 年 8 月河北王恒医师用浮针治疗一例胃食管反流患者舌象的变化。

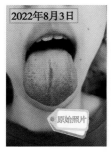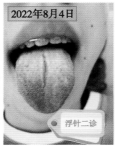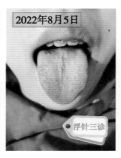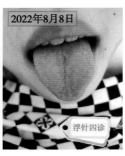

图 6-2-2　胃食管反流患者浮针治疗前后舌象的变化

第三节　咽

咽为呼吸系统和消化系统共用，是上宽下窄、前后略扁的漏斗形肌性管道。位于颈椎前方，上方固定于颅底，下面在第 6 颈椎下缘的平面，与食管相续。

咽的后壁和侧壁连续完整，前壁有开口，分别与鼻腔、口腔和喉腔相通，因而分为鼻咽、口咽和喉咽 3 部分（图 6-3-1）。

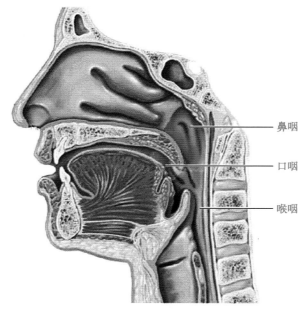

鼻咽

口咽

喉咽

图 6-3-1　咽

1. **鼻咽** 在鼻腔后方,经鼻后孔通鼻腔。在鼻咽两侧壁,有咽鼓管开口,与中耳鼓室相通。咽后上壁的黏膜内有丰富的淋巴组织,称咽扁桃体,幼儿期较丰富。

2. **口咽** 口腔后方,在软腭与会厌上缘平面之间,向前经咽峡通口腔。外侧壁上,腭舌弓与腭咽弓之间的凹陷称扁桃体窝,容纳腭扁桃体。腭扁桃体是由淋巴组织与上皮紧密结合构成的淋巴上皮器官,参与机体的免疫功能。腭扁桃体感染时常有红肿疼痛,并伴有脓液形成。

咽扁桃体、腭扁桃体和舌扁桃体等共同围成咽淋巴环,是消化道和呼吸道上端的防御结构。

3. **喉咽** 居咽的下方,位于会厌上缘平面以下,至第6颈椎体下缘与食管相续,向前经喉口与喉腔相通。在喉口两侧与甲状软骨内面之间,各有一个深窝,称梨状隐窝,是异物易于滞留的部位。

咽壁有三层:黏膜层、肌层和外膜,其中肌层又分两层,内层纵行,外层斜行。

咽部肌肉紧张性不同,宽度不断变化:休息时,由于上食管咽括约肌紧张性关闭,咽和食管交界处关闭;睡眠时,肌肉张力低且咽腔显著减小,这可能是引起打鼾和睡眠时呼吸暂停的一个原因,这也是浮针等治疗方法可以改善部分呼吸暂停综合征的原因。

第四节 气管、支气管

气管为后壁略平的圆形管道。上端平第7颈椎上缘与喉相连,向下相当第4～5胸椎体交界处,分为左右主支气管。气管依所在部位可分为颈段和胸段两部分。气管由软骨、平滑肌和结缔组织构成。气管软骨大多为14～16个,彼此借韧带相连,气管软骨呈"C"字形,缺口对向后方,由平滑肌和结缔组织构成的膜性壁所封闭,近些年,人们把缺口处的平滑肌称为气管肌(图6-4-1)[1]。传统针灸或浮针治疗气管病

---

[1] GOPALAKRISHNAKONE P. Structure and innervation of the tracheal muscles of the white Pekin duck[J]. J Anat, 1985, 140(2): 205-219.

变时，多从背部治疗，应该与气管肌的分布部位有关。例如，哮喘发作时，患肌常常在竖脊肌、菱形肌等部位，治疗这些部位常收效极快，这应该是传统针灸常针刺肺俞、膏肓、定喘等穴位的原因。

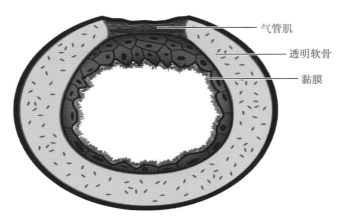

气管肌

透明软骨

黏膜

图 6-4-1　气管肌分布在器官的后面

第五节　肺

肺由肺实质与肺间质（结缔组织及走行其间的血管、神经和淋巴管等）构成。肺实质是指肺内各级支气管（叶支气管、段支气管、小支气管、终末支气管、呼吸性细支气管、肺泡管、肺泡囊）及肺泡。

> 临床上，称鼻、咽、喉为上呼吸道，气管和各级支气管为下呼吸道。

> 哮喘
>
> 过敏时，肥大细胞释放组胺和白三烯，引起导气结构中的平滑肌强烈收缩，尤其是细支气管和终末支气管，因为这些地方的管壁环形平滑肌较多，从而引发呼吸困难。

从主支气管到终末支气管这些导气结构，越分越多，越分越细，类似树枝，故常称之为支气管树（图 6-5-1）。随着这些支气管越分越细，管壁组织结构出现变化：软骨等逐渐减少，平滑肌逐渐增多，最后形成环形缠绕管壁。

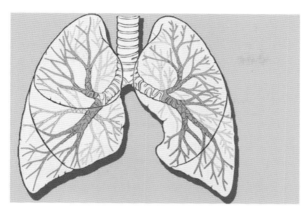

图 6-5-1　支气管树

从呼吸性细支气管一直到肺泡,这些呼吸结构,除了呼吸性细支气管等还有少量的平滑肌,肺泡管、肺泡囊及肺泡已经没有平滑肌,主要都是由上皮组织构成。

大体来讲,相比于呼吸部结构,肌组织更多地参与了导气部结构和功能。肺泡等呼吸部出现病症,对肌肉有效的治疗方法常常无能为力。如果病变主要在肺泡,肺泡是上皮组织,没有收缩能力,不能将炎症产物(多表现为痰)排出。如果病变主要在气管及上呼吸道,有大量肌组织,可以将痰液轻松排出,不至于影响通气。

第六节　胆　囊

肝细胞分泌的胆汁,是一种较浓而味苦的有色液体,颜色可由金黄色至深绿色不等。胆汁的主要成分,除外水,还有胆盐、胆固醇、胆色素、肝磷脂和多种无机盐等。胆汁的消化作用主要依靠胆盐。胆盐作用有三:①乳化作用,可以把大块的脂肪分散成许多小型的脂肪微粒;②激活胰脂肪酶;③结合脂肪酸、脂溶性维生素,使之变成水溶性复合物,促进其吸收。

胆汁对于脂肪吸收与消化具有重要的作用,可将脂肪变成小肠可以吸收的水溶性复合物。只有在进食后的一段时间内才需要胆汁,平时并不需要,因此,需要将肝细胞持续分泌的胆汁储存起来,这就是胆囊的主要功能所在。

　　胆囊,位于右肋下肝脏下方的梨形囊袋状结构(图 6-6-1),储存并浓缩胆汁,能将(成年人)每日分泌的约 1000ml 胆汁浓缩储存到容量仅约50ml 的胆囊中,如果计入一日三餐,即,胆囊可将胆汁浓缩到分泌总量的 1/5 左右。

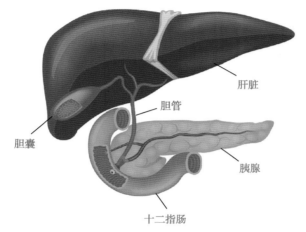

图 6-6-1　肝、胆、肠、胰腺之间的解剖关系

　　胆囊壁由黏膜、肌层和外膜三层组成,其肌层较薄,由纵行、环行和斜行松散排列的平滑肌细胞构成。

　　胆囊属于肌性器官,因此,对胆石症等疾病施以调节肌肉的外治方法常获良效。

附： 肝脏

　　肝脏不是肌性器官,本无须介绍,在这里作为胆囊的附篇论述,是因为肝脏实在是非常重要。

　　肝脏是体内最大的实质性器官,是巨大的化学车间,具有强大的功能。

一、代谢

　　代谢,可以说,大部分都是由肝脏完成的:

1. **蛋白质代谢**　合成多种蛋白质,也包括白蛋白、凝血因子等多种血浆蛋白。

2. **糖类代谢**　肝糖原(由许多葡萄糖分子聚合而成,当机体需要时,可分解成葡萄糖,转化为能量)合成与分解及糖异生作用(由脂肪、蛋白质等非糖物质转变为葡萄糖和糖原的过程),来调节和维持血糖水平的稳定。

3. **脂类代谢**　帮助脂质消化、吸收、分解、合成,是合成甘油三酯、固醇、磷脂等各种脂类的主要场所。

4. **激素代谢**　可灭活激素。当肝脏严重受损时,灭活功能降低,激素过多,可出现蜘蛛痣、肝掌等临床表现。

5. **维生素代谢**　肝脏对维生素的吸收、储存等具有重要作用,维生素 A、D、K 及 B_{12} 等主要储存于肝细胞内。

二、解毒

通过化学、分泌、蓄积、吞噬等作用,清除血液中毒性或潜在毒性的物质,如将氨转变成尿素,最后由肾脏排出。

三、合成

除了合成白蛋白、糖原等,肝脏每天还合成并分泌大量胆汁,进入小肠,促进消化。

四、免疫

肝脏是人体免疫系统的一部分,除了具有吞噬等免疫功能外,还产生大量抗体。肝脏由数十万个肝小叶组成。肝小叶是肝脏的基本功能单位,是小化学工厂,数十万个小化学工厂齐心协力,共同完成肝脏的复杂活动和庞大任务。

肝脏的血运极其丰富,除血管壁上含有平滑肌,肝脏少有肌组织。因此,有关肌肉组织的诊治手段在肝脏疾病中大多难以施展。

第七节　胃

　　胃是消化器官，位于上腹部，上接食管，下续十二指肠。胃的上口为贲门，下口为幽门。

　　贲门区域称为贲门部。自贲门向左上方膨出的部分称为胃底。自胃底向下至角切迹处的中间大部分称为胃体。胃体下界与幽门之间的部分称为幽门部（图 6-7-1）。

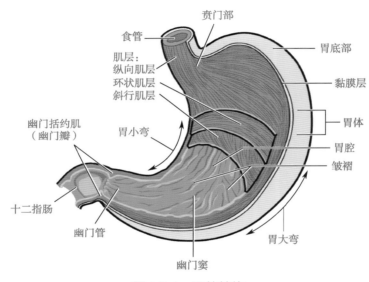

图 6-7-1　胃的结构

　　胃壁的结构，由内向外分为四层。

　　1. 黏膜层　黏膜表面有许多不规则的小孔，这些小孔的底部与胃腺相连通。黏膜层有大量胃腺，如贲门腺、幽门腺和胃底腺，这些腺体可产生对消化和杀菌非常重要的盐酸、胃蛋白酶等物质。黏膜层在幽门处覆盖幽门括约肌形成环行皱襞，称幽门瓣。

　　2. 黏膜下层　为较致密的结缔组织，含血管、淋巴管、神经丛等。

　　3. 肌层　较厚，从外向内为纵行、环行、斜行三层平滑肌，在幽门处，环层肌更加厚实，形成幽门括约肌。肌层的活动可引起胃蠕动，将食物和胃分泌物混合。当肌层收缩时，胃容量减小，黏膜形成纵行皱襞。

4. 外膜 为脏腹膜,属浆膜,除了胃大弯和胃小弯的大网膜和小网膜的附着处,几乎覆盖了整个胃表面。

> 浆膜是很多内脏器官表面的薄膜,分为两层:浆膜壁层和浆膜脏层。浆膜的组成成分为:单层扁平上皮和薄层结缔组织。

胃是典型的肌性器官,因此胃的病痛应用外治方法常获佳效,甚至萎缩性胃炎,一般情况下,也有良效,不过其治疗次数常比一般胃炎多一些。

饥饿时,胃壁肌层处于向心收缩的状态。过饱时,处于离心收缩的状态。只有不饿不饱时,胃壁肌层才处于舒张状态,所以慢性胃炎或胃溃疡患者常需睡前喝一杯相对难以消化的牛奶或豆浆,防止胃向心收缩而影响睡眠。

第八节　小　肠

小肠是食物消化吸收的主要场所,上连胃的幽门,下接盲肠,全长4 ~ 6m,由十二指肠、空肠和回肠三部分组成,从十二指肠到回肠,管径逐渐变细,从 3 ~ 5cm 变成 1 ~ 1.2cm,因此,如有异物进入小肠,经常在回肠处嵌顿。小肠长有大量肠绒毛,以增加小肠的吸收面积,加上皱襞和黏膜层的微绒毛,可使吸收面积扩大到 600 倍。

小肠主要有消化和吸收两个功能。消化分为化学性消化和机械性消化,前者主要由小肠内胰液、胆汁和小肠液等完成,后者由小肠运动等完成。

和胃壁一样,小肠壁由内向外也分为四层。

1. 黏膜层 该层有微绒毛,是消化、吸收的重要部位。黏膜层有大量的内分泌细胞,还有小肠腺、薄层平滑肌。

2. 黏膜下层 在十二指肠的黏膜下层有大量的十二指肠腺,分泌黏液,可中和盐酸,保护十二指肠黏膜免受胃酸侵蚀。

3. 肌层 常有两层平滑肌,内层环状,外层纵行。

4. 外膜层 除十二指肠外膜为纤维膜外,其余部分的外膜为浆膜。

前段小肠壁有肌组织，因此，临床上十二指肠溃疡等常见病症外治方法常有良效。

第九节　大　肠

大肠由盲肠、阑尾、结肠（升结肠、横结肠、降结肠、乙状结肠）、直肠和肛管组成，主要有两个功能：①吸收水分和电解质；②蠕动推进排出粪便。

盲肠、结肠和直肠的组织学结构基本相同。

1. **黏膜层**　表面光滑，无绒毛，有皱襞，有大量的吸收细胞，主要吸收水分和电解质。

2. **黏膜下层**　主要是结缔组织，穿插有小动脉、小静脉、淋巴管等。

3. **肌层**　与小肠一样，有两层平滑肌，内层环行，外层纵行。

4. **外膜层**　有些部分为浆膜，有些部分为纤维膜。

阑尾的肌层远不如盲肠、结肠、直肠的肌层厚实，很薄，也不完整。

肛管的肌层有两层，内层环形肌层逐渐增厚，在肛门处形成肛门内括约肌。近肛门处，外层纵行肌是骨骼肌，形成肛门外括约肌。

大肠是肌性器官，传输性便秘（气虚便秘）、五更泻等疾病，浮针等外治方法常获佳效，也因为肛管的结构主要是肌肉，因此，痔疮等也常有效果，甚至对自身免疫性疾病导致的克罗恩病等也能大大减轻其症状。

第十节　输尿管

输尿管左右各一，起于肾盂，在腰大肌前方下降，跨越髂总动脉和静脉，进入盆腔，沿盆腔壁下降，跨越骶髂关节前上方，在坐骨棘转折向内，斜行穿入膀胱壁，开口于膀胱底部。长度约 25～30cm。

输尿管是平滑肌肌性管道，在上 2/3 段，肌层有二：内纵、外环。下 1/3 段，肌层有三：内纵、中环和外纵。

输尿管功能：输送肾脏中产生的尿液进入膀胱。输尿管有三个生理性狭窄(图 6-10-1 左):第一狭窄在输尿管起始处,体表投影大约位于平脐水平与腹直肌外缘的交点处,直径约为非狭窄处的 1/3;第二狭窄在跨越髂动脉处,大约位于双侧髂骨最高点连线,腹直肌外缘的位置;第三狭窄在穿入膀胱壁处,位于盆腔内,没有明确的体表投影点。

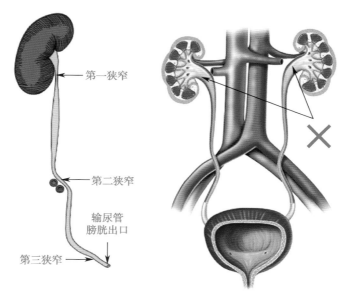

图 6-10-1　输尿管大致形态

多数关于输尿管的示意图,常把输尿管起始部位的管径画得很粗(图 6-10-1 右),这是错误的。为什么要强调这一点,是因为在肾脏或肾盂的结石,如果很大,就下不来。如果能下得来,不管多大,理论上都能出得去,除非形状极不规则。请不要以为结石主要卡在三个狭窄处,实际上不一定,至少有研究表明卡在三个狭窄处的概率并不突出[1]。

因为对结石的恐惧,很多人一听结石就要求碎石或手术,实际上绝大多数情况下并非必要,用浮针等外治方法就可解决问题,并非结石太大卡在狭窄处,而是输尿管受到下行结石的刺激反射性痉挛而卡

[1] ORDON M,SCHULER TD,GHICULETE D,et al. Stones lodge at three sites of anatomic narrowing in the ureter:clinical fact or fiction ？ [J]. J Endourol,2013,27(3):270-276.

住结石，进而导致卡住部位以上的输尿管中源源不断的尿液挤胀输尿管、肾盂、肾盏等，引发腹直肌等患肌化，产生部位不精确的剧烈疼痛。浮针等外治方法可以迅速解除输尿管等患肌的痉挛，立即使得尿液进入膀胱，部分结石立即随之漏下，还有部分结石，没有随尿液一起下去，多喝水、多蹦跳，就能排出。

附：肾

肾脏不是肌性器官。

肾实质分内外两层：外层为皮质，内层为髓质。

肾皮质位于表层，由一百多万个肾单位（肾脏结构和功能的基本单位）组成。每个肾单位由肾小体（主要包括肾小球、肾小囊）和肾小管构成。肾髓质位于深面，由 10 ～ 20 个肾锥体构成。肾锥体与肾小盏相连。每肾有 7 ～ 8 个肾小盏，相邻 2 ～ 3 个肾小盏合成 1 个肾大盏。每肾有 2 ～ 3 个肾大盏，肾大盏汇合成扁漏斗状的肾盂。

肾脏的血运极其丰富，平滑肌组织参与了肾小球的入球小动脉和出球小动脉的结构、参与了肾小管的结构、参与了肾盏（尤其是肾大盏）和肾盂的结构，其余肾皮质和髓质少有肌组织参与。

或因肾脏本无感觉神经末梢，或因肾脏的内脏传入神经的最高中枢并不到达皮层，所以，肾小球肾炎、糖尿病肾病、高血压肾病、狼疮性肾炎等肾脏疾病一般没有痛觉。通常，肾结石是没有感觉的，如果有疼痛感，多半是输尿管结石或肾盂结石，前者疼痛常较剧烈，后者常表现为酸胀。

第十一节　膀　胱

膀胱是贮存尿液的肌性囊状器官，其形状、大小、位置和壁的厚度随尿液充盈程度而异。通常，成人膀胱容量平均为 350 ～ 500ml，超过500ml 时，因膀胱壁张力过大可能会产生疼痛。

膀胱壁由三层组织组成，由内向外为黏膜层、肌层和外膜。肌层由平滑肌构成，称为逼尿肌（图 6-11-1）。逼尿肌收缩，可使膀胱内压升高，压迫尿液由尿道排出。在膀胱与尿道交界处有较厚的环形平滑肌,称为尿道内括约肌。括约肌收缩能关闭尿道内口,防止尿液自膀胱漏出。内括约肌位于膀胱颈口和尿道连接的部位,不受人的意识控制。还有控制尿道开口的另一肌肉:尿道外括约肌,是骨骼肌,受人的意识控制。

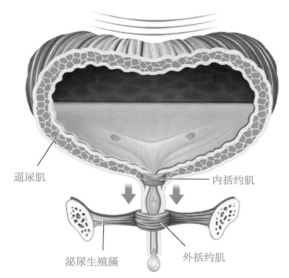

逼尿肌　　内括约肌

泌尿生殖膈　　外括约肌

图 6-11-1　膀胱内部和周边的肌组织

在膀胱下方,还有一个结构:泌尿生殖膈,由尿生殖膈上、下筋膜及其间的会阴深横肌、尿道括约肌组成。该结构封闭尿生殖三角,男性有尿道,女性有尿道和阴道通过,可加强盆底,协助承托盆腔脏器。

一般韧带中是没有肌组织的,但固定膀胱的韧带与众不同。例如,耻骨膀胱韧带源自逼尿肌,是个粗大的肌性纤维束。再如,脐正中韧带来源于连接脐和膀胱顶的脐尿管,由源自逼尿肌的纵行肌纤维构成[1]。

浮针等外治方法可以治疗小儿遗尿或漏尿就是因为膀胱是肌性器官。

---

[1] STANDRING S. 格氏解剖学 [M]. 丁自海,刘树伟,译.41 版.济南:山东科学技术出版社,2017:1257.

第十二节　前列腺

　　前列腺为一包围尿道根部(自膀胱底至尿道膜部)形似栗子的结构
(图 6-12-1)。上端宽大,下端尖细,位于骨盆内较低平面,耻骨联合下缘
和耻骨弓后方,直肠尿道肌和直肠壶腹前方,直肠触诊时可扪及。

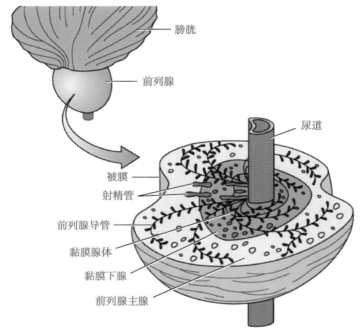

膀胱

前列腺

尿道

被膜

射精管

前列腺导管

黏膜腺体

黏膜下腺

前列腺主腺

图 6-12-1　前列腺剖面图

　　前列腺由 30 ～ 50 个复管泡状腺组成,汇成 15 ～ 30 条前列腺导
管,分别开口于尿道。有三类腺体:①黏膜腺,尿道黏膜内,其导管开口
于尿道;②黏膜下腺,在尿道黏膜下层,其导管在精阜两侧开口于尿道;
③主腺,位于外围,占前列腺的大部分,亦开口于精阜两侧。腺上皮类
型多样,有单层立方上皮、单层柱状上皮,还有假复层柱状上皮,其变化
与雄激素有关。前列腺分泌物是精液的主要成分,为无色混浊液,有液
化精液的作用。

　　现行教材大多不提及前列腺中的肌纤维,格氏解剖学有明确说

明，结缔组织和平滑肌构成前列腺被膜，并伸入腺内构成腺的间质，分隔包围腺泡和导管。在尿道前面，有一层平滑肌与膀胱平滑肌重叠。

青年人前列腺重约 8g，但随着年龄增长，前列腺增生，重量可达40g，甚至更多。因为紧包尿道（图 6-12-2 左），可以出现尿潴留的病症（图 6-12-2 右），这种情况不再适合保守治疗。不过，尿频、尿急、尿不尽等病症常常是由膀胱、尿道或前列腺中的肌纤维等引发，不能怪罪肥大的前列腺。

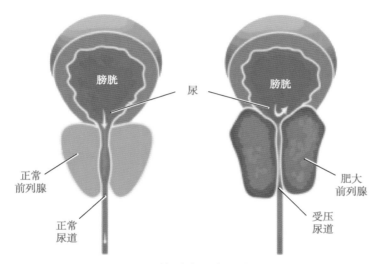

图 6-12-2　前列腺肥大导致尿潴留

第十三节　子　宫

子宫是一空腔器官，为女性内生殖器官，其功能：内膜周期性增厚和脱落形成月经，在妊娠期孕育胚胎和胎儿。

子宫居于盆腔中部，前有膀胱，后有直肠。成年女性子宫重约 50g，长 7 ~ 8cm，宽 4 ~ 5cm，厚 2 ~ 3cm，宫腔容量约 5ml。子宫上部隆突部分，称宫底，宫底两侧为子宫角，连接输卵管。子宫下部呈圆柱状，称子宫颈，再下为阴道（图 6-13-1）。

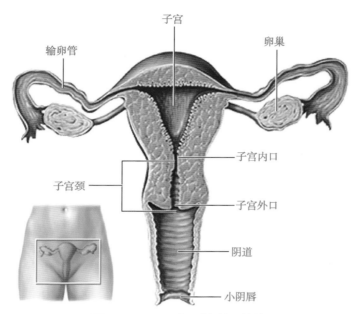

图 6-13-1   **子宫及其附属结构**

子宫壁有三层，子宫内膜（黏膜）、子宫肌层（平滑肌层）、子宫外膜（浆膜层）。

黏膜层，即子宫内膜，由一层结缔组织和衬于其上的柱状上皮构成。青春期前，上皮内的腺体，分泌糖蛋白和糖原。青春期后，子宫内膜的结构随月经周期的变化而变化。内膜的腺体垂直于腔面，深入子宫肌层，其基质内富含结缔组织，并有血管和淋巴管。

子宫肌层主要由平滑肌构成，夹杂有疏松结缔组织、血管、淋巴管和神经等。子宫中部和底部的肌层厚而致密，而输卵管开口处较薄。子宫体部的肌层大致分为 4 层：①最内层也称黏膜下肌层，主要由纵行和一些斜行的平滑肌纤维构成，在输卵管穿入子宫壁处的肌纤维成环形，状似括约肌；②黏膜下肌层的外层称血管层，富含血管，还有纵行平滑肌；③再外一层为血管上层，主要为环形平滑肌；④最外层是浆膜下肌层，紧邻浆膜，主要由较薄的纵行平滑肌构成。

子宫肌层中的最外两层（血管上层和浆膜下肌层）的纤维肌束在子宫角处汇集并延续进入输卵管，其中一些纤维成为固定卵巢韧带的一部分。在子宫体和子宫颈交界处,平滑肌与含有胶原及弹性纤维的不规则形致密结缔组织相互交错,形成子宫颈壁的主体。子宫壁两侧位于黏膜下层的纵行平滑肌束,分别从各自一侧的子宫角延伸至子宫颈。

浆膜层,即子宫外膜,是一层浆膜,从子宫向后下方延续覆盖子宫颈和阴道的上部。

不仅子宫的主要成分是肌组织,参与维护子宫正常位置的一些韧带中也有肌组织。例如,子宫圆韧带、子宫主韧带、子宫骶韧带等都是由平滑肌和结缔组织构成,其中子宫主韧带,从子宫颈阴道上部连至骨盆侧壁,是固定子宫颈,防止子宫向下脱垂的主要结构。

子宫与卵巢不同,前者是肌性器官,后者不是。因此,按照肌肉学的理论,子宫功能性病变所造成的病痛,如痛经、功能性子宫出血,外治方法都卓有成效,而卵巢的问题常常就难以用外治法解决。

当然,因为输卵管也是肌性器官,外治方法也有效。

第十四节　阴　道

阴道是女性的内生殖器,属于肌性管腔器官。位于骨盆中央,前面是膀胱、尿道泌尿系统,后面是消化系统的末端直肠,上面连接子宫宫颈,下方穿过尿生殖膈,外连阴道前庭等外生殖器,是排出经血、分娩胎儿的管道。

阴道壁从内向外分别是:黏膜层、肌层和外膜。黏膜层以复层扁平上皮为主,外面连接固有膜,有利于组织修复,保护阴道。肌层以平滑肌为主,内环外纵,肌束间有丰富的弹性纤维,妊娠期间阴道肌层会变厚,宜于分娩时的扩张。外膜以致密结缔组织为主,内含丰富的血管、淋巴管和神经。

阴道内处于相对稳定的弱酸性环境,除了经期排出经血,平时也会排出少量无色无味的白带。当出现阴道瘙痒,并排出异常颜色和气味的白带时,疑诊阴道炎,根据分泌物检查可分为细菌性、真菌性和滴虫性阴道炎。老年性阴道炎(萎缩性阴道炎)则没有明显的异常白带，以干涩和瘙痒为主要临床症状，多是局部血循环障碍的一种表现。

　　阴道是典型的肌性器官，如果是感染造成的阴道炎，针灸等外治方法并不适合。不过，绝经后的老年性阴道炎，大部分和肌肉功能异常造成局部组织缺血有关，阴道 pH 上升，从而影响阴道自净功能，这是女性非常重要的自我修复功能。浮针等外治疗法对老年性阴道炎常常有很好效果。

第七章

患　肌

患肌是个重要的名词,是本书所讲内容里疾病的病理学基础。我们认为,患肌的产生与疼痛紧密相关,但患肌影响的不仅仅是痛症。

第一节　关于疼痛形成原因的几种观点

从出生那一刻起,疼痛就一直伴随着我们。或长痛,或短痛,或生病的疼痛,或生活中触碰的痛,可以说,我们的一辈子,就是疼痛的一辈子。我们每个人都目睹过别人处于疼痛之中,自己也有无数次疼痛经历,对未来可能的疼痛心怀恐惧,所以,中文世界常把"疾病"称为"病痛",把疼痛等同于疾病。美国疼痛学会前主席 James Campbell 干脆把疼痛认定为"第五生命体征(the fifth vital sign)"[1]。不过,关于疼痛产生的原因,有很多不同的说法,本节介绍其中几种主要的。

一、粘连瘢痕说

关于疼痛原因的讨论,应该是自有医学以来,就有对其的思考。疼痛的形成原因中,尤其是慢性疼痛,有学者认为疼痛局部的粘连瘢痕是主要原因,治疗方法常采用他们自己认为的"松解粘连"。查了一下,发现不仅是国内医生,西方也曾有认为瘢痕粘连是慢性疼痛的罪魁祸首,因为一些疼痛部位触摸时感觉硬实,像是肌组织纤维化(瘢痕)。可是,至今为止,没有一篇报道证实疼痛部位相关肌组织中有瘢痕的病理切片。只有两篇几十年前的论文发现有收缩结节的存在,一篇以狗为模

---

[1]　CHRIST M. Pain-the fifth vital sign[J]. Swiss Med Wkly,2020,24(4):150.

型[1]，另一篇以人为模型[2]，可都未在病理切片上发现肌组织有瘢痕存在。

我们以为，"粘连致痛说"并不成立，因为：

1. 没有病理学的支持；

2. 如果粘连致痛说正确，那么皮肤上的非炎症瘢痕也应该疼痛，事实并非如此；

3. 治疗时用针或（针）刀深入到肌肉、骨膜，会造成渗出，形成新的粘连，推理下去，应该更为疼痛，或造成新的疼痛，但事实上并非如此，这也与事实不符；

4. 粘连致痛说与中医诸多治法的有效性相矛盾，服用非甾体抗炎药也应该无效（即使临时缓解也应该不可能）。

二、骨性退变致痛说

经常认为，骨性退变是导致疼痛的一个常见因素，其中，骨质增生使用得最为普遍，不要说医生，大部分老百姓都知道这个词。有些中文学术期刊也称之为骨赘。英文俗称 bone spurs 或 parrot beak，专业名词 osteophytes。

自从 X 光机普遍运用到临床，骨质增生就成为医生口中的常用词，也成为患者心目中的病魔。"为什么有颈椎病、腰椎病、膝盖疼痛？那是因为骨质增生了。骨头多长出一块来，刺激神经，当然疼痛。"人们常如是说。

骨质增生是个祸害，令人痛不欲生，因此，感觉称之为骨质增生太过文雅，叫"骨刺"更加生动形象。"骨头长出'刺'来，不痛才奇怪"，常如是说。

一些患者深受这些学说的影响，天天锻炼患病关节，说是要"磨平骨刺"。其实所谓的骨刺，是肌肉、韧带附着处的骨赘，可能是片状的圆钝的，并不是细尖的一根刺，只是侧面 X 线片上显示为细长的骨刺[3]。

[1] SIMONS D G,STOLOV W C.Microscopic features and transient contraction of palpable bands in canine muscle[J]. Am J Phys Med,1976,55（2）:65-88.
[2] REITINGER A,RADNER H,TILSCHER H,et al. Morphologische Untersuchung an triggerpunkten（Morphologic study of trigger points）[J]. Manuelle Medizin,1996,34（6）:256-262.
[3] 赵幼麟,张志明,王勇. 对跟骨骨刺及骨质增生的见解 [J]. 中国骨伤,2000(10):21-22.

　　近十几年来,由于 CT、磁共振的发明和广泛运用,似乎又找到了疼痛新的"罪魁祸首",骨质增生已经不像十几年前那么振振有词了。已经有一些学者开始质疑骨质增生在疼痛产生中的作用,不过更多的文章、书籍还是把骨质增生作为疼痛形成的重要因素。

　　不仅国内,英语世界里一些学者也还是这样认为[1]。

　　实际情况是,一般情况下骨质增生是不可能引起疼痛的。为什么这样说?

　　1. 骨质本身没有感觉神经末梢,没有伤害性感受器,不可能感受到疼痛,正如我们从来感受不到头发疼痛一样。

　　2. 骨质增生不是一天就长出来的,从无到有,经历了软骨化期、初钙化期、钙化期、初骨化期和骨化期[2],这样漫长的生长期,机体早就适应了。

　　3. 几乎每个上了年纪的人都会有不同程度的骨质增生,大部分人并不疼痛。

　　4. 临床上即使一侧疼痛被认为是缘于骨质增生,另一侧常常同样有骨质增生而没有临床症状,这种情况在膝关节病变中表现得尤为明显。

　　5. 所有有效的治疗手段消除的仅仅是临床症状,都没有办法消除骨质增生,也就是说,治疗虽然成功,但骨质增生的情况并没有丝毫改变。

　　为什么会出现骨质增生? 看看骨质增生的发生地:脊柱椎体、髋关节、膝关节、跟骨等。都是肌肉肌腱的附着处。垂直站立时,这些关节骨头仅仅承受身体的重量,当大幅度低头、长期负重、剧烈运动、身体肥胖等情况时,关节骨头承受的力量就会成倍增加。突然剧烈的运动或高强度训练会出现疲劳性骨折、撕脱性骨折。但如果长期慢性高强度工作或运动,则不会出现骨折,而是代偿性增生。这是一种保护性机制,

[1] MAXWELL J L,NEOGI T,CROSSLEY K M,et al. Relation of MRI-Detected Features of Patellofemoral Osteoarthritis to Pain,Performance-Based Function,and Daily Walking:The Multicenter Osteoarthritis Study [J]. ACR Open Rheumatol,2022,4(2):161-167.

[2] 贺建豪,陈铭. 骨质增生与中医脏腑的相关性探讨 [J]. 光明中医,2022,37(5):777-779.

如同手掌、脚掌经过长期反复的机械性刺激,会代偿性长出厚厚的老茧,从而保护手脚免于受到伤害(图 7-1-1)。骨质增生处是长期反复拉力的承受处,刺激关节局部破骨细胞减少,成骨细胞增多,逐渐形成唇样增生。增生本质上是骨骼的自我加固,是为了避免损伤破坏的自我保护行为。

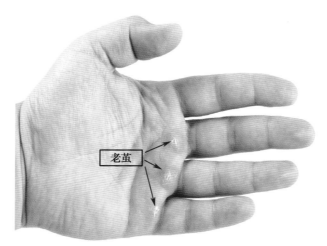

图 7-1-1   皮肤的保护性反应——老茧

当肌肉长时间不工作,保持一个体位,如长期卧床,不仅会出现肌肉萎缩,还会导致骨质疏松。

骨质疏松唯一的后果是容易骨折,不会疼痛,因为骨质中没有感觉神经末梢,这也是骨癌早期不会出现疼痛的原因。慢性腰痛等病痛之所以被误解为是骨质疏松造成的,是因为这些学者还没有认识到肌肉的重要性。

腰椎间盘突出症也是骨性退变致痛说的一个常见说法,通常这样被表述:主要是因为腰椎间盘各部分(髓核、纤维环)有不同程度的退行性改变,在外力因素作用下,椎间盘的纤维环破裂,髓核组织从破裂处突出(或脱出、膨出)于后方或椎管内,导致相邻脊神经根遭受刺激或压迫,从而产生腰部疼痛、一侧下肢或双下肢麻木疼痛等一系列临床症状(图 7-1-2)。

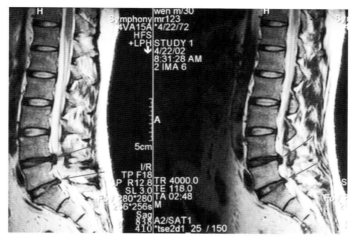

图 7-1-2 椎间盘突出及椎管狭窄

几乎所有教材、所有学者都这么说,可实际上似乎与临床并不吻合,这些年的临床实践让我们对这类压迫说或刺激说不断反思:

1. 神经受到压迫,通常引起麻木,而非疼痛。例如,挤压肘尖旁尺神经沟,会出现前臂尺侧麻木,而非疼痛。再如,久坐马桶,坐骨神经受压,常出现双下肢麻木、活动障碍,但不会出现双下肢疼痛。甚至,用针直接刺到坐骨神经(如针刺环跳穴位时),也只会出现麻木或放电感,不会出现坐骨神经沿线的疼痛感。

2. 如果把这些疼痛理解为感觉神经干受到压迫的话,难以理解为什么不出现其他感觉异常的症状。大家知道,感觉神经干受到压迫产生临床症状,不会仅产生一个症状,还应当同时出现其他感觉障碍,如位置觉、温觉等,可是,临床上见不到位置觉或温觉异常症状者。通俗来讲,想想久坐后起的麻木、活动障碍、冷热不知等症状就明白了。

坐骨神经为混合神经,不仅有感觉神经,也有运动神经。如果感觉神经受到压迫,产生症状,那么处于同一神经髓鞘中的运动神经也应该受到压迫,产生运动功能障碍等症状。但是临床上见不到这种运动明显异常的情况,最常见的是因为护痛而出现的行走不正常情况。

腰椎间盘突出症出现下肢的疼痛,通常是几点或几段部位的疼痛,而不是全部坐骨神经沿线部位的疼痛,我们临床上没有发现过一例踝关节以下疼痛的病例，除非伴随有其他代谢性或感染性疾病。

　　腰椎间盘突出症全部疼痛位置都在肌肉丰厚处，这是所有伤科医生的共识，没有肌肉的地方根本就不会有疼痛，如髌骨上方、踝关节，而这些地方也属于坐骨神经的辖区。

　　腰椎间盘突出症术后部分患者复发。既然手术摘除了压迫物，如何还会挤压神经？有相当多的研究发现腰椎间盘突出症摘除术治疗有短期效果，但远期效果存疑[1]。

　　1. 如果真的是腰椎间盘突出导致的问题，当人体站立或坐位时，症状应该加重，卧位必然缓解，可是，临床上这种情况并不多见。临床上常见的是，随着体位的不同，疼痛情况有变化，而不仅仅是站位或坐位。

　　2. 若压迫说或刺激说正确，那么几乎所有的保守疗法，如针灸、推拿、膏药等，都应该无效，不仅中医的一些方法无效，西医的非甾体抗炎药也应该无效，这些保守疗法或非甾体抗炎药不可能快速解除压迫。事实上，临床上的绝大部分腰椎间盘突出症都是由保守疗法治愈的，可见神经压迫说于理不通。

三、神经病变学说

　　干针源自对肌筋膜触发点的发现与研究，多数人认为肌筋膜痛因于能量危机假说（energy crisis theory），当然也有不同意见。干针的一个分支叫 Intramuscular Stimulation（IMS），创建者 Dr. Chan Gunn（中文名：颜质灿，加拿大温哥华华裔教授，出生在马来西亚，曾在剑桥大学学医），颜医师认为肌筋膜慢性疼痛是由于运动神经（特别是神经根）的病变（neuropathy）引起[2]。

　　我们认为"把慢性疼痛归因于神经根病变"应该有误，因为：

　　1. 神经细胞的修复能力很差，如果颜医师所言准确，慢性疼痛就应

[1]　VALAT JP，GENEVAY S，MARTY M，et al.Sciatica[J]. Best practice and research in clinical rheumatology，2010，24（2）：241-252.

[2]　GUNN C C. Neuropahtic Pain：a new theory for chronic pain of intrinsic origin[J]. Ann Roy Coll Phys Surg Canada，1989，22 ：327-330./GUNN C C. Neuropahtic pain：diagnosis and treatment of segmental irritation or sensitization[J]. J Musculoske Pain，1997，5（4）：119-134.

该持续很长时间,甚至终身不愈,可事实上,大部分慢性疼痛持续的时间都不很长,甚至还有一部分有自愈倾向。

2. 如是源于神经根病变,那么肌筋膜疼痛就应该与天气变化、活动体位没有关联,事实并非如此。

3. 如是因为神经,非甾体类镇痛药就应该对疼痛无效,这也与事实不符。

疼痛学临床上常有这样一大分类,被称为神经病理性疼痛(neuropathic pain)。国际疼痛学会(IASP)1994年定义:"疼痛开始于或起源于外周或中枢神经系统的损伤或功能不良。"2011年重新定义:"由躯体感觉神经系统的损伤或疾病而直接造成的疼痛。"(原文:pain arising as a direct consequence of a lesion or disease affecting the somatosensory system)[1] IASP专家认为这些疼痛主要来自感觉神经系统的损伤。

这个概念看起来很好理解,可临床实际工作中却难以执行,迄今为止,神经病理性疼痛没有明确的诊断标准。多根据以下几条进行判断:①有神经损伤病史,表现出神经损伤后的感觉或运动功能缺失;②主要表现为刺痛、电击样痛、烧灼样痛、放射痛等,并能出现自发痛、疼痛高敏或感觉异常;③所有疼痛都在受损神经或传导通路的神经支配区域内;④对常规治疗仅部分敏感,而抗抑郁药物治疗则常有效。

表述似乎完美,临床实际则难以实施:①神经损伤病史常为主观判断,临床一般不表现出神经损伤后的感觉或运动功能缺失;②刺痛、电击样痛、烧灼样痛、放射痛等临床表现并不能说明是感觉神经系统的损伤;③对于"所有疼痛都在受损神经或传导通路的神经支配区域内"这一条判断标准,实际上,临床也不尽然如此;④没有证据表明,抗抑郁药物对感觉神经系统有影响。

因此,我们并不认可:通常被认为是神经病理性疼痛的三叉神经痛、带状疱疹后遗神经痛、痛性糖尿病周围神经病变就一定是神经病理性疼痛,我们认为:带状疱疹后遗神经痛直接的来源是真皮损伤,因为:

[1] RAJA S N,CARR D B,COHEN M,et al. The revised International Association for the Study of Pain definition of pain:concepts,challenges,and compromises[J]. Pain,2020,161(9):1976-1982.

1. 真皮表浅，很符合痛觉超敏的临床特征。所谓痛觉超敏，是判断神经病理性疼痛的一种重要指标，主要指的是稍触即痛，即使用羽毛触碰皮肤，皮肤局部都有很明显疼痛，临床上最常见的情况是：患者提溜衣服进入诊室，不使衣服触碰皮肤。

2. 在这些疼痛出现前曾有皮损。由于水痘 - 带状疱疹病毒入侵，沿着脊神经造成破坏，形成疱疹，造成皮肤损伤。

3. 真皮损伤后恢复速度慢。真皮血供较肌肉或其他软组织少（这是真皮层颜色白的原因），修复能力相对差。

4. 如果该疼痛是由于神经细胞损伤造成，非甾体抗炎药和一般外治方法就应该很难有效，实际上，这些药物也有效果。

所以，我们认为：带状疱疹后遗神经痛的疼痛实际上是由于带状疱疹引起的真皮皮损造成的，而不是由于神经病变造成的（图 7-1-3）。

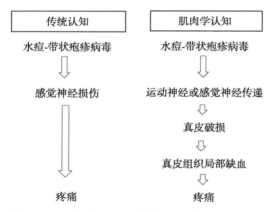

图 7-1-3　带状疱疹后遗神经痛的不同认知

另外一个有名的被认为属于神经病理性疼痛的糖尿病周围神经病变（diabetic peripheral neuropathy，DPN），糖尿病周围神经病变是一种患病率较高的慢性并发症，常见症状有麻木、疼痛、蚁行感等，脚麻常表现为：从远端开始、对称性。检查时常发现：跟腱反射、膝腱反射减弱；位置觉减弱。

这种被认为是周围神经病变的病症，我们认为并不符合临床实际。这种病症，如同糖尿病足一样，也是由于糖尿病血管病变引发的。

理由是：

1. 这些"神经病症"常伴有肢端局部温度下降和皮肤颜色变暗。

2. 如果是周围神经病变，麻木程度一般不会出现渐进性变化的现象，而血供下降则常出现这样的现象。

3. 不良血供会导致局部神经的能量危机，从而产生神经的症状。

因此，所谓的糖尿病周围神经病变，也是由于糖尿病血管病变致神经营养不足导致的病变，引起的疼痛并非神经病理性疼痛，临床治疗时还是要针对血管病变。

三叉神经痛的研究还很粗浅，是中老年人群中发病率较高的慢性顽固性疼痛，还有很多现象不很清晰，机制还很模糊，支持属于神经病理性疼痛的一个证据：卡马西平对三叉神经痛有效。否定其属于神经病理性疼痛，没有足够的材料，暂时存疑。不支持神经病理性疼痛的证据：①疼痛时有时无，症状时轻时重，一般神经损伤不会出现这样的情况；②没有三叉神经及其相关中枢有损伤的发现。

综上所述，除了三叉神经痛还没有明确外，我们认为，糖尿病周围神经病变和带状疱疹后遗神经痛并非因神经损伤，并非真的属于神经病理性疼痛。

四、炎症因子致痛说

这是影响最大的学说，几乎所有的疼痛研究专家都认为炎症因子是导致疼痛的主要因素。

所谓炎症因子，就是指所有参与炎症反应的细胞因子，这些细胞因子按照在炎症反应中所起的作用，一般可分为[1]：①与疼痛有关的，如前列腺素、缓激肽、P物质等；②与组织损伤有关的，如氧自由基、溶酶体酶、一氧化氮等；③与发热有关的，如白细胞介素-1、白细胞介素-6、肿瘤坏死因子等；④与血管扩张有关的，如缓激肽、组胺、前列腺素、一氧化氮等；⑤与血管通透性有关的，如组胺、缓激肽、P物质、血小板激活因子等。

---

[1] 金菊，黄才国.炎症因子在肿瘤骨转移中的作用[J].生命的化学，2022，42（12）：2185-2190.

因此，很多疼痛研究人员都关注炎症因子[1]，认为炎症因子才是导致疼痛的重要因素，每言疼痛，必谈炎症因子，包括笔者在博士研究阶段，制作疼痛动物模型，首先想到的也是炎症因子，用化学方式制作疼痛模型。

把炎症因子看作导致疼痛的首要因素看起来很是理所当然，因为红肿热痛是我们日常最容易见到的现象（图 7-1-4），而且，确实把炎症因子注射到动物体内就会造成疼痛，看起来，无论是常识，还是推理，都把炎症因子确认为疼痛的主要罪魁祸首。

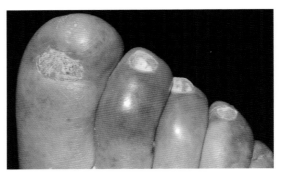

图 7-1-4　红肿热痛

如果炎症因子是引起疼痛的主要因素，那么在任何情况下这个论断都应该成立。可是日常生活中可发现反例。比如痈肿疮疖（图 7-1-5），只要不碰、不挤压或在相关关节不活动的情况下并不痛，虽然其中的脓液清晰可见，而脓液中几乎所有的炎症因子都不缺乏。这就说明，实际上，炎症因子并不会直接导致疼痛。那么，这些现象表明，炎症因子确实会导致疼痛，但不是必然条件。

五、局部组织缺血致痛说（作者提出的学说）

上述痈肿疮疖的疼痛现象，令笔者疑惑了很长时间，因为我逐渐发现局部组织缺血才是导致疼痛的主要原因。几年以后才明白，应该是

---

[1]　祖力皮也•吐尔逊，阿地力江•外力，史凌云，等．髋关节手术病人疼痛评分与血清炎症因子水平变化相关性研究 [J]．中国疼痛医学杂志，2019（6）：469-471，475．

在炎症因子和疼痛之间还有其他因素。因为我发现：按压脓疱并不疼，按压脓疱周边的僵硬组织才会痛。这时才豁然开朗：导致疼痛的是缺血，机体为阻止炎症因子扩散而建立一个缺血发硬的封闭圈（图 7-1-6）。

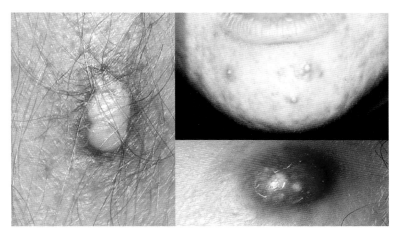

图 7-1-5　**痈肿疮疖**

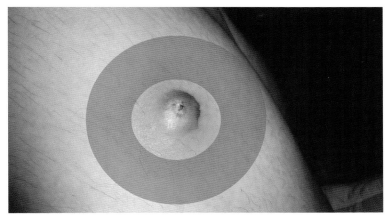

图 7-1-6　**皮肤化脓性病变周围的缺血性发硬封闭圈**

　　脓疱痈肿疮疖疔等病变周围的肌组织或其他软组织紧张僵硬，形成一个缺血性发硬封闭圈，对其周围的动静脉产生压迫作用，防止病变区域的炎症因子、致病微生物及其毒素扩散进入周身血循环。因为静脉壁薄、肌层更薄，对外界压力更少抵抗力，因此，这个发硬封闭圈对相关静脉的影响远大于对相关动脉的影响，使得封闭区域内动静脉都不容易与域外沟通，不过相对而言，静脉受到的影响更大一些，所以临床上常可见到局部肿胀，这样的封闭圈最大程度地封闭了致病微生物、毒素和炎症因子等。

当然，这个缺血性发硬封闭圈理论是作者提出的假说，需要进一步实验研究。

第二节　疼痛与局部组织缺血

上节介绍了疼痛形成原因的几个主要学说，不过，我们并不赞同前四个学说。我们认为疼痛的原因主要是各种原因导致具有感觉神经末梢的局部组织缺血，也就是中医学所说的"不荣则痛"[1]。

一、神经细胞本身并不能产生疼痛感觉

神经细胞损伤并不能产生疼痛感觉，因为：①按压、弹拨或针刺神经时，只会产生麻木感或放电感；②出血、缺血、肿瘤等出现在中枢神经，也不会出现疼痛的情况，比如，很多脑缺血患者并没有头痛症状；③神经轴突大多有髓鞘包裹，髓鞘绝缘，没有去极化的功能，并不能直接感知神经周边的变化。神经末梢才能感知到疼痛。

因此，根据理论推理及临床观察，我们可以得出这样一个结论：神经细胞损伤并不能产生疼痛感觉。但这个结论尚无动物实验的支持。大家知道，动物实验是推进医学进步的重要方法，是生命科学的基础和重要条件，动物实验直接影响着许多领域研究课题成果的确立和水平的高低，几乎每一个重大医学进步都来自于动物实验。那么为什么没有动物实验的支持还要武断地提出这样的论述？是因为如下原因：

动物没法告知人类自己的疼痛。疼痛是主观感知，动物们也会感知疼痛，但没有办法告知人类，人类没有办法了解动物的疼痛程度，没有定量，更糟糕的是，动物行为学的异常不一定因为疼痛，或许因为麻木等感觉异常。

---

[1]　陈熙鸣．"不荣则痛"与"荣则不痛"理论与临床探讨 [J].黑龙江中医药,2001(6):4-5.

　　损伤或结扎神经,动物产生的行为学特征多半不是疼痛,而是麻木或放电感,有一个中外都很有名的经典疼痛模型,但实际上很可能是有问题的。坐骨神经慢性压迫损伤(chronic constriction injury of the sciatic nerve,CCI)模型,用于研究坐骨神经痛[1](图7-2-1)。这个模型完成后的大鼠的行为学特征:术后两周内,主要观察大鼠的步态和后患肢的姿势等。多出现行走无力,患侧足趾经常悬空不敢着地。实际上,这个坐骨神经的损伤导致的很可能并非疼痛,而是麻木,或运动功能受损。这应该与人体的"坐骨神经痛"病症有着巨大的差别。我们认为,这个坐骨神经损伤模型不能用于研究人类的"坐骨神经痛"。

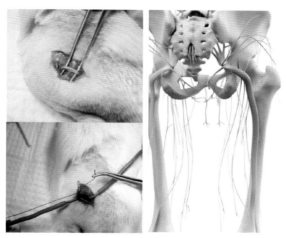

图 7-2-1　坐骨神经慢性压迫损伤模型的制作环节和结扎位置

二、感觉神经末梢才能感受疼痛

　　神经末梢多在神经纤维的末端,按其功能分成两类:感觉神经末梢和运动神经末梢。运动神经末梢又称传出神经末梢,把神经冲动传布到肌肉和腺体组织上,使其产生运动和分泌活动。这里,我们主要讨论感觉神经末梢。

---

[1]　MORIN N,OWOLABI S A,HARTY M W,et al.Neutrophils invade lumbar dorsal root ganglia after chronic constriction injury of the sciatic nerve[J].Journal of neuroimmunology,2007,184(1-2): 164-171.

感觉神经末梢又称传入神经末梢,是感受器,主要接受外界和体内的刺激信号,将这些信号转化为电信号,通过感觉神经,传到脊髓中枢,再上传到高级中枢,产生感觉。

如何理解感觉神经这个感受器?实际上,我们日常生活中就有一个很好的类比:监控系统中的摄像头。感觉系统与整个监控系统如出一辙:感觉神经末梢相当于感受器,捕捉信息、输入信息,感觉神经相当于导线,感觉中枢相当于电脑主机和显示器(图 7-2-2)。实际上,人类的感觉神经系统就相当于监控系统。人类生活在一个超级复杂的环境中,随时有可能面临寒、热、火烧、针刺、跌倒、刀砍、骨折等内外源性伤害,需要有一个监控系统,确保能及时发现伤害,启动或躲避、或战斗等措施,及时止损。

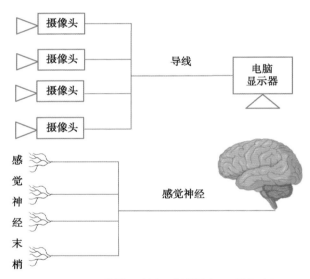

图 7-2-2   监控系统与感觉神经系统相似

摄像头对于监控系统的重要性不言而喻,神经末梢对感觉神经系统的重要性也不言而喻。不过,人们常把神经末梢和神经混为一谈。可能是因为人们对神经末梢了解太少,或神经末梢的结构太过简单,不值得深入研究,于是,我们经常关注神经分类、粗细、传导速度,很少关注神经末梢。

其实,神经末梢比神经纤维更值得关注,因为,神经纤维仅仅是上传下达,传导信息,紧急的用粗一点的神经纤维传输,因为速度快,不紧急的,如内脏感觉,用细一点的、速度慢一点的即可。比起神经纤维,神经末梢才是收集第一手资料的关键结构。神经末梢的种类、分布密度、分布区域等都与感觉神经系统的工作效率紧密相关。

因为神经末梢是神经纤维末端的一个结构,在结构上是延伸的关系,所以人们想当然地以为在功能上也是延伸关系,亦即:神经末梢的功能就是神经的功能,以为神经纤维也能感受到刺激信号。可能是因为这样的认识,长久以来,人们对神经末梢甚少关注,当我要了解国内对神经末梢的研究进展时,居然没有发现一个研究团队。

实际上,虽然神经末梢是从神经纤维中延伸出来的,但其功能与神经纤维截然不同,就如同树叶是从树枝、树干延伸出来的,但功能与树枝、树干截然不同一样(图 7-2-3)。

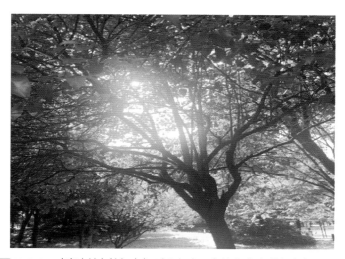

图 7-2-3 **树叶从树枝、树干长出来,功能却与树枝、树干不同**

神经末梢,而不是神经纤维,才有去极化的功能,才能感受周边的变化,因此,我们认为,研究神经末梢的分布规律就非常重要。可惜的是,现在疼痛研究界或神经生理学界对中枢和神经纤维的兴趣远大于对神经末梢的兴趣。感觉神经纤维、感觉中枢都是对感觉神经末梢搜集来的信号进行传导、处理、分析和反应，如果不对信号的来源规律进行研究，就有缘木求鱼之忧。如果把整个感觉神经系统比作一台电脑，神经末梢是信息输入系统，而感觉中枢仅仅是主机和显示器，虽然无比高级，不过，本质上只是硬件。如果没有神经末梢的信息输入，就没有感觉中枢的分析与变化。

迄今为止，每年大约有 1 亿以上的美国人饱受慢性疼痛困扰，导致巨大的下游成本消耗[1]，比如，芬太尼等麻醉药的大量滥用，造成巨大的社会经济负担，甚至导致早逝。

我们认为造成这种现象的主要原因是美国等国的科学家们把疼痛看作是神经的事情，认为是神经出了问题，事实上，他们是南辕北辙了。希望中国的科学家们不要亦步亦趋，应当从疼痛的源头去找寻解决办法，而不是一味地用止痛药掩盖疼痛。

三、疼痛的本质

疼痛，是我们生命中的常客，或相遇数秒，或相守几年，甚至缠绵终生。对疼痛的恐惧几乎与生俱来，人人都害怕疼痛，但几乎人人都离不开疼痛。因此，对疼痛的好奇和探究几乎就是人类的终极问题，仅次于生死。这恐怕是很多上了年纪的人，能够看淡生死，却非常恐惧疼痛的原因。

很多麻醉学专家认为疼痛的本质是感觉神经系统的异常[2]，实际上并不是这样，感觉神经异常的话，就感觉不到疼痛了。疼痛对于人生非常奇特，看似是永恒的敌人，实际却是永恒的朋友。表面上它是我们的威胁，实际上是我们的护卫。

我们认为，疼痛的本质是局部组织缺血引发生命危机向感觉中枢发出的呼救信号。可从下面的压指试验了解一二。步骤如下(图 7-2-4)：

1. 用右手拇指尽力按压左手示指，这时马上就能看到左手示指从红色变成了白色。

---

1 程建国. 美国疼痛医学：前沿、挑战和机遇 [J]. 中国疼痛医学杂志, 2018(8):568-570.
2 赵森明. 透过现象，看到本质：疼痛感觉神经系统的异常是疼痛性疾病的根本 [J]. 中华疼痛学杂志, 2022,18(1):6-7.

2. 维持 3 ～ 5 秒,就能感觉到左手示指局部疼痛,维持更长时间,就能感觉到麻木。

3. 松开右侧拇指,左手示指立马从白色变回红色,与此同时或者稍后一点时间,原来的局部疼痛或麻木立即消失。

这个简单的压指试验证明了局部组织缺血是导致局部疼痛的原因。局部组织缺血一定时间后,疼痛就会产生。局部不再缺血后,疼痛就会消失。

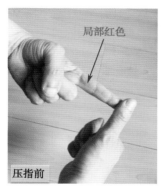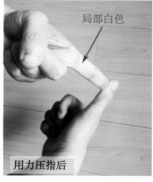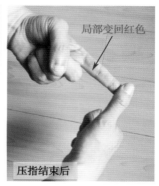

图 7-2-4　压指试验

实际上,不一定要做压指试验,日常生活中随便按压任何部位,只要产生疼痛感,局部一定变白。疼痛部位缺血的现象已经在慢性肌肉疼痛病痛中被一些学者发现[1],并不新奇,只是压指试验更加一目了然。

压指试验说明局部组织缺血导致疼痛,经常有人问,用血压带造成的动静脉阻断就会造成缺血现象(图 7-2-5 左),或者对左手示指的掌侧固有动脉和掌侧总静脉等阻断(图 7-2-5 右),为何不产生疼痛感?

这是因为把远端的动脉静脉都阻断了,局部组织血循环近乎停止,

[1]　LARSSON R,OBERG A,LARSSON S E.Changes of trapezius muscleblood flow and electromyography in chronic neck paindue to trapezius myalgia[J]. Pain,1999,79(1):45-50./DELCHANO R E,KIM Y J,CLARK G T.Hemodynamics changesinduced by submaximal isometric contraction in painfuland non-painful human masseter using near infraredspectroscopy[J]. Arch Oral Biol,1996,41(6):585-596./MAEKAWA K,CLARK G T,KUBOKI T.Intramuscular hypoperfusion,adrenergic receptors,and chronic muscle pain[J]. Pain,2002,3(4):251-260.

短期内局部组织不会变白，还没有缺血，因此，一般不会产生疼痛。时间长了，神经供血也发生障碍，知觉缺失，感觉不到疼痛等知觉。因此，试图用阻断动静脉的方法造成局部缺血测试是否产生疼痛的方法行不通。综上，局部组织缺血才能导致局部疼痛，短时间的血循环停滞并不能导致局部疼痛。

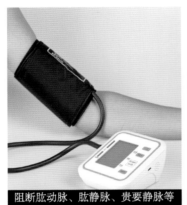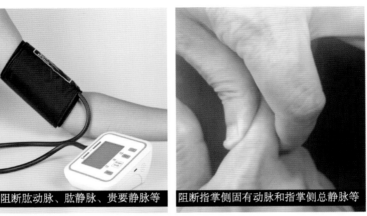

阻断肱动脉、肱静脉、贵要静脉等   阻断指掌侧固有动脉和指掌侧总静脉等

图 7-2-5   动静脉阻断短时间内并不会造成局部组织缺血

由前面的分析，我们可以得出一个结论：局部组织缺血是导致局部疼痛的主要因素图 7-2-6。为什么会这样呢？我们分析原因如下：

局部组织由细胞构成，后者是除病毒之外的所有生命的基本结构功能单元。人类生命健康的前提条件是该活着的细胞都活着，这些细胞都活着，健康就无虞。人类需要氧气、水、营养等才能生存，细胞同样需要氧气、水和营养等。人类没有氧气、水、营养等会立即喊救命，细胞或组织遭遇同样情况，也会喊救命。只是这些组织或细胞没有嗓子，发不出声音，只能通过周边神经末梢的感知，从而大脑皮层产生很难受的感觉，人类称之为疼痛。

细胞或局部组织的氧气、水、营养等来自动脉，因此，动脉的状态，尤其是供应局部组织的小动脉状态，是影响疼痛的重要因素。

这就是为何动脉炎、动脉栓塞、动脉痉挛（如雷诺病）导致疼痛的原因，不过，导致动脉状态发生变化的更常见原因是肌肉的状态。

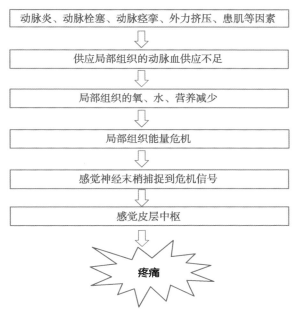

动脉炎、动脉栓塞、动脉痉挛、外力挤压、患肌等因素

⬇

供应局部组织的动脉血供应不足

⬇

局部组织的氧、水、营养减少

⬇

局部组织能量危机

⬇

感觉神经末梢捕捉到危机信号

⬇

感觉皮层中枢

⬇

疼痛

图 7-2-6　疼痛产生的主要路径

第三节　MTrP、患肌的由来

　　由上一节论述可知,局部组织富含氧气、水、营养等的动脉血缺乏是导致局部疼痛的主要原因,动脉血恢复正常输送是疼痛消失的主要原因。

　　虽然动脉炎、动脉栓塞、动脉痉挛等动脉本身的病变会导致动脉血供应缺乏,从而造成疼痛,但发生动脉本身病变的情况并不很常见,导致局部疼痛的大部分原因是动脉受到了周边环境的影响。

　　动脉像个塑料管道,是软的结构,其内径可在外力的压迫下改变,容易受动脉周边环境影响。肌肉是动脉(尤其是小动脉)主要外环境(图 7-3-1)。小动

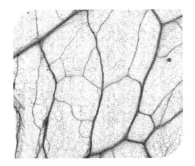

图 7-3-1　肌肉内动脉的分布

脉在肌肉中穿行，受到肌肉状态的影响。

影响动脉内径变化的，主要有三种情况：①血管紧张素等化学物质导致的；②由自主神经指挥肌内血管壁平滑肌；③由外环境挤压，如外力挤压、周边肌肉紧张。

与本书相关的，主要是第三种情况，周边肌肉紧张，这就涉及动脉与肌肉的关系。

动脉和肌肉的生理关系，大略分以下几种情况：

> 因为主动脉中没有肌组织，对肌肉有治疗作用的方法或药物对主动脉就没有效果。

1. 与肌肉没有关联　很大的动脉，如主动脉弓（图 7-3-2），因为近邻心脏，有着足够的动力，因此主动脉在组织结构上没有肌组织，因而也没有节律性的主动搏动。当左心室强大的心肌将血液喷射到主动脉时，主动脉压力增加到其收缩压峰值，而后逐渐下降。一波一波地随着左心室的血量射出潮起潮落。

2. 周边肌肉不强，动脉自身产生动力　较大的动脉，本身有强大的肌组织，可以通过有节律的搏动，推动动脉血前行，这些动脉包括胸主动脉、腹主动脉（图 7-3-2），以及其他周边没有强大肌肉的动脉，如颞浅动脉、桡动脉、颈总动脉、股动脉、足背动脉等。

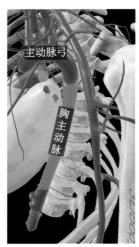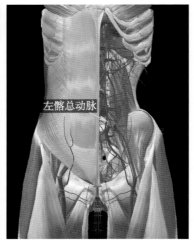

图 7-3-2　动脉的不同环境

3. 动力主要依靠周边的肌肉　紧邻肌肉,如髂总动脉(图 7-3-2)或在肌肉中穿行的动脉(图 7-3-1),这些动脉一般没有节律搏动,这些动脉血主要靠肌肉(尤其是呼吸肌)的舒缩节律向前推进。人体血管长约 100 000km,首尾相接可绕地球赤道两圈半(图 7-3-3)。虽然毛细血管占据其中的大部分,但动脉也已经很长很长,动脉血从心脏出发,要奔袭这么长的距离,到达越来越细的动脉管腔,单靠左心室的收缩压力是不可能完成的。需要以呼吸肌为主的大量骨骼肌舒缩交替运动把动脉血推向远方。

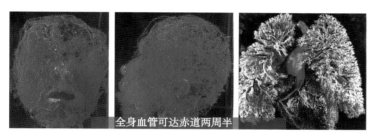

图 7-3-3　密密麻麻的血管(照片来自:大连生命奥秘博物馆)

从上面的论述可知,动脉的内径可变形,肌肉是动脉的主要周边环境。动脉的生理行为与周边的肌肉紧密相关,当然,动脉的病理行为也应当与周边的肌肉相关。

这里,还必须介绍一个词:肌筋膜触发点(myofascial trigger point,MTrP)。

Myofascial 是合成词,myo- 表示"肌肉的",-fascial 表示"筋膜的"。trigger 在这里作"触发、引发"解,所以 MTrP 常翻译为肌筋膜触发点,台湾同道常称之为"激痛点"。

MTrP 是因为各种原因造成肌电生理的变化,导致相关肌肉上的某些局限小区域较其他区域更为敏感,在较轻的外界压力下即可激发出压痛或疼痛。这是康复学界一个非常重要的概念。

MTrP 看起来是个新概念。实际上,中医界对 MTrP 现象并不陌生,传统上称为阿是穴、天应穴、结节、条索、结筋病灶[1],可惜中医界并没有

[1]　薛立功,张海荣.经筋理论与临床疼痛诊疗学 [M].北京:中国中医药出版社,2002:5.

对 MTrP 现象背后的科学道理深入研究,仅仅是停留在临床较为粗浅的运用上。

曾任职美国加州大学的洪章仁教授及其学生周立伟教授等人,在MTrP 动物实验模型和临床研究上做出了很多贡献,是这些年来该领域的领导者,他们把这些研究汇聚成《肌肉疼痛》一书(图 7-3-4),2015 年在我国台湾出版。

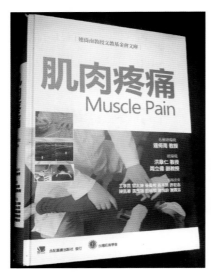

图 7-3-4 《肌肉疼痛》

在 2007—2014 年期间,MTrP 曾被我们广泛地运用于临床,这个可在笔者 2011 年人民卫生出版社出版的《浮针疗法治疗疼痛手册》中清晰地感觉到。但后来我们提出了一个新词:患肌(tightened muscle),指的是在神经系统正常的情况下,放松状态下,依旧保持紧张状态的肌肉,也可以说,患肌是肌腹内至少存在一个MTrP 的肌肉。

这是我们在 2014 年 12 月 12 日确立的名称。那天,在我们的浮针世界 QQ 群中(图 7-3-5),大家热烈讨论,觉得 MTrP 这词至少不适合用于浮针临床,最后我们确定了一个新词:患肌。当时还没有完全意识到患肌这词的重要性,现在回过头来看,患肌的诞生,对浮针医学的发展,甚至对现在肌肉学的发展,起着相当重要的作用。

患肌的英文,我们认为 tightened muscle 这个词较好,直译为"处于紧张状态的肌肉",已经被我们用于多篇 SCI 论文中[1]。

---

[1] CHIU P E,FU Z H,SUN J,et al. Efficacy of Fu's Subcutaneous Needling in treating soft tissue pain of knee osteoarthritis:a randomized clinical trial[J]. J Clin Med,2022,11(23):7184./HUANG C H, LIN C Y,SUN M F,et al. Efficacy of Fu's Subcutaneous Needling on myofascial trigger points for lateral epicondylalgia:a randomized control trial[J]. Evid Based Complement Alternat Med,2022, 2022:5951327./ HE Q T,HUANG H Y,LIANG H Y,et al. Subcutaneous stretching enlarges adjacent vertebral artery instantly in patients with cervicogenic dizziness:Two case reports[J]. Medicine,2023, 102(5):32643.

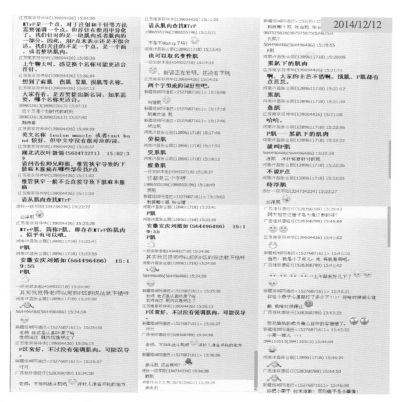

图 7-3-5　2014 年 12 月 12 日浮针世界 QQ 群关于患肌命名的讨论截图

第四节　能量危机学说

关于 MTrP 的形成原因,当然也是患肌的形成原因,Travell 和 Simons 两人创立的能量危机学说(integrated hypothesis of energy crisis)已被学界广泛接受。

能量危机学说认为,MTrP 的形成主要病因,分内外因。内因是由于遗传、老化等造成神经肌肉功能下降,外因主要是:①短时间内的过度用力,例如急性创伤;②长久重复一个动作,例如流水线上的工人;③长时间保持一个姿势,例如歪靠沙发长时间看手机。

这些病因造成肌肉的过度负荷,在神经 - 肌肉接头处兴奋传递过程中,运动终板的乙酰胆碱(ACh)长时间大量量子式释放,胞膜持续去极化。在骨骼肌的兴奋 - 收缩耦联过程中，肌质网对 Ca^{2+} 贮存、释放和再聚积等各方面都大量增加，导致肌肉持续收缩，出现局部紧张、弹性下降。在这些复杂的过程中，由于乙酰胆碱的持久释放、运动终板的去极化、Ca^{2+} 的运动、肌肉的收缩等环节都需要大量的能量。可是"屋漏偏逢连夜雨"，这时能量供应出现了问题：上面所说的这些肌纤维的局部紧张、弹性降低，压迫血管（主要是动脉），血液供应减少，造成一个与外界相对隔绝的封闭小区域，这个小区域中代谢产物中的生化物质（ATP、组胺、5- 羟色胺、激肽、前列腺素、P 物质、钙基因相关肽等）不能输出到小区域之外。这些生化物质又刺激运动终板使得释放更多的乙酰胆碱，形成新的去极化。如此反复，形成一个恶性循环[1]（图 7-4-1）。

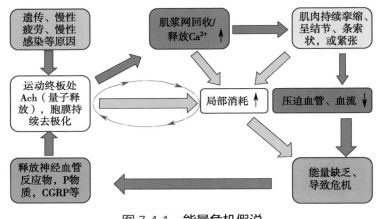

图 7-4-1　能量危机假说

　　上面介绍的是前辈们的总结，这个假说的主要内容实际上只能说明肌腹（运动终板处）的疼痛，并不能解释肌腹以外区域的疼痛。

　　我们从大量的临床实践中认识到，肌腹以外区域的疼痛也是由于肌腹部位的肌纤维紧张造成的，主要是两种：一种是肌纤维紧张僵硬导致被挤压血管所管辖区域缺血，导致疼痛；另外一种是紧张僵硬的肌纤维牵拉筋膜、肌腱等，这些被牵拉的组织也出现局部血循环障碍，

1　SIMONS D G.Review of enigmatic MTrPs as a common cause of enigmatic musculoskeletal pain and dysfunction[J].Journal of Electromyography and Kinesiology,2004,14（1）:95-107.

导致疼痛。

综上所述,慢性软组织伤痛根据病因大致可分为三类(图 7-4-2):

1. 肌腹疼痛 这类疼痛的原因就是能量危机学说中所阐明的[1],发生在肌腹局部,通常说的肌痛就是此类,劳累后的腰酸背痛多属此类,延迟性肌肉酸痛（delayed onset muscle soreness,全身性长时间的剧烈运动之后,肌肉酸胀、疼痛、乏力等情况）也属此类。

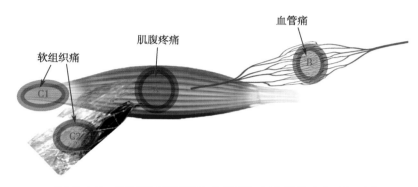

图 7-4-2　能量危机可发生在局部,也可发生在相关区域

2. 血管痛(血管受压导致非局部疼痛) 患肌压迫穿越其中的或紧邻其旁的小动脉,小动脉管径变窄,小动脉所管辖区域出现缺血现象,从而导致非患肌肌腹局部,与收缩肌纤维邻近的组织出现能量危机的现象。这种情况很多伴随局部怕冷,我们治疗腰痛时,发现很多时候处理完腹部患肌就可告捷,这是因为腰部的小血管都是从腹部穿入的。我们在治疗心脏功能性病痛时,常常发现其他部位的疼痛也明显减轻,都可归属此类情况。

3. 软组织痛(肌腹之外的其他软组织疼痛) 患肌收缩,牵拉与之相关的肌腱、筋膜,使得这些软组织继发紧张,造成局部组织缺血,产生疼痛,这种疼痛可以在任何区域,不过多在关节局部或肌腱附着处。例

[1] GEZGİNASLAN Ö,GÜMÜŞ ATALAY S. High-energy flux density extracorporeal shock wave therapy versus traditional physical therapy modalities in myofascial pain syndrome：a randomized-controlled, single-blind trial[J]. Arch Rheumatol. 2019,35(1):78-89.

如，末端病 [1]、节间韧带损伤、节上韧带损伤等病痛都属于此类。

在论述肌筋膜痛时，上文所述的血管痛和软组织痛被西方学者们认为是发生在肌腱等处的 MTrP。我们认为，肌腱、筋膜都不具备主动收缩能力，没有 ACh 的参与，不可能出现 MTrP。

肌腹疼痛、血管痛、软组织痛实际上都是缺血造成的，只是途径不同，但都与患肌相关。肌腹疼痛是由患肌直接导致，后两者是间接导致。

通俗地说，除了神经细胞本身发生病变的原因还没有清楚以外，肢体疼痛是因为缺血，也就是组织或细胞在挨饿、在哭泣。哭泣的眼泪被外周神经系统感受，在高级中枢显示了出来。

这是个比喻，小孩饥饿时会哭泣，细胞缺血也会哭泣，小孩哭泣的目的是让大人喂食物，细胞哭泣的目的是寻求保护，不要让它继续干活或受打击。

总结到这里，我们可以给疼痛下一个我们的定义了，疼痛就是具有感觉神经末梢的软组织因为缺血缺氧引发生命危机而向感觉中枢发出的呼救信号。简要地说，疼痛就是正在饥饿的组织发出的求救呼唤。

不同的组织、不同的神经末梢分布密度、不同的缺血程度，导致不同程度或不同感觉的疼痛，临床上不同类型的疼痛实际上都是局部组织缺血造成的。

要着重强调的是，并非所有缺血的组织都会造成疼痛，只有分布有感觉神经末梢的软组织才会产生疼痛感觉。其他组织缺血产生不同的症状，表 7-4-1 罗列了我们临床观察到的不同组织的缺血产生的不同症状（注意：一般软骨组织不缺血）。

表 7-4-1　不同组织的缺血产生不同的症状

不同组织的缺血	产生的不同症状
骨骼肌肌腹	酸痛、胀痛，无力，关节活动范围减少，按摩后常可缓解，长久缺血局部可萎缩
心脏	影响到邻近骨骼肌，产生胸闷、胸痛、噩梦频繁等症状

---

[1]　任凯，龚晓明 . 运动员腱止点末端病的回顾与展望 [J]. 中国康复医学杂志，2006，21（8）：754-756.

续表

不同组织的缺血	产生的不同症状
输尿管平滑肌	影响到邻近骨骼肌,产生绞痛、酸痛等症状
气管、支气管平滑肌	咳嗽、哮喘等症状
肌腱、韧带	锐痛,按压加重
真皮	刺痛、火辣辣的痛,痛不可触
广泛轻度缺血的脑组织	头昏,头重脚轻、头晕、失眠或嗜睡
骨组织	局部没症状,长久易骨折
视神经系统	视物模糊,视力下降
听神经系统	耳朵的闷胀堵塞感、耳鸣、听力下降
周围神经	麻木,长久则知觉下降或缺失

第五节　患肌的特点和临床表现

上一节我们把慢性疼痛分成三类:肌腹疼痛、血管痛、软组织痛。肌腹疼痛在局部,较为容易查找,患肌与痛点或压痛点常合二为一,不过更多的是血管痛和软组织痛。这两类痛点与患肌分离,不在一处,要找到患肌就很不容易。

查找患肌不仅事关疼痛的诊断和处理,也与患肌引起的非疼痛病症密切相关。我们认为,疼痛产生的两个必要条件,一是局部组织缺血,二是这个区域有足够的感觉神经末梢。如果患肌没有造成局部组织缺血,或即使有局部组织缺血但缺血区域没有感觉神经末梢,都不会出现疼痛的现象,不过会导致其他的状况,如疲劳、失眠、抑郁、麻木、干咳等情况(图 7-5-1)。

由上可知,患肌导致的病症复杂多变,要解决这些病痛,精确找到患肌是关键,因此,分析患肌、查找患肌是临床非常重要的一个环节。

经过多年的临床观察、研究总结,我们认识到:患肌是临床多种慢性病痛的主要原因,浮针和其他外治疗法能够影响机体的主要环节也是患肌。这些方法既能治疗疼痛,也能治疗麻木、耳鸣、失眠、多汗、怕冷等病症,是因为这些病症都是由患肌引起(不是患肌引起的麻木、耳鸣、失眠、多汗、怕冷等,用浮针和其他外治疗法就不容易取得疗效)。就是说,并不是浮针直接针对这些病症,而是通过治疗患肌这个中介桥梁,麻木、耳鸣、失眠、多汗、怕冷等的治疗效果是治疗患肌后附带的作用。

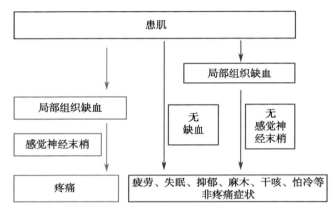

图 7-5-1　患肌既可以导致疼痛,也可以导致其他症状

一、患肌的体征特点

检查时,患肌有两大体征特点:

特点 1:在神经系统正常、相关肌肉放松的情况下,医生触摸该肌肉时,指腹有"紧、僵、硬、滑"的感觉,患者局部常有酸胀不适感;

特点 2:该肌肉的相关活动范围减小,时有乏力现象。

患肌特点 1,是每个患肌都具备的,确定是否为患肌的主要指标。无论肌肉活动范围大小,都能被触摸到,只是需要用心练习、用心体会。

患肌特点 2,常被用于关节肌肉的评估,这个特点在活动范围大的肌肉上表现得明显,活动范围不大的肌肉常难以评估。活动评估较为容易掌握,有客观化指标,常被康复科、运动医学科等科室使用。

特点 1 和特点 2,可称之为触摸评估和活动范围评估,在临床上要结合使用。

特点 2 可以说是宏观大体判断,可以量化,较为客观,特点 1 是精确判断,难以量化,只能根据感觉认定,较为主观。如果用品酒作比方,特点 2 就是酒的色泽等外在表现,特点 1 就是口感,需要多次感受才能知道该酒的品质。

检查时,常首先使用特点 2,然后触诊,利用特点 1。如颈椎病在触诊前,可以请患者做低头、仰头、左侧头、右侧头、左转头、右转头等六个动作(图 7-5-2),看看哪个动作受限,然后根据功能解剖的知识确定大体哪些肌肉可能处于病理性紧张的状态,也就是确定嫌疑肌。嫌疑肌指的主要是根据解剖学分析出来的与病痛部位相关联的肌肉。

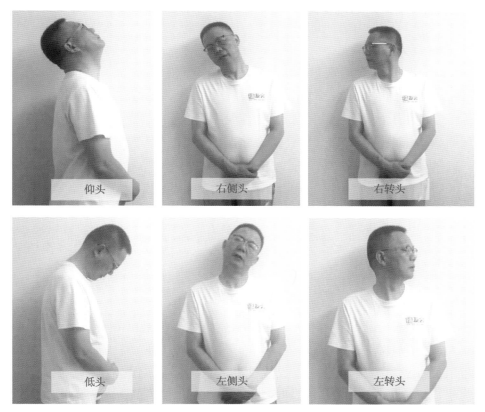

图 7-5-2 颈椎病体征检查常用方向

因为特点 2 只有在活动范围大的肌肉上才能更好显示出来,因此临床慢性病的运动评估有时难以进行,所以,请大家一定要依靠、利用特点 1,把触摸的功夫练好。

二、患肌发病规律

因为肌肉组织长期处于活动状态,血供丰富,波动很大,收缩与舒张不断交替,容易受到外界环境影响,因此,患肌为患,很有规律。

(一)患肌规律Ⅰ:波动性

与其他组织病变造成的慢性病痛不同,患肌引发病痛的程度常常上下波动。

这里有个词需要提一下:患肌化。患肌化指的是正常肌肉在各种因素影响下转变为患肌的过程。

1.八大发病特征

(1)患肌化后,出现最常见的症状:疼、酸、胀、重。

(2)与患肌相关的关节活动范围减少,动作僵硬缓慢。

(3)肌力下降,用力稍久就会出现不自主抖动现象,病程长者会出现肌肉萎缩、相关关节出现骨性变化。

(4)病程长者常伴有情绪异常,如失眠、抑郁、焦虑。

(5)症情波动。时轻时重,休息好、气候和缓时减轻,劳累后、遇风寒湿等则加重。

(6)病痛程度常与体位、活动方式有关联,改变体位等,症状常有变化。

(7)病痛范围常随时间推移而扩大,容易影响到邻近肌、协同肌、拮抗肌。

(8)伴随局部症状:麻木、水肿、冷症、瘙痒、色素沉着等。

对于具体病例,这八大发病特征不一定均出现,但一般至少会符合两条。在这八条中,其中第(5)条很具有特殊性,与其他组织的损伤有着明显区别。一般组织,如神经组织、真皮、骨骼、肌腱、韧带等,损伤后产生的症状或体征常是持续性、连续性,或逐渐好,或渐渐变得更差,呈单方向发展。患肌常常不是单方向的,而是双向,时好时坏。虽然从长远来看,或趋好,或变坏,也是单方向,可是短时间内,经常出现好坏不定的情形,很容易受外界影响。天气暖和一些、休息好一点、情绪好一点,症状就好一点。天气变冷变潮一些、劳累一些、情绪差些,症状就重些。因此,症情波动的慢性病痛多是患肌造成的(图 7-5-3),这个可以说是患肌第一规律(患肌规律 Ⅰ)。我们在临床上可以用这个规律作为诊断的有力方法。

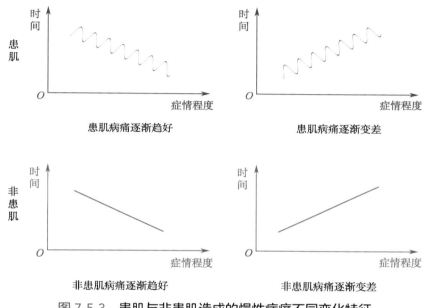

图 7-5-3 　患肌与非患肌造成的慢性病痛不同变化特征

　　凡是看到病变程度时好时坏的慢性病痛,这时就可排除非患肌组织所导致的了。例如,手指麻木,或重或轻,基本可排除神经细胞损伤直接导致。头昏,时轻时重,基本可确定是患肌所致。

　　患肌规律 Ⅰ,一般指的是病痛或轻或重,不会完全消失,如果完全消失,可能并非患肌造成的。如天旋地转的眩晕,体位变化时或剧烈发生,或干脆根本没有,很可能是耳石症。

　　2. 三个体征特征 除了上面所说包含患肌的临床症状特征,在体征上也有如下三个特征:

　　(1)触诊有紧僵硬滑感:这也是患肌的基本特征。正常的肌肉,放松状态下,应该松软、有弹性,触摸时感觉像触摸嘴唇一样。感受最佳的肌肉是婴幼儿的肌肉,触摸的明明是肌肉,但感觉不像是肌肉。患肌化时，放松状态依旧感觉紧张，缺乏弹性，不再像触摸嘴唇，更像是触摸人中沟、鼻尖或眉头，有时甚至像触摸额头。

　　临床上可分为5级，患肌0级的感受类似触摸人中沟，患肌1级的感受类似触摸鼻尖，患肌2级的感受类似触摸眉头，患肌3级的感受类似触摸额头，患肌4级的感受类似触摸头皮前部（图7-5-4）。这个类比不一定很精确，但对初学者来说，使用方便，请大家参考。

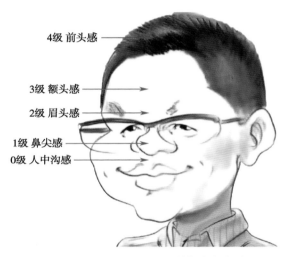

　　图 7-5-4　　患肌分级的触摸感觉类比

　　（2）加强试验阳性：这里的加强试验，指在活动到某一位置时，关节活动受限或出现疼痛，然后加重一点这个方向上的活动（控制在10%以内），如果出现症情加重，即为加强试验阳性，如果没有变化，即为阴性。例如，桡骨茎突部狭窄性腱鞘炎，如果出现握拳侧偏时疼痛加重，即为加强试验阳性（图7-5-5A）。弯腰时腰部疼痛，进一步加强弯腰的程度，疼痛加重即为加强试验阳性。行走时一侧膝关节疼痛，那么单腿下蹲疼痛加重即为加强试验阳性（图7-5-5B）。

　　（3）浮针等非药物治疗效果良好：到现在为止，我们发现浮针等外治方法表面上看起来能治疗很多的病痛，实际上，这些外治方法只是对患肌或其他肌组织紧张引发的病痛有作用，对于其他病痛，并无疗效。这种治法很有针对性，如同一把钥匙开一把锁，使得这些治法具有了诊断作用。如果迅速有效，就可以排除其他组织为患的可能性。例如耳鸣，由多种原因引起，如果浮针治疗后立即改善，就说明这个耳鸣是由于肌组织的原因所造成。

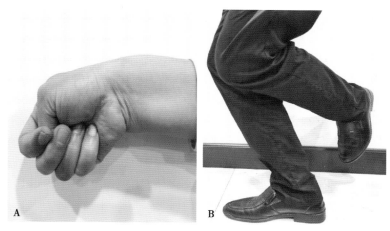

图 7-5-5　加强试验举例

除了患肌规律Ⅰ，肌肉还有其他规律，如邻近肌肉相互影响（患肌规律Ⅱ），肌肉为患常表现出正反两个完全不同的症状（患肌规律Ⅲ）。

（二）患肌规律Ⅱ：联动性

肌肉发挥生理功能时，一般不会单独行动，都会集体参与，协调行动，而且，用力越大，参与的肌肉越多。比如，我们轻轻用脚踢墙壁时，上肢、脸部的肌肉都不参与，如果狠命踢墙，几乎全身的肌肉都参与，脸部都咬牙切齿（图 7-5-6）。很明显，我们脑部给下肢肌肉下达指令时，并没有让脸部的肌肉也参与，可是，只要力量的需求足够大，即使看起来不相干的遥远的肌肉都积极行动起来了。

使用同样的力量，肌肉强大者动用

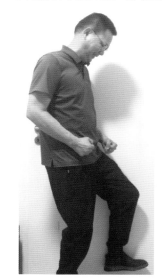

图 7-5-6　猛力用脚侧踢墙，居然要动用脸部肌肉

肌肉的数量就少,反之,肌肉弱小者调动肌肉的数量就多。如同战争,弱小的一方如想获胜,人海战术是常用办法。

　　肌肉病理性过程也有类似的规律。患肌化后,患肌会影响周边的肌肉,使得周边相关的肌肉也患肌化。距离越近,越是一起共同完成生理功能,互相影响越大。病程越长,病情越重,影响肌肉越多。这是患肌规律Ⅱ:患肌会逐渐影响生理状态下共同协调完成功能的肌肉,使之患肌化。

　　浮针治疗"远程轰炸",或,传统针灸学中远道取穴都可以说是患肌规律Ⅱ的表现和运用。

　　例如,通过前臂进针常可治疗胸腹部的病痛,针刺效力的传递需要有物质基础,如何从前臂影响到胸腹部呢?首先有远近相连的肌肉筋膜基础,其次要有相关的关节运动的力量传递。肱二头肌可以联系到胸大肌或胸小肌、前锯肌等胸部肌肉(图 7-5-7)。上臂远程轰炸治疗时,如果配合屈肘掰手腕等再灌注活动动作,这样就会影响到更远的胸腹部。如果做肩关节外展抗阻的再灌注活动动作,则影响到颈肩部会多一些。

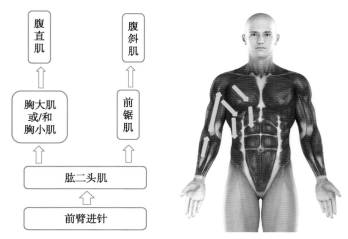

图 7-5-7　前臂与胸腹部肌肉的关联

　　腹部和下肢如何联系的?(图 7-5-8)首先有股内收肌、髂腰肌、缝匠肌、股直肌、阔筋膜张肌等附着或跨越髋关节的肌肉为解剖学基础,其次通过灵活的关节活动动作,更能使腹部、侧腹部甚至腰部肌肉和下肢肌肉产生联系。

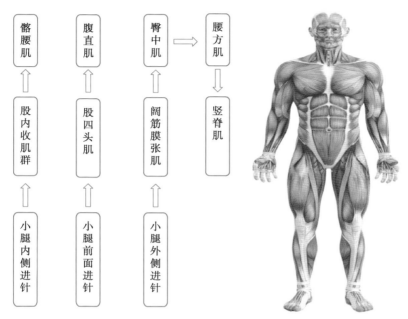

图 7-5-8 小腿内外侧、前面与下腹部、腰臀部大体关系示意图

肌肉壮实者,患肌影响的其他肌肉的数量就少一些,也更容易恢复。肌肉羸弱者,患肌影响的范围广,更难恢复。这就是患肌规律Ⅱ:患肌会逐渐影响生理状态下共同协调完成功能的肌肉,使之患肌化。

（三）患肌规律Ⅲ:双向性

患肌为患时,可表现出截然相反的症状。例如,心肌出现问题,可表现为心动过缓,也可表现为心动过速;大肠平滑肌出现问题,可表现为慢性腹泻,也可表现为大便秘结;一些小肌肉出现问题,可自汗,当然,也会出现无汗等状况;患肌既可导致失眠,也可导致嗜睡。这种现象,我们还不了解背后的机制,暂且命名为患肌规律Ⅲ。

我们认为,对于针灸的双向调节作用,并非针灸有此魔力,而是患肌的病理状态就是双向的,治疗患肌后,双向的病理表现都改善了,之所以这么认为，还有理由：不仅针灸有所谓的双向调节作用，推拿[1]、理疗等也都有如此功效，并非针灸独美。

在这里，我们总结了三个患肌规律，其实我们对神秘的人体了解得还很少很少，需要不断思考，不断实验，才能逐渐了解人体，助力人类健康。

三、关于疼痛扩散现象的几个专业名词

从患肌规律Ⅱ知道，慢性疼痛经常有扩散现象。关于这种现象，了解 MTrP 理论的学者会联想到一个词：referred pain（引传痛）。临床上经常看到，一个地方痛了一段时间后，周边也常常出现疼痛。多数学者认为这是疼痛传导现象，是因为神经感觉或反射弧造成的。

我们不认为疼痛有"引传痛"现象，因为：

① 所有后来出现的"引传痛"都在肌肉上或在肌肉的附着处或紧密连接处，在没有肌肉的地方，迄今没有见到"引传痛"，如胫骨嵴内侧区域；

② 这些后来出现疼痛的肌肉也可患肌化。

这里，有必要对疼痛科经常使用的一个词表达出我们的意见：放射性疼痛（放射痛，radiation pain），几乎每个疼痛相关专业的医生都清楚明了：指的是某一神经根起始阶段受到病理刺激后，引起沿着该神经走行出现的疼痛。这种情况人们通常指的是坐骨神经痛[2]。

我们的观点是，没有放射痛的可能，因为：

1. 坐骨神经管辖整个单侧下肢，直到下肢末端，如果真有放射痛，应该一直放射到末端，即使不是所有的病例都放射到下肢末端，也至少可以发生这种现象，可是，迄今，我们没有发现过一例。

2. 所有的疼痛都出现在肌肉或肌肉附着处。

3. 神经压迫只会出现麻木感或触电感，而非疼痛感。

还有一个词也较为常用：牵涉痛。

[1] 韩国伟. 推拿作用原理的现代研究 [J]. 中医文献杂志, 2001 (2): 31.

[2] 何凡, 张岩, 韩应超, 等. 退行性腰椎滑脱症患者下肢放射痛相关因素分析 [J]. 中国骨与关节损伤杂志, 2020 (3): 229-231.

牵涉痛为起源于内脏疾病的痛觉冲动使机体产生疼痛感,并使痛觉发生在相应的脊髓后根支配的体表区域。如心肌缺血或梗死的患者常感到心前区、左肩背、左臂尺侧、左颈项部、左面部等体表发生疼痛;胆囊炎、胆结石症等胆囊疾病患者常感右肩等体表发生疼痛。

传统认为,牵涉痛是因为大脑皮质误认为来自内脏的神经冲动来自体表。我们也不同意传统对牵涉痛的认识。因为:

1. 所谓牵涉痛部位,都能在局部或邻近区域查到患肌;

2. 如果病变仅在内脏,在西医的认知体系中,通常会认为"治疗体表,应该无效",可实际上,对体表患肌的治疗常很有效;

3. 将来自内脏的神经冲动误认为来自体表,白白增加痛苦,与人类生存无甚意义。

综上,"放射痛""牵涉痛"等这些词汇都存在很多问题。

四、患肌的临床表现

肌肉的功能正常是机体各大系统功能得以完成的一个前提条件,因此,患肌引起的症状也就经常表现为各大系统的病痛,初看起来非常复杂。不过,如果掌握解剖和组织学,条分缕析,患肌引起的临床表现也就不再复杂。我们把所有的这些症状分为五大类。

(一)患肌直接引起的临床主诉

可分为三种情况:

1. 疼痛主要是患肌引起的,最为常见　这种疼痛我们在上文将之分为肌腹疼痛、血管痛、软组织痛,不过都是患肌造成,主要表现为酸痛、胀痛、牵拉痛、冷痛、麻痛、绞痛、酸胀痛、酸麻痛、坠痛、下坠痛、坠胀痛、揪样痛、抽痛、窜痛、搏动样痛等,很多还会表现为压紧感、束带样、持续性疼痛等。疼痛的程度和范围经常随着休息的多寡、情绪的好坏等而上下变动。一般不会表现为灼痛、刀割样痛等。这些疼痛如果出现在关节周围,其程度往往遇到阴雨天加重。

有时患者表达为局部"麻木"。不要听到麻木就以为真的是麻木,有时患者所说的麻木仅是酸痛、胀痛的另一种说法。真正的麻木很少出现在肌肉的肌腹部位,所以,出现在肌肉部位的"麻木"读者要注意鉴别。

2. 功能障碍　主要体现在患肌协同运动丧失、向心收缩和离心收缩的能力下降,临床表现为关节活动范围减少,左右机体活动不协调、不对称等。

3. 乏力　患肌功能减弱、工作耐力减退,患者常主诉无力、乏力、疲劳,常畏惧劳动、容易感冒等。

(二)患肌影响其内部或邻近神经、动脉、静脉而引起的相关临床表现(图 7-5-9)

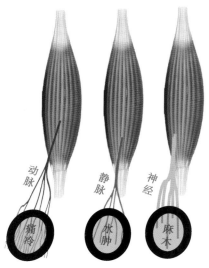

图 7-5-9　患肌影响穿行其中的其他器官造成病痛示意图

1. 神经相关　主要表现为麻木。此类麻木常出现在患肌的远心端,麻木范围内麻木的程度基本一致,无渐进性变化,这是临床中最常出现的一类麻木,常被误认为是相关的神经根在颈椎或腰椎等受到压迫所致。

2. 动脉相关　主要表现为患肌的远心端痛、畏寒、怕冷,触摸时感觉温度下降,有时,表现为一个上肢或下肢都冷得可怕。一般的,患肌如果影响小动脉,患肌的远心端多出现疼痛,患肌如果影响大中动脉,患肌的远心端多出现畏寒怕冷。

3. **静脉相关**　患肌如果影响静脉,患肌的远心端多表现为水肿、瘙痒、皮肤变暗。

(三)肌性内脏病痛

骨骼肌的患肌与邻近的肌性内脏病变常常伴发,这两者究竟是什么关系,是前者影响到后者,还是后者影响到前者,我们至今不很清楚。不过,从临床来看,似乎是内脏平滑肌影响到骨骼肌的可能性更大,似乎很少见到由于骨骼肌的问题影响到内脏平滑肌的。治疗后,随着骨骼肌恢复正常,相应的内脏平滑肌所引发的症状常常同步消失。这些临床表现纷繁复杂。

1. **呼吸系统平滑肌**　干咳、久咳、少痰、哮喘发作、胸闷气促、呼吸不畅等。

2. **心脏心肌**　胸闷、心慌、气短、胸痛、梦多等。

3. **胃肠平滑肌**　胃痛、胃胀、烧心泛酸、嗳气、欲呕、食欲不振、消瘦、习惯性便秘、慢性腹泻、畏惧凉食冷饮、脱肛等。

4. **泌尿系统平滑肌**　尿频、尿急、尿不尽、尿无力、尿等待、输尿管结石、漏尿等。

5. **生殖系统平滑肌**　女性:痛经、月经异常、经血夹血块、老年性阴道炎等;男性:阳痿不举等。

(四)情绪与睡眠

情绪与睡眠,相信多数人和我以前一样,都以为是大脑或神经的问题。大量的临床实践告诉我们需要对此进行反思。这些例子包括:

劳累后情绪变坏,严重时会有厌世情绪,也就是说,肌肉过劳后,不仅表现为无力,也会影响到情绪。

抑郁症的人,在感到易怒、孤独、绝望、无助、痛苦、内疚、不安等的同时,还会感到疲劳、无力等,这些正是肌肉的症状。

正常情况下,睡眠时无论怎么翻身都不会跌落床下,说明睡眠时眼睛、耳朵等五官虽然休息了,但大脑还在工作。如同电脑的待机状态,虽然显示器休息了,可很多零件还在工作(图 7-5-10)。

因此,不要简单地把情绪与睡眠的苦恼归咎于神经系统,实际上与肌肉的状态大有关联。

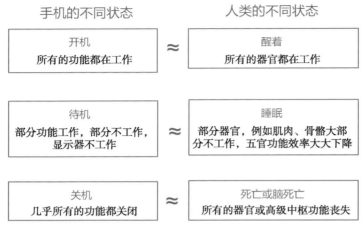

手机的不同状态　　　　　　　人类的不同状态

| 开机
所有的功能都在工作 | ≈ | 醒着
所有的器官都在工作 |

| 待机
部分功能工作，部分不工作，
显示器不工作 | ≈ | 睡眠
部分器官，例如肌肉、骨骼大部
分不工作，五官功能效率大大下降 |

| 关机
几乎所有的功能都关闭 | ≈ | 死亡或脑死亡
所有的器官或高级中枢功能丧失 |

图 7-5-10　　睡眠和手机待机状态接近

　　情绪和肌肉之间的深层关系还不清楚，但很明显，二者一定关系密切。多年的排他性浮针临床让我们深深地感觉到患肌可以影响情绪，尤其是多个部位出现患肌时，会引起长期失眠，主要表现为入睡困难，同时还表现出情绪低落、悲观厌世等。

　　对于慢性软组织疼痛与失眠之间的关系，实际上已有大量研究[1]。只是这些研究很多都是把疼痛作为睡眠障碍或情绪障碍的原因了。因为疼痛经常是患肌的一种临床表现，我们认为是患肌造成了这些问题，慢性疼痛与睡眠障碍、情绪障碍都是患肌的临床表现（图 7-5-11）。理由是：

　　1. 慢性疼痛多是患肌导致局部软组织缺血的一种表现；

　　2. 睡眠障碍或情绪障碍多有患肌，但不一定有疼痛，经常只是感觉无力；

　　3. 患肌治疗后，睡眠障碍或情绪障碍常有很大改善；

　　4. 定时上床、定时起床，持之以恒，这样导致肌肉记忆的方式常常对睡眠障碍或情绪障碍有效。

[1]　LAMI M J, MARTÍNEZ M P, MIRÓ E, et al. Efficacy of combined cognitive-behavioral therapy for insomnia and pain in patients with fibromyalgia：a randomized controlled trial[J]. Cogn Ther Res, 2018, 42：63–79./ HARDING S. Sleep in Fibromyalgia Patients：Subjective and Objective Findings[J].The American journal of the medical sciences, 1998, 315（6）：367-376.

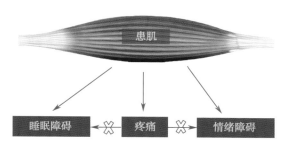

图 7-5-11　患肌、疼痛、睡眠障碍与情绪障碍之间的关系

因为肌肉与情绪病痛紧密相关，早在 2015 年，我们就提出了"肌肉是第二大脑"的说法，这个通俗说法当然不很精确，而且，也与"肠神经系统是第二大脑"的说法相冲突，但我们还是觉得提出"肌肉是第二大脑"的通俗说法大有好处，让人们迅速认识到肌肉与情绪之间的关系，人们不再把肌肉想象成一架机器，而是有血有肉会耍脾气的生命。

说到这里，不得不提到我们祖先观察得细致，总结得高明。中医认为"肝主筋"，又说"肝主疏泄"，原来学中医学基础时，只能死记硬背，理解不了"肝主筋"和"肝主疏泄"之间的因果关系。实际上，把"肝主筋"和"肝主疏泄"理解为"筋"（这里当然理解为肌肉）与"情绪"紧密相关，可能更符合事实。

（五）不明原因的一类病症

有人认为，MTrP 可以引起自主神经功能失调的症状，如异常出汗、持续流泪、持续卡他性鼻炎、过度流涎、心前区不适、竖毛活动，以及本体感受性失调，包括不平衡、眩晕、耳鸣、举起物体时重量感知的紊乱等[1]。

我们的临床，还没有观察到浮针对异常流汗、流泪、竖毛活动有作用，有时可以缓解卡他性鼻炎，曾治疗过一例过度流涎病症，但卡他症状、过度流涎的治疗例数不足，难以判定是否确实有效，是否确实就是由于患肌造成，是直接原因还是间接原因，还难以判断。

本体感受失调治疗后有效，确实应该与患肌有密切关联，临床上很多被诊断为小脑共济失调的似乎也有一些效果，是误诊还是什么原因

1　SIMONS D G，TRAVELL J G，SIMONS L S. 肌筋膜疼痛与功能障碍：激痛点手册 [M]. 北京：人民军医出版社，2014：109-110.

我们还不能判定。

少数耳鸣有效，但仅仅是少数，大约1/3，这类耳鸣与胸锁乳突肌患肌化常常有关。

多数眩晕与患肌有关联，这可能与多数头昏一样，与缺血有关，与供应大脑血液供应的血管周围的肌肉患肌化有关。

五、患肌触摸方法

触摸，非常非常重要。实际上，《内经》时代就非常注重触摸，在我们2021年出版的《气血新论：基于浮针医学的中西汇通》一书中，就对此进行了专门论述。《内经》中用"按""揣""持""切""循""扪""拊""推""摩""卷""执""引"等十几个字来描述动作，论述触摸。

目前，还没有合适的仪器可以直接显示出患肌，要确定患肌只能通过触摸。因为几乎没有两块肌肉是一样的，每个肌肉的形状、厚薄、大小都不一样，因而其患肌化的状态也不一样。需要我们多触摸、多体会，才能感受得到。

判断患肌，有两个方法，一是对比两侧同名肌肉的触摸感受，二是对比周边肌肉的触摸感受。尤其是第一个方法，非常实用，请大家日常多使用。

要强调一点，是触摸患肌，并不是寻找压痛点。患肌常在稍用力触摸时确实比其他地方更容易产生压痛。按压压痛点这个方法，经常被人们使用，实际上不值得高度信赖，因为：①患肌很多时候触摸时并不产生压痛；②除了爪甲等位置，其他任何位置只要按压到一定强度都会产生压痛，没有特异性。

还有一点不能忽略，因为患肌是目标肌肉在放松的情况下自发性紧张的肌肉，所以在触摸患肌前，务必要确保目标肌肉处于放松状态，大部分情况下，请患者处于卧位检查较好。如果不方便卧位，有些肌肉不能放松，这时要采用不断改变体位的方法，如果不同的体位医生手下的感觉都是一样的，都有紧僵硬滑等感觉，就说明这很可能是不正常的肌肉了。例如，我们在患者坐位检查斜角肌时，就要做到两点：一是用另外一手轻轻按压患者头顶，让患者很自然地随着你这手的晃动而晃动;二是不断地改变患者头颈的相对位置(图 7-5-12)。

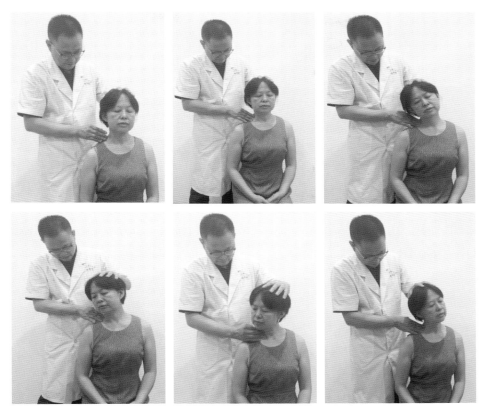

图 7-5-12 非触摸手轻压头部,指挥头部向不同方向运动

下面介绍具体触摸方法。

1. 触摸部位 只有肌腹才有收缩能力,才有可能产生患肌,其他部位(如肌腱、筋膜)也能产生紧张状态,但均由受到紧张肌腹的牵拉而产生,因此,无论是触摸感受还是治疗,都要着眼于肌腹。其他非肌肉部位无须触摸。

检查前,先想想需要触摸的地方是否是肌肉。很多医生随着患者所描述的疼痛部位去检查,这是错误的。

2. 感触位置 感触一定要用手指的指腹,不要用指尖。更具体地说,最好用指腹上有螺纹的地方(图 7-5-13)。

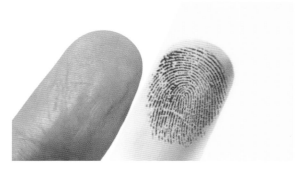

图 7-5-13　**手指螺纹**

　　3. **手指姿势**　一般用大拇指以外的四个手指的指腹。在用力的情况下，指腹的知觉会下降，但又必须用一点力量。因此，不要一个手指单独用力，需要把手指并拢，共同用力（图 7-5-14A），手指不要分开（图 7-5-14B）。

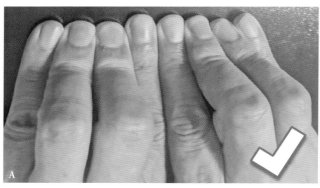
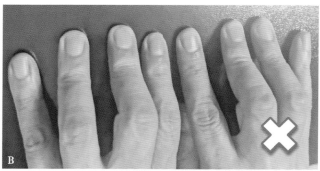

图 7-5-14　**触摸时手指需要并拢**

4. 触摸方向 确定检查目标是肌肉后,需要确定该肌肉的两端附着点,因为肌腹永远是在两端附着点的连线上,指腹的方向必须与该连线垂直(图 7-5-15)。因为这样,指腹与肌纤维的接触面积最大。

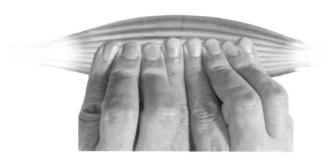

图 7-5-15 **手指指腹方向与肌肉两端附着点连线相垂直**

5. 用力大小 用力太轻,感受到的只能是皮肤。用力太重,感受到的是骨骼。因此,用力不能过轻,也不能过重。究竟用多大力量呢? 在力量逐渐增加的过程中,指甲前端刚刚出现弧白线(指甲上方弧形的白线,距离甲端大约 0.2cm,图 7-5-16)时,这个力量就可以了。

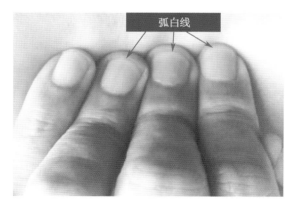

图 7-5-16 **刚刚出现指甲弧白线时的下压力量最佳**

6. 相对位移 手指触摸时,一般需要轻微纵向移动,让指腹感受肌纤维的状态和变化。不过,不要离开皮肤移动。也就是说,指腹相对肌肉是沿着垂直肌肉的走向,从上到下、从下到上移动,但相对皮肤是固

定的。实际操作过程中，手指稍用力下压，黏住皮肤，让皮肤上下移动
（图 7-5-17），从而让指腹充分感受肌腹等的状态。

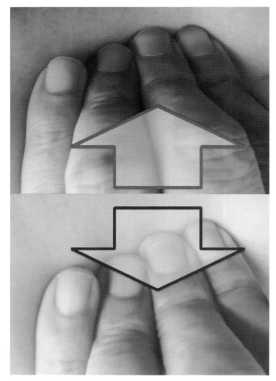

图 7-5-17   **手指下压，黏住皮肤，让皮肤上下移动**

第六节   第二现场、患肌的分类

　　患肌这个词，揭示了我们所认为的疼痛的根源，这是个好词，但也
容易造成误解，误以为只有肌肉才有疼痛。事实是，没有肌肉部位的疼
痛比比皆是。肘膝关节、腕踝关节这些地方没有肌肉，但经常发生慢性
疼痛，为什么？这其中的原因在本章"能量危机学说"一节关于"软组
织痛"和"血管痛"中已有所讨论。因为这种现象非常常见，我们在这
里继续展开论述。

　　这种现象在膝关节病痛中最为常见，很多临床医生通常把膝关节

病痛的原因归咎于膝关节的骨质增生、关节间隙变窄、半月板损伤等骨性变化,归咎于膝关节退行性改变,治疗时也围绕这些病因,或号称围绕这些病因展开,无论中西医,都迷信影像学给出的结果,紧盯膝关节局部而错失了疼痛的真相,实在可惜。

通过这些年的临床、思考、反复临床试验,我们发现这些慢性关节疼痛的根本原因都不在关节局部,我们把这种现象称为第二现场现象。所谓第二现场(the second spot)现象,指的是由患肌引发的病痛,经常不表现在患肌局部,而在与患肌肌腹神经支、血管、筋膜、肌腱等有关联的区域。

第二现场是浮针发明人 2015 年 2 月在广东省中医院临床带教时,在传统疗法科主任孙健教授的诊室首次提出的,后来发现这个通俗易懂的称呼很容易被理解,也确实能够反映临床的很多现象,我们也就借用来说明症状与引发病痛的组织不在一个部位的现象。目前,该名词已经被浮针界广为熟知。

第二现场借用自警察破案的一个术语。比如在河流里发现被害者,那么他的被害地点有可能是在上游的小树林里,然后被罪犯扔到河里。这个案件中,河流是第二现场,小树林是第一现场。警察分析案情得牢牢抓住第一现场。

临床中,很多人把患者的主诉或痛点当作患肌,实在大谬。很多没有肌肉的部位病痛实际上是由于附着在该处或者与该处有紧密联系的患肌引起的。我们把病痛部位这样的主诉或痛点称为第二现场,是由患肌引发的症状所在部位,患肌是第一现场。

膝关节没有肌肉,但与肌肉紧密相关,肌肉通过肌腱和韧带与膝关节紧紧连在一起,所以,如果没有感染、外伤等因素,膝关节的疼痛常常是患肌引起的,膝关节本身的问题不是根源,问题的根本在周围的患肌。

这种第二现场现象很多,如刚才所说的膝关节病痛,膝关节周围疼痛部位是第二现场,而股四头肌的肌肉可能是第一现场,即患肌(图 7-6-1)。再如,大部分头昏、肢冷、麻木部位等是第二现场,周围的患肌才是第一现场。

为什么出现第一现场和第二现场分离的现象?那是因为患肌通过

筋膜、肌腱或挤压小动脉等造成了第二现场症状，如同我们日常生活中在两棵树之间的绳子上晒被子一样（图7-6-2），被子很沉，树又不够强大，于是树受伤了。伤虽然在树上，但原因是沉重的被子。

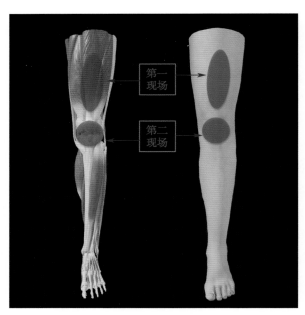

图 7-6-1　第一现场和第二现场

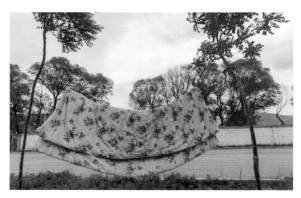

图 7-6-2　晒被子实验

如果要修复那棵树，最有效的方法就是把被子去掉。同理，我们治疗第二现场的病痛,要着眼于第一现场。

刚才仅仅是举例,实际临床上第一现场和第二现场重叠的现象不很多,而第二现场现象非常多。

对于患肌,我们这样分类:责任患肌和非责任患肌。

责任患肌就是与患者主诉相关的患肌,例如,膝关节慢性疼痛时膝关节周围的患肌。

非责任患肌与患者主诉不相关或至少目前为止很难理解其相关性,而松解该患肌后,患者的主诉无甚变化。比如,慢性头昏患者,在其他肌肉患肌化时,还发现腓骨长肌患肌化,这时的腓骨长肌很可能就是非责任患肌。

年长的患者常常有许多非责任患肌,治疗时一般可以不理会,嘱咐患者生活中多注意休息,锻炼时少劳累这些非责任患肌即可。

患肌的部位有时就在症状分布的部位,但多数情况下,患肌和主诉部位常常不在一处,主诉部位为第二现场,患肌是第一现场。如何根据第二现场的部位查找患肌呢? 患肌和临床症状之间有紧密联系,也有规律可循。这个规律我们命名为第二现场规律,具体如下:

1. 不在肌腹部位的慢性非感染性疼痛一定是由于患肌引起。

2. 引发第二现场的患肌至少有一个。

3. 患肌的附着点、或患肌延伸的筋膜、或患肌旁边或下游的小动脉处于第二现场。

4. 如果患肌和第二现场之间没有直接联系,那么两者之间一定还有其他患肌存在。

我们把那些附着点或延伸筋膜处于第二现场的所有肌肉称为嫌疑肌,于是就有了这样的分类:嫌疑肌和非嫌疑肌。

嫌疑肌是个很重要的概念,请初学者在触摸患肌之前先罗列嫌疑肌,然后逐一触摸,逐一排除。例如,如果向前弯腰疼痛加重,竖脊肌、腰方肌、背阔肌、臀中肌应该是嫌疑肌。如果弯腰时前臂内收腰痛加重,那么背阔肌最有可能。如果向后仰腰痛加剧,多裂肌、腰方肌、中下斜方肌等是嫌疑肌。

非嫌疑肌是指其附着点或筋膜不处于第二现场的肌肉,或者没有小动脉等连接第二现场的肌肉。

第七节　检查患肌的意义和方法

触摸患肌对于针灸医生、推拿医生、伤科医生等来说，原本应该不难，难的是改变习惯，改为用解剖的思维去触摸。针灸医生容易受传统针灸理论影响，沿着经络或常见的反应点去查找；推拿医生容易大力按压局部，找压痛点；伤科医生或干脆不重视，或只愿看片子。

长期的临床和研究告诉我们，患肌检查无论怎么强调都不过分。检查患肌意义有四：

一、对诊断意义重大

很多人迷信影像学资料，认为那些骨质增生、突出的髓核等是问题的关键，而忽略肌肉病变的事实。其实，除了外科疾病造成的疼痛（甚至这部分疼痛也与肌组织的紧张密切相关）外，绝大部分的疼痛直接原因来自肌肉的病理性紧张。不去检查患肌，而只关注骨骼或神经，无异于缘木求鱼。有些医师唯片子为尊，片子报告写什么，他就诊断为什么。不知道诊断应该是临床医师决定的，而不是医技科室医师的事情。有没有患肌是关键，是诊断疼痛等病痛的直接要素，影像学的资料是间接的、辅助的，仅具参考作用。

二、对治疗重要

迄今为止，我们认为患肌几乎是很多外治方法的唯一目标。我们坚信"一把钥匙开一把锁"的哲学思想，这些物理性刺激不可能引起广泛的、多组织的变化，应该是影响到了一个组织，由这个组织再影响到其他组织。如果说患肌是敌人，那么浮针或针刺等外治法就是机关枪。如果没有敌人，或者没有发现敌人，机关枪再强大，做的也是无用功。

如果肌肉正常，这些外治方法就无处可显身手。不要指望这些外治方法产生预防作用，强壮需要靠锻炼，而不是靠外治方法。外治方法，可以将已经出现的轻度患肌消灭在萌芽状态，但没有办法预防患肌化，简单地说,可以防微杜渐,但没有预防作用。当然,有人将防微杜渐也当作一种预防作用也是可以的。我们中医"治未病",实际上就是防微杜渐,并没有疫苗一样的预防作用。

三、对预后也重要

能否触摸到患肌是我们在临床判断预后的重要指标,甚至是我们是否给予治疗的重要指标。

可能是因为长期浸淫在传统思维习惯中,人们不习惯触摸患肌,也不重视,以为只要对着病痛点扎针就可以了,不知道这样做至少会有如下弊病:

1. 单纯听患者主诉,也就是第二现场,就会忽略第一现场,第一现场才是疼痛的源头,如果仅仅处理第二现场,往往于治疗无助,甚至还会有可能起反作用。

2. 老年患者常常感觉不灵敏,表述不清,若不检查,会丧失大量的有用资料。

3. 触摸越多,手指越灵敏,经验越丰富,对疼痛的理解认识越深刻。

4. 治疗不精准,没有针对性。

5. 对于部分慢性患者,第二现场和第一现场常常是分开的,如果不检查责任患肌,不把患者忽略的第一现场找出来,不找出患者没有发现的病痛,患者指到哪里,就治在哪里,无论是疗效,还是患者对医生的感觉,都不会很好。

四、对治疗过程中方案的调整也很重要

在浮针治疗过程中,有时并不是一矢中的,相关患肌的寻找也是在治疗过程中确定的,患肌的触摸和评估贯穿整个过程;在治疗过程中,要看现在发现的患肌处理得是否彻底,如果处理彻底,病情不好转,就继续寻找、继续处理。

检查患肌,一定要用心,手随心动。触摸患肌是初学者的一道坎,有的人学得快,有的人学得慢,但只要用心,都能学会。主要的注意要点如下:

1. 检查前一定要确保患者体位适当，局部处于放松状态，这很重要，因为任何肌肉不放松都会处于紧张状态，与患肌难以区分。

2. 主要是触摸检查，而不是按压检查，只有当你感觉到手下紧僵硬滑或有摩擦感等异常感觉时，才能问患者是否在你触摸时局部感觉酸胀不适，甚至感觉异常时，最好再感觉身体上对称的部位是否也有异常，切忌心急重压痛处，任何地方重压都会出现疼痛。

3. 用指腹触摸，不要用指尖，绝对不能用指甲、指间关节，更不能用肘尖。

4. 不能听命于患者，患者指出的位置常常不是第一现场，而是第二现场。

5. 初学者检查患肌的五步骤：①标记出患者告知的病痛处；②罗列所有嫌疑肌；③复习相关肌肉的两端附着点和走向；④按照第五节所说的"患肌触摸方法"进行触摸评估；⑤对照同一个人的对侧同名肌肉的触摸感觉。

第八章

主要肌肉介绍

　　肌肉众多,要全部了解,实在不易。幸好,患肌主要集中在大块肌肉,或者说,我们能够精确触摸到的患肌都是大块肌肉,对疾病影响较大的也是大肌肉,所以,我们在本章介绍这些主要肌肉。

第一节　头颈部常用肌肉及功能

　　本节主要介绍:枕额肌、枕下肌群、二腹肌、胸锁乳突肌、斜角肌、斜方肌、头颈夹肌、肩胛提肌。

一、枕额肌

　　枕额肌是枕肌和额肌的统称,位于颅骨之上,由前面的额肌、后面的枕肌通过中间帽状腱膜连接组成(图 8-1-1 左),可以看作与二腹肌类似,有两个肌腹,中间由结缔组织连接。

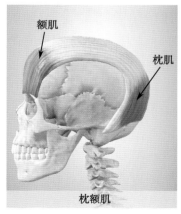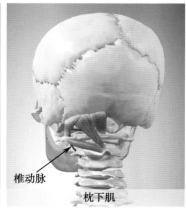

图 8-1-1　枕额肌和枕下肌群

附着处:额肌前面附着于前额,后面附着于帽状腱膜;枕肌前面附着于帽状腱膜,后面附着于枕骨上项线外侧及乳突。

功能:提额皱眉。

相关病痛:头痛、头晕、头昏、面瘫后额纹消失、枕额肌痉挛等。

二、枕下肌群

枕下肌群(图 8-1-1 右)位于枕后深部,包括头后小直肌、头后大直肌、头上斜肌和头下斜肌。本肌群是连接枕下和上位颈椎的重要短肌,其中头后大直肌、头上斜肌和头下斜肌围成三角形区域被称为"枕骨下三角",椎动脉从此穿过。

附着处:头后小直肌上方附着于枕后下项线内侧,下方附着于寰枕后结节;头后大直肌上方附着于枕后下项线中部,下方附着于第二颈椎棘突;头上斜肌上方附着于下项线外侧,下方附着于第一颈椎横突上;头下斜肌上方附着于第一颈椎横突下,下方附着于第二颈椎棘突。

功能:头后小直肌收缩头后仰;头后大直肌双侧收缩可使头后仰,单侧收缩可使头向同侧旋转;头上斜肌双侧收缩可使头后仰,单侧收缩可使头向对侧旋转;头下斜肌主要功能是向同侧侧头,向同侧旋转。

相关病痛:头痛(侧头)、头晕、眼睛昏花等头面五官部缺血性病痛。

三、二腹肌

二腹肌(图 8-1-2 左)属于舌骨上肌,位于颌下,分为前腹和后腹,前腹和后腹由中间腱连接,中间腱以滑车形式固定于舌骨。

附着处:前腹前面附着于下颌骨下方的二腹肌肌窝,向后连接中间腱;后腹上后方附着于乳突内侧,前方连接中间腱。

功能:舌骨固定时,可以张口。

相关病痛:乳突疼痛、张口受限、伸舌无力、颌下肿痛、咽干咽痒等。

四、胸锁乳突肌

胸锁乳突肌是头颈部非常重要的一组肌肉,由枕后向前下走向,貌似美女的长辫子,故美其名曰"小辫肌"（图 8-1-2 右）。

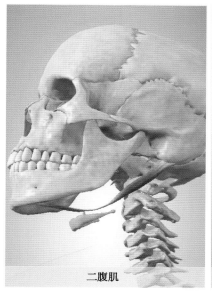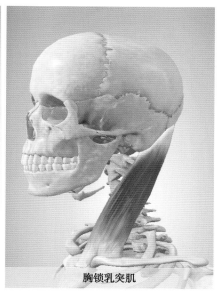

二腹肌 胸锁乳突肌

图 8-1-2 二腹肌和胸锁乳突肌

附着处:上方附着于上项线外 1/2、颞骨乳突;下方两个头,其中胸骨头附着于胸骨柄上方,锁骨头附着于锁骨上缘内 1/3。

功能:单侧收缩可以同侧侧头,脸转向对侧(下巴过中线);双侧收缩可使头颈部屈曲。

相关病痛:乳突疼痛、颈项疼痛伴活动受限、头晕、头痛、视物昏花、面瘫、鼻塞、耳鸣等头面五官病症;还有干咳、久咳,反酸、呃逆等呼吸及消化系统病症;失眠抑郁等情志问题等。

五、斜角肌

斜角肌(图 8-1-3)位于颈部两侧,连接颈椎横突和上两位肋骨。分为前、中、后斜角肌,臂丛神经从前斜角肌后面穿过,当斜角肌紧张挛缩或第一肋骨解剖学异常,导致臂丛神经通过的局部空间狭小,可出现"胸廓出口综合征"。

附着处:斜角肌上方附着于几乎所有颈椎横突,下方附着在第一、第二肋骨的侧面。

功能：单侧收缩同侧侧头，同侧转头；双侧收缩头颈部屈曲。固定颈椎，可以提肋助吸气，参与人体呼吸运动。

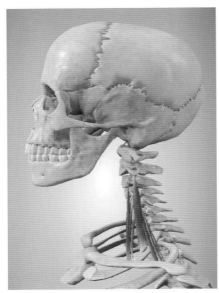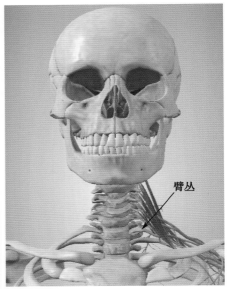

臂丛

图 8-1-3　斜角肌

相关病痛：头昏脑涨、头痛以及头面五官病痛，颈痛转头受限，手臂麻木、胸闷气短、呼吸不畅等病痛。

六、斜方肌

斜方肌是位于颈背部的浅层肌肉，两侧斜方肌合起来形似斜方形（图 8-1-4 左）。斜方肌分为上、中、下斜方肌，上接头枕，下连胸背，内附脊柱，外牵肩、锁。

附着处：内侧附着于上项线、项韧带、胸椎棘突，外侧分别附着三处，上斜方肌附着锁骨外 1/3 上缘，中斜方肌附着肩峰，下斜方肌附着肩胛冈。

功能：针对颈椎，单侧收缩头颈向同侧侧屈，脸转向对侧，双侧收缩头颈部伸展。针对肩胛骨，上中斜方肌上提、后缩为主，下斜方肌下降为主,使肩胛骨形成上回旋运动。

相关病痛:头痛、枕后疼痛、耸肩无力、颈项肩背僵硬酸痛、背部发凉等。

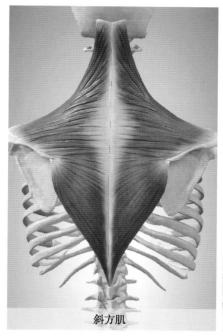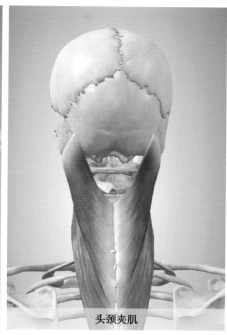

斜方肌　　　　　　　头颈夹肌

图 8-1-4　斜方肌和头颈夹肌

七、头颈夹肌

头夹肌、颈夹肌位于头颈部后方,左右头夹肌如同"V"形夹持着头部,颈夹肌夹持着颈部,头夹肌、颈夹肌的位置毗邻、功能近似,常合称为头颈夹肌(图 8-1-4 右)。

附着处:头夹肌上方附着乳突和上项线外侧,下方附着于第 3 颈椎棘突到第 3 胸椎棘突;颈夹肌上方附着第 1 颈椎到第 3 颈椎横突后结节,下方附着第 3 胸椎棘突到第 6 胸椎棘突。

功能:单侧收缩同侧侧头,同侧转头;双侧收缩头颈部伸展。

相关病痛:头痛头昏、头重无力、项背僵硬、头颈项活动受限等。

八、肩胛提肌

肩胛提肌位于颈外肩内，连接上位颈椎和肩胛骨（图 8-1-5）。

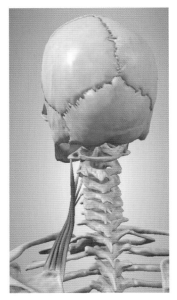

图 8-1-5　肩胛提肌

附着处：上方附着于第 1、第 2、第 3、第 4 颈椎横突，下方附着于肩胛骨内上角的内缘。

功能：单侧收缩可以同侧侧头，同侧转头；双侧收缩头颈部伸展；肩胛提肌还有上提肩胛骨（耸肩）的功能。

相关病痛：肩胛骨内上角疼痛，耸肩无力，颈肩部僵硬，颈部活动受限，落枕。

本节介绍的常用头颈部肌肉，为了叙述简便，容易看得清晰，我们制作了表 8-1-1，对这些肌肉的主要功能进行了大体罗列，请大家参考。

表 8-1-1　头颈部常用肌肉功能表

功能	枕额肌	枕下肌群	二腹肌	胸锁乳突肌	斜角肌	斜方肌	头颈夹肌	肩胛提肌
抬眉	√							
张口			√					
低头				√	√			
仰头		√				√	√	√
耸肩						√		√
同侧侧头		√		√	√	√	√	√
同侧转头		√			√		√	√
对侧转头				√		√		

第二节　上肢部常用肌肉及功能

本节主要介绍上肢部的三角肌、喙肱肌、肱二头肌、肱肌、肱三头肌、肱桡肌、旋前圆肌等肌肉。

一、三角肌

三角肌包裹在肩关节的外侧，貌似倒立的三角形。根据肌肉走向，三角肌被分为前、中、后三部分（图 8-2-1 左）。

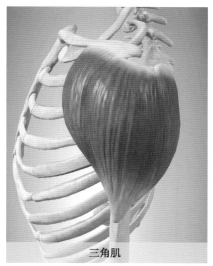
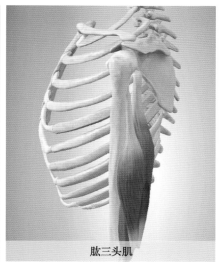

三角肌　　　　　　　　　　　肱三头肌

图 8-2-1　三角肌和肱三头肌

附着处：下方附着在肱骨中上段的三角肌粗隆；上方前部附着锁骨外侧下缘，中部附着肩峰，后部附着肩胛冈。

功能：主要是外展肩关节，前部有屈曲、内旋和水平内收肩关节的功能，后部还有伸展、外旋和水平外展肩关节的功能。

相关病痛：肩关节周围疼痛、肩关节活动障碍、外展等功能无力等。

二、肱三头肌

肱三头肌位于上臂的后方，肱三头肌上方分为三个头：内侧头、外侧头和长头(图 8-2-1 右)。

附着处:下方附着于肘关节后方的尺骨鹰嘴,上方长头附着在肩胛骨的盂下结节;外侧头附着在上臂肱骨后面桡神经沟外上;内侧头位于桡神经沟内下方。

功能:肱三头肌是非常重要的伸肘肌,长头还有后伸和内收肩关节的功能。

相关病痛:肘部疼痛、上臂后疼痛、肩后疼痛、伸肘无力、后背动作受限等。

三、喙肱肌

喙肱肌位于上臂内侧,连接着肩胛骨前面和上臂内侧(图 8-2-2 左)。

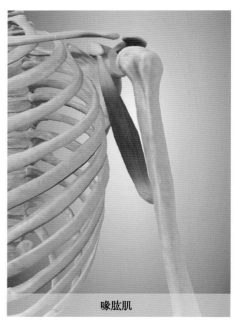
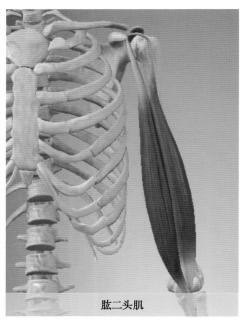

喙肱肌　　　　　　　　　　　肱二头肌

图 8-2-2　喙肱肌和肱二头肌

附着处:上方附着在肩胛骨喙突,下方附着上臂内侧中段。

功能:内收肩关节,屈曲肩关节。

相关病痛:喙突疼痛、对侧摸肩困难、梳头受限、上肢手臂麻木等。

四、肱二头肌

肱二头肌位于上臂前面,二头肌分为长头和短头(图 8-2-2 右)。

附着处:下方附着在前臂上端的桡骨粗隆,上方长头附着在肩胛骨盂上结节,短头附着于肩胛骨喙突。

功能:主要功能屈曲肘关节和屈曲肩关节,短头还有内收肩关节功能,长头还有外展肩关节的功能,当前臂在旋前位时,肱二头肌有旋后前臂的作用。

相关病痛:前臂疼痛、肩前疼痛、屈肘无力、肩关节活动受限等。

五、肱肌

肱肌位于上臂前面,被肱二头肌部分覆盖,是最强壮的屈肘肌(图 8-2-3 左)。

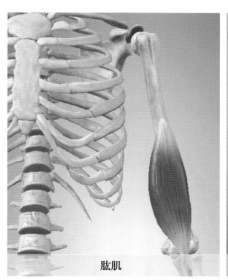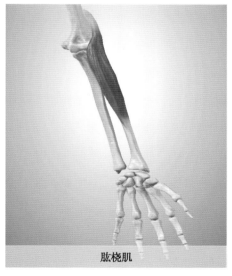

肱肌　　　　　　　肱桡肌

图 8-2-3　肱肌和肱桡肌

附着处:下方附着在前臂尺骨粗隆,上方附着在上臂前方的中段。
功能:屈肘。
相关病痛:前臂上端疼痛、上臂疼痛、手臂麻木等。

六、肱桡肌

肱桡肌位于前臂外侧,连接肱骨下端和桡骨远端外侧(图 8-2-3 右)。

附着处:上方附着于肱骨外上髁的上面,下方附着在桡骨茎突。

功能:中立位屈肘,可以把旋前或旋后状态的前臂调整为中立位。

相关病痛:桡骨茎突疼痛、肘部外侧疼痛、内外旋肘时疼痛等。

七、旋前圆肌

旋前圆肌位于前臂前方,深部有正中神经通过(图 8-2-4),旋前圆肌紧张挛缩有压迫正中神经的可能,出现"旋前圆肌综合征"。

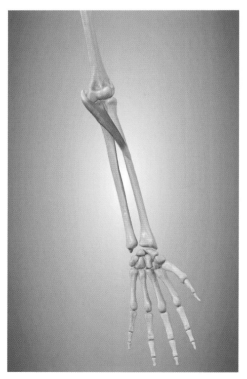

图 8-2-4 旋前圆肌

附着处:上方附着肱骨内上髁和前臂深筋膜,下方附着桡骨中部外侧。

功能：前臂旋前，屈肘。

相关病痛：肘部内侧痛，旋前时加重，前臂前面上段肿痛，手臂麻木，屈肘疼痛等。

我们用简明表格（表 8-2-1）罗列本节的这些肌肉功能。

表 8-2-1　上肢周围常用肌肉功能表

功能	三角肌	肱三头肌	喙肱肌	肱二头肌	肱肌	肱桡肌	旋前圆肌
外展肩	√			√			
内收肩		√	√	√			
屈曲肩	√		√	√			
伸展肩	√	√					
水平内收肩	√						
内旋肩	√						
水平外展肩	√						
外旋肩	√						
伸肘		√					
屈肘				√	√	√	√
内旋肘						√	√
外旋肘				√		√	

第三节　胸廓常用肌肉及功能

胸大肌、胸小肌、肋间肌、前锯肌、膈肌等将在本节予以介绍。

一、胸大肌

胸大肌位于胸前浅表，肌肉呈扇形分布（图 8-3-1 左）。

附着处：外侧附着于肱骨大结节嵴，内侧附着在锁骨内侧、胸骨、肋骨,下方连接到腹直肌鞘。

功能：屈曲肩关节,水平内收肩关节,还能使肩关节内收、内旋。

相关病痛：胸痛、胸闷、心悸、失眠、锁骨疼痛、胸骨疼痛、肩前疼痛、肩关节活动受限、上肢怕冷等。

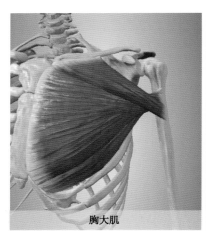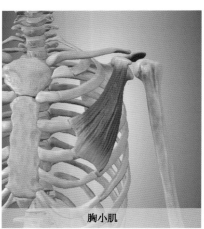

胸大肌 　　　　　　　　　　　胸小肌

图 8-3-1　胸大肌和胸小肌

二、胸小肌

胸小肌位于胸前,被浅层的胸大肌覆盖(图 8-3-1 右)。

附着处：上方附着在肩胛骨喙突,下方附着在第 3 ~ 5 肋骨。

功能：牵拉肩胛骨向前下,固定肩胛骨,上提 3 ~ 5 肋,助深吸气。

相关病痛：前胸疼痛、喙突疼痛、胸闷气短、手臂痛麻等。

三、前锯肌

前锯肌位于胸廓的侧面,后方连接肩胛骨,前方连接肋骨(图 8-3-2 左)。

附着处：内侧附着在肩胛骨内侧缘的前面及下角,外侧附着在第 1 ~ 9 肋骨的侧面。

功能：把肩胛骨向前固定在胸廓,参与人体呼吸运动。

相关病痛：肩胛骨内侧缘疼痛、侧胸痛、乳房外侧疼痛、胸闷气短、呼吸不畅、情绪抑郁等。

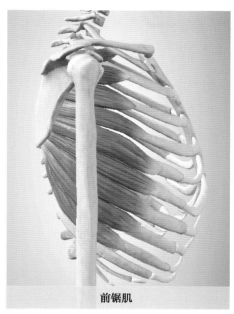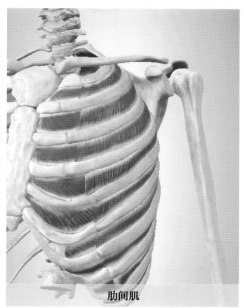

前锯肌　　　　　　　　　　　肋间肌

图 8-3-2　前锯肌和肋间肌

四、肋间肌

肋间肌位于上下肋之间,分为肋间内肌和肋间外肌(图 8-3-2 右)。

附着处:肋间内肌从下位肋骨上缘从后下向前上附着上位肋骨的下缘;肋间外肌从上位肋骨下缘后上向前下走向附着下位肋骨的上缘。

功能:保护胸廓内脏器、参与呼吸运动。

相关病痛:肋间神经痛、岔气、呼吸不畅等。

五、膈肌

膈肌(图 8-3-3)呈穹隆状位于胸廓内,是人体重要的呼吸肌。膈肌周围是肌性组织,中间是腱性组织。膈肌是胸

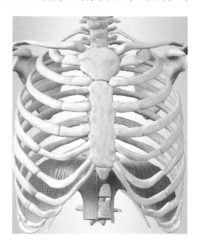

图 8-3-3　膈肌

腔和腹腔的分界,膈肌有三个裂孔,分别是主动脉裂孔,有主动脉和胸导管通过;食管裂孔有食管和迷走神经通过;腔静脉裂孔有下腔静脉和膈神经通过。

附着处:前面附着在剑突后面,两侧附着在第 7 ～ 12 肋骨肋软骨的内侧,后面通过膈肌脚附着在第 1 ～ 2 腰椎椎体的前面。

功能:膈肌收缩,中心腱下拉,有助于吸气;膈肌舒张,中心腱上升,有助于呼气。膈肌与腹肌同时收缩,则能增加腹压,协助排便、呕吐、咳嗽、喷嚏及分娩等活动。

相关病痛:膈肌痉挛、呼吸不畅、腹胀、呃逆等。

胸廓周围常用肌肉功能见表 8-3-1 :

表 8-3-1　胸廓常用肌肉功能简表

功能	胸大肌	胸小肌	前锯肌	肋间肌	膈肌
屈曲肩	√				
水平内收肩	√				
内收肩	√				
内旋肩	√				
前下牵拉肩		√			
固定胸廓		√	√		
呼吸运动	√	√	√	√	√

第四节　肩胛周围常用肌肉及功能

本节将要介绍:菱形肌、冈上肌、冈下肌、小圆肌、大圆肌、背阔肌、肩胛下肌。

一、菱形肌

菱形肌在胸廓后方,位于肩胛骨和脊柱之间,状若菱形(图 8-4-1 左)。

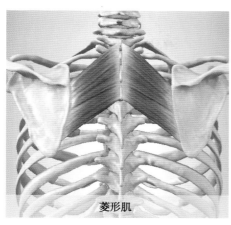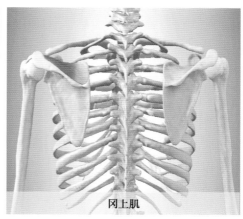

菱形肌　　　　　　　　　　冈上肌

图 8-4-1　菱形肌和冈上肌

附着处：内侧附着第 6、7 颈椎和第 1 ～ 4 胸椎棘突，外侧附着肩胛骨内侧缘。

功能：上提肩胛骨，内收肩胛骨，使肩胛骨下回旋运动。

相关病痛：肩胛骨内侧缘疼痛、上背部疼痛等。

二、冈上肌

冈上肌位于肩胛骨的冈上窝，连接肩胛骨和肱骨上端（图 8-4-1 右）。

附着处：内侧附着在肩胛骨冈上窝，外侧附着在肱骨大结节。

功能：外展肩关节。

相关病痛：肩膀外侧疼痛、肩关节外展功能受限，出现 60° ～ 120° 的疼痛弧。

三、冈下肌

冈下肌位于肩胛骨的冈下窝，连接肩胛骨和肱骨上端（图 8-4-2 左）。

附着处：内侧附着于肩胛骨冈下窝，外侧附着在肱骨大结节。

功能：上臂内收、外旋、伸。

相关病痛：肩胛骨后方疼痛、肩关节外侧疼痛、后背动作受限、上臂后方疼痛麻木等。

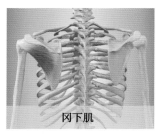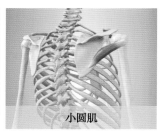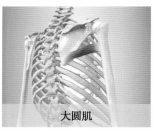

冈下肌　　　　　　小圆肌　　　　　　大圆肌

图 8-4-2　冈下肌、小圆肌和大圆肌

四、小圆肌

小圆肌位于肩胛骨的外侧，连接着肩胛骨和肱骨上端（图 8-4-2 中）。

附着处：内侧附着在肩胛骨外侧缘，外侧附着在肱骨大结节。

功能：肩关节内收、肩关节外旋。

相关病痛：肩关节外侧疼痛、腋后疼痛、上臂后方疼痛麻木等。

五、大圆肌

大圆肌位于肩胛骨外侧，连接肩胛骨和肱骨上段（图 8-4-2 右），常常与冈下肌、小圆肌并称冈下三肌。

附着处：内侧附着在肩胛骨下角的外侧缘，外侧附着在肩胛骨上段的肱骨小结节嵴。

功能：肩关节内收、肩关节内旋、后伸。

相关病痛：肩胛骨外下方疼痛、肩关节外展受限、手臂后背动作受限等。

六、背阔肌

背阔肌位于腰背部侧面，连接着腰背部和肱骨上段（图 8-4-3 左）。

附着处：内侧附着于下六位胸椎棘突和所有的腰椎棘突、骶骨、髂嵴部，外侧附着于肱骨小结节嵴。

功能：肩关节内收、肩关节内旋；上肢固定时，可引体向上。

相关病痛：腰骶部疼痛、肩关节外展受限、走路夹胳膊、手臂后背动作受限。

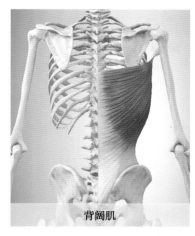
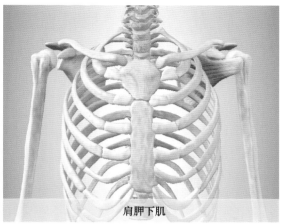

背阔肌   肩胛下肌

图 8-4-3 背阔肌和肩胛下肌

七、肩胛下肌

肩胛下肌位于肩胛骨的前面,连接着肩胛骨和肱骨上端(图 8-4-3 右)。

附着处:内侧附着在肩胛下窝,外侧附着在肱骨小结节。

功能:肩关节内收和内旋。

相关病痛:肩痛剧烈,夜间明显,仰卧加重,肩关节外展功能受限等。

肩胛骨周围常用肌肉的功能总结见表 8-4-1:

表 8-4-1 肩胛骨周围常用肌肉功能表

功能	菱形肌	冈上肌	冈下肌	小圆肌	大圆肌	背阔肌	肩胛下肌
上提肩胛	√						
内收肩胛	√						
外展肩		√					
内收肩				√	√	√	√
水平外展肩			√				
外旋肩			√	√			
内旋肩					√	√	√
后伸肩					√		

第五节　腰腹部常用肌肉及功能

这节我们介绍竖脊肌、腰方肌、髂腰肌、腹直肌、腹斜肌、腹横肌。

一、竖脊肌

竖脊肌位于脊柱后方，从上到下连接了头颈部、胸部、腰部和骶部（图 8-5-1 左）。竖脊肌由三组几乎与脊柱平行的肌肉组成，从内向外分别是：棘肌、最长肌和髂肋肌。

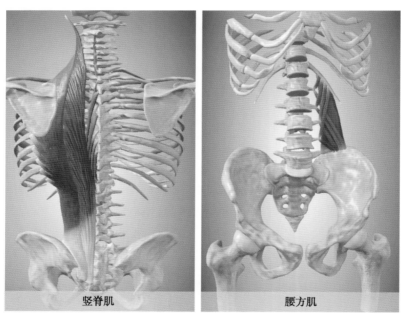

竖脊肌　　　　　　　　　腰方肌

图 8-5-1　竖脊肌和腰方肌

附着处：棘肌主要附着颈部、胸部和上腰部的脊柱的棘突；最长肌下面附着骶部，向上附着脊椎的横突，最上方附着后枕部；髂肋肌下面附着在骶髂部，中间附着胸廓肋骨的肋角，上面附着在下位颈椎的横突。

功能：脊柱伸展、脊柱侧屈和脊柱旋转。

相关病痛：腰背疼痛，腰骶部疼痛，弯腰受限；脊柱伸展无力；脊柱侧弯;内科妇科杂病等。

二、腰方肌

腰方肌位于脊柱侧方,后面观犹如一块方形,内连腰椎横突,上接胸廓下缘,下面连接髂嵴。腰方肌包括三组肌肉,最后面一组连接胸廓和髂嵴,前面还有两组肌肉,分别是连接胸廓和腰椎横突,连接腰椎横突和髂嵴(图8-5-1右)。

附着处:上方附着在胸廓12肋,内侧附着第1～4腰椎横突,下方附着在髂嵴后面。

功能:脊柱伸展、脊柱侧屈。

相关病痛:腰腿疼痛、腰背酸痛、腰骶部疼痛、髂嵴疼痛、翻身不利、弯腰困难、脊柱侧弯等。

三、髂腰肌

髂腰肌是腰大肌和髂肌的合称,位于脊柱前面,是腹部深部的肌肉,本肌连接着腰椎和股骨上端(图8-5-2左)。

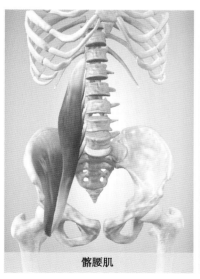
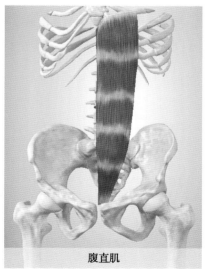

髂腰肌　　　腹直肌

图 8-5-2　髂腰肌和腹直肌

　　附着处:腰大肌上方附着胸 12 和所有腰椎椎体、横突的前面,下方附着在股骨小转子;髂肌上方附着髂窝,下方附着在股骨小转子。

　　功能:稳定脊柱、屈曲髋关节、外旋髋关节。

　　相关病痛:腹股沟疼痛、腰臀部及下肢疼痛、直腰困难下蹲减轻、下肢麻木等。

四、腹直肌

　　腹直肌是位于腹部的浅层肌肉,是腹部核心肌群的重要肌肉。腹直肌连接着胸廓和骨盆(图 8-5-2 右)。

　　附着处:上方附着剑突和第 5 ～ 7 肋的外面,下方附着在耻骨联合。

　　功能:脊柱屈曲、脊柱侧屈;腹肌同时收缩,则能增加腹压,协助排便、呕吐、咳嗽、喷嚏及分娩等活动。

　　相关病痛:腹痛、腹胀、腹泻、便秘等,腹直肌下段和妇科、泌尿生殖系病痛相关,部分腰痛、下肢发凉、下肢无力等也和腹直肌相关。

五、腹斜肌

　　腹斜肌位于腹部侧面,是腹外斜肌和腹内斜肌的合称。腹内斜肌的肌肉走向是外下向内上(图 8-5-3 左),腹外斜肌的肌肉走向是外上向内下(图 8-5-3 中)。这种纵横交错的形式可以让肌肉既稳定又灵活。

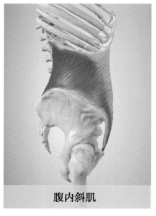
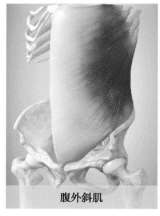
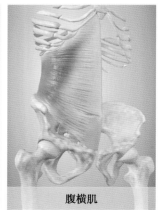

腹内斜肌　　　　　腹外斜肌　　　　　腹横肌

图 8-5-3　腹斜肌、腹横肌

附着处:腹内斜肌上方附着在胸廓第 10 ~ 12 肋的内面,下方附着在髂嵴和腹股沟韧带外侧,内侧附着于腹白线。外侧连接胸腰筋膜。

腹外斜肌上方附着在胸廓第 5 ~ 12 肋骨的外面,下方附着在髂嵴前面和腹股沟韧带,内侧移行为腹直肌鞘的浅层。

功能:脊柱屈曲、脊柱侧屈和脊柱旋转。

相关病痛:腹痛、腰痛、腹部无力、翻身困难等,本肌也和一些内科妇科杂病相关。

六、腹横肌

腹横肌是腹壁的深层肌肉,外面被腹直肌和腹斜肌覆盖。腹横肌上连膈肌、后连胸腰筋膜、下连髂嵴腹股沟(图 8-5-3 右)。

附着处:上面附着在第 7 ~ 12 肋软骨的内面;内侧附着在腰椎横突,下面附着在髂嵴前面和腹股沟外侧,向内移行为腱膜附于腹白线,腹横肌最下部亦参与构成提睾肌和腹股沟镰。

功能:维持腹压、辅助呼吸等,腹横肌收缩可以让腹部收紧,能增加腹压,协助排便、呕吐、咳嗽、喷嚏及分娩等活动。

相关病痛:腰痛、腹痛、收腹无力、腹胀、便秘等。

腰腹部周围常用肌肉功能如表 8-5-1:

表 8-5-1　腰腹部周围常用肌肉功能表

功能	竖脊肌	腰方肌	髂腰肌	腹直肌	腹斜肌	腹横肌
脊柱伸展	√	√				
脊柱屈曲				√	√	
脊柱侧屈	√	√		√	√	
脊柱旋转	√	√		√	√	
屈髋			√			
收腹						√

第六节　髋关节周围常用肌肉及功能

本节将介绍阔筋膜张肌、臀大肌、臀中肌、臀小肌、梨状肌及其他深部旋髋肌。

一、阔筋膜张肌

阔筋膜张肌是位于髋关节前外侧的浅表肌肉，连接骨盆和大腿，阔筋膜张肌下方移行为腱膜组成髂胫束（图 8-6-1 左）。

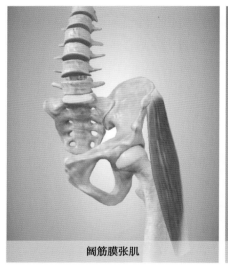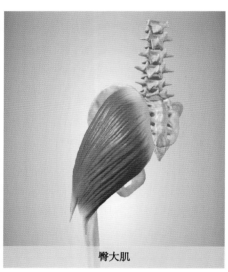

阔筋膜张肌　　　　　臀大肌

图 8-6-1　阔筋膜张肌和臀大肌

附着处：上方附着在髂前上棘和髂嵴的前面，下方的髂胫束固定在膝关节外侧。

功能：屈曲髋关节、外展髋关节、内旋髋关节、稳定膝关节。

相关病痛：髂前上棘和髂嵴前面疼痛、髋关节前外侧疼痛、膝关节外侧疼痛、弹响髋等。

二、臀大肌

臀大肌位于臀部后外侧，是臀部浅表最大的肌肉，臀大肌连接骨盆骶髂部和大腿后外侧(图 8-6-1 右)。

附着处:上方附着在骶部、髂骨后方,下方的后部肌纤维附着在股骨臀肌粗隆,前部肌纤维移行为腱膜连接髂胫束。

功能:髋关节伸展、外旋,前部肌纤维还有髋关节外展功能,后部肌纤维有髋关节内收功能。

相关病痛:腰骶部疼痛、骶髂关节疼痛、臀部疼痛、尾骨疼痛、膝关节外侧疼痛等。

三、臀中肌

臀中肌位于臀部,前 2/3 位置表浅,后 1/3 被臀大肌覆盖,连接着骨盆和股骨上端,臀中肌是强有力的髋关节外展肌肉(图 8-6-2 左)。

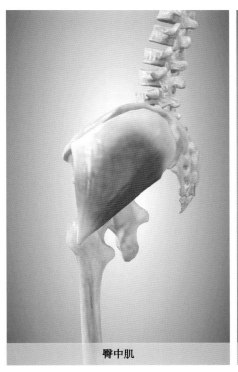 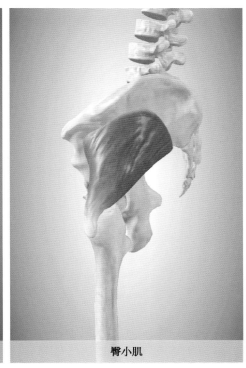

臀中肌 臀小肌

图 8-6-2 **臀中肌和臀小肌**

附着处:上方附着在髂骨外侧,下方附着在股骨大转子外侧。

功能：主要是髋关节外展，前部纤维有髋关节屈曲和内旋功能，后部纤维有髋关节伸展和外旋功能。

相关病痛：腰痛、髂嵴疼痛、臀部外侧疼痛、下肢疼痛麻木、髋关节外展无力、站立或走路不稳等。

四、臀小肌

臀小肌位于臀部的深层肌肉，连接骨盆和股骨上端（图 8-6-2 右）。

附着处：上方附着髂骨外侧，下方附着在股骨大转子前面。

功能：髋关节外展、髋关节内旋，轻微的髋关节屈曲。

相关病痛：臀部外侧疼痛、下肢疼痛麻木等。

五、梨状肌

梨状肌是重要的深部旋髋肌，连接着骶骨和股骨上端（图 8-6-3 左）。

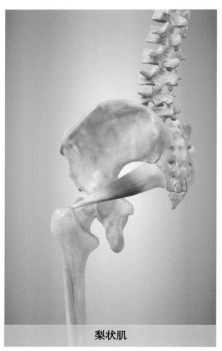
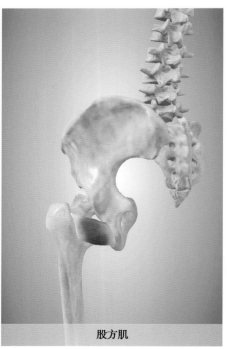

梨状肌　　　　　股方肌

图 8-6-3　梨状肌和股方肌

附着处：内侧附着在骶骨前面，外侧附着股骨大转子上方。

功能：屈髋位髋关节外展、髋关节外旋。

相关病痛：臀部疼痛、下肢疼痛麻木、髋关节内收内旋时症状诱发或加重等。

六、股方肌

股方肌也是深部的旋髋肌之一，连接坐骨和股骨上端（图8-6-3右）。

附着处：内侧附着坐骨结节，外侧附着股骨转子间嵴。

功能：髋关节外旋、内收。

相关病痛：坐骨结节附近疼痛，股后侧疼痛等。

髋关节周围都是大肌肉，这些肌肉的功能总结如下（表8-6-1）：

表 8-6-1　髋关节周围肌肉功能

功能	阔筋膜张肌	臀大肌	臀中肌	臀小肌	梨状肌	股方肌
外展髋关节	√	√	√	√	√	
内收髋关节		√				√
屈曲髋关节	√		√	√		
伸展髋关节		√	√			
内旋髋关节	√		√	√		
外旋髋关节		√	√		√	√

第七节　下肢部常用肌肉及功能

本节介绍的肌肉如下：股四头肌、股内收肌群、缝匠肌、半腱半膜肌、股二头肌、腘肌、腓肠肌、比目鱼肌、跖肌、胫骨后肌、胫骨前肌、腓骨肌。

一、股四头肌

股四头肌位于大腿的前面，是人体唯一的强有力的伸膝肌，股四头肌上方分为四部分，分别是股外侧肌、股中间肌、股内侧肌和股直肌

（图 8-7-1 左）。其中股直肌不仅参与膝关节的运动，还参与髋关节的功能活动。

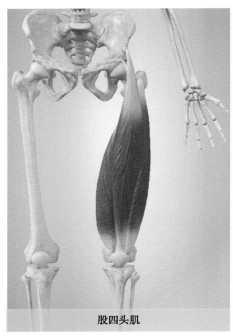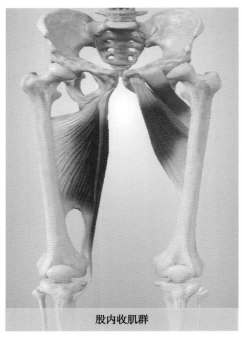

股四头肌　　　　　　　　　　　　股内收肌群

图 8-7-1　股四头肌和股内收肌群

附着处：下方共同通过髌韧带附着在胫骨粗隆，上方股外侧肌附着在股骨粗线外侧唇；股中间肌附着在股骨上段中间，位于外侧肌和内侧肌中间；股内侧肌附着在股骨粗线内侧唇；股直肌附着在髂前下棘和髋臼上缘。

功能：膝关节伸展，股直肌还具有髋关节屈曲的作用。

相关病痛：膝关节疼痛、胫骨粗隆疼痛、髂前下棘附近疼痛、伸膝无力、抬腿无力等。

二、股内收肌群

股内收肌群位于大腿的内侧，由五块肌肉组成，分别是：耻骨肌、短收肌、长收肌、大收肌和股薄肌（图 8-7-1 右）。连接骨盆前方和股骨内侧,部分可以连接到膝关节内侧。

附着处:耻骨肌上方附着在耻骨梳和耻骨上支,下方附着在股骨小转子的下方;短收肌上面附着在耻骨下支前面,下面附着在股骨粗线的上 1/3;长收肌上方附着耻骨联合、耻骨嵴,下方附着在股骨粗线中段;大收肌上方附着在坐骨结节、坐骨支和耻骨下支的前方,下方的上束附着在股骨粗线内外唇,下束附着在股骨内上髁的收肌结节;股薄肌上方附着在耻骨下支,下方移行为腱膜(鹅足韧带)附着在胫骨粗隆内侧。

功能:主要是髋关节屈曲和内收,大收肌下束还有伸展髋关节的功能,股薄肌还有屈膝功能。

相关病痛:耻骨联合、坐骨结节附近疼痛,腹股沟附近疼痛,膝关节内侧疼痛,下肢怕冷等,一些下腹部病痛、妇科病、泌尿系疾病也和本组肌肉有关。

三、缝匠肌

缝匠肌位于大腿前内侧,连接骨盆和胫骨上端(图 8-7-2 左)。

附着处:上方附着在髂前上棘,下方移行为腱膜(鹅足腱)附着在胫骨粗隆内侧。

功能:髋关节屈曲、髋关节外展、髋关节外旋;膝关节屈曲,膝关节轻微内旋。

相关病痛:髂前上棘疼痛、膝关节内侧疼痛、跷二郎腿困难等。

四、半腱肌、半膜肌

半腱肌、半膜肌位于大腿后方内侧,连接着坐骨和膝关节内侧(图 8-7-2 右)。

附着处:上方共同附着在坐骨结节,下方移行为腱膜,半膜肌附着在胫骨上端内侧,半腱肌附着在胫骨粗隆内侧(缝匠肌、股薄肌和半膜肌在胫骨粗隆内侧移行为鹅足腱,以上三肌的位置分别从前向后按序分布)。

功能:髋关节伸展、髋关节内旋,膝关节屈曲、膝关节内旋。

相关病痛：坐骨结节疼痛、大腿后方内侧疼痛、膝关节内侧疼痛、内膝眼疼痛等。

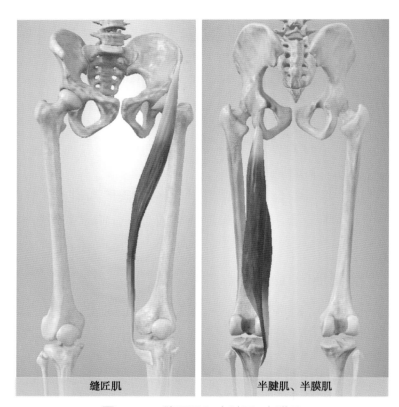

缝匠肌   半腱肌、半膜肌

图 8-7-2   缝匠肌和半腱肌、半膜肌

五、股二头肌

股二头肌位于大腿后方外侧，本组肌肉分为长头和短头，连接着坐骨和膝关节外侧（图 8-7-3 左）。

附着处：长头下方附着在胫骨外侧髁，上方附着在坐骨结节；短头下方附着在腓骨头外侧，上方附着在股骨粗线外侧唇。

功能：髋关节伸展、髋关节外旋，膝关节屈曲、膝关节外旋。

相关病痛：坐骨结节疼痛、大腿后方外侧疼痛、膝关节外侧疼痛、外膝眼疼痛等。

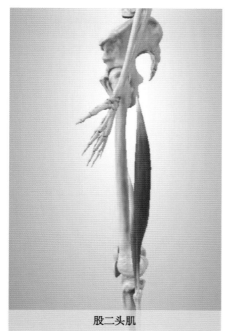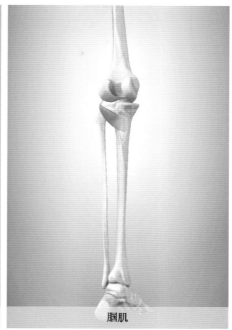

股二头肌 腘肌

图 8-7-3 股二头肌和腘肌

六、腘肌

腘肌位于腘窝后方,连接着股骨下端和胫骨上段(图 8-7-3 右)。

附着处:上方附着在股骨外侧髁的外侧,下方附着在胫骨上段后方。

功能:膝关节屈曲,主要表现为屈膝起始阶段。

相关病痛:膝关节疼痛、下蹲受限,下楼梯时腘窝疼痛,小腿怕冷等。

大腿周围常用肌肉功能见表 8-7-1:

表 8-7-1 大腿周围常用肌肉功能表

功能	股四头肌	股内收肌	缝匠肌	半腱肌半膜肌	股二头肌	腘肌
屈曲髋关节	√	√	√			
伸展髋关节		√		√	√	
内收髋关节		√				
外展髋关节			√			

续表

功能	股四头肌	股内收肌	缝匠肌	半腱肌半膜肌	股二头肌	腘肌
内旋髋关节				√		
外旋髋关节			√		√	
屈曲膝关节		√	√	√	√	√
伸展膝关节	√					
内旋膝关节			√	√		
外旋膝关节					√	

七、腓肠肌

腓肠肌是位于小腿后方的浅表肌肉，本肌肉分为内侧头和外侧头，连接股骨下端和跟骨（图 8-7-4 左）。

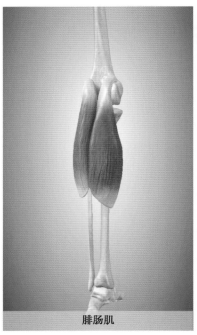
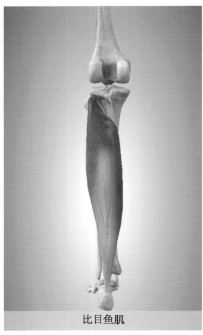

腓肠肌　　　　　　　　　　　比目鱼肌

图 8-7-4　腓肠肌和比目鱼肌

附着处:内外侧头上方分别附着在股骨内外侧髁的后面,下方通过跟腱附着在跟骨结节。

功能:膝关节屈曲、踝关节跖屈。

相关病痛:膝关节疼痛、跟骨疼痛、跟腱周围疼痛、小腿抽筋等。

八、比目鱼肌

比目鱼肌位于小腿后方,被浅层的腓肠肌覆盖,连接着胫骨腓骨上段和跟骨(图 8-7-4 右)。

附着处:下方通过跟腱附着在跟骨结节,上方附着在腓骨头后方和胫骨后方的比目鱼肌线。

功能:踝关节跖屈。

相关病痛:跟骨疼痛、跟腱周围疼痛、小腿抽筋等。

九、跖肌

跖肌位于小腿后方,肌腹短而肌腱长,位于腓肠肌和比目鱼肌深部(图 8-7-5 左)。

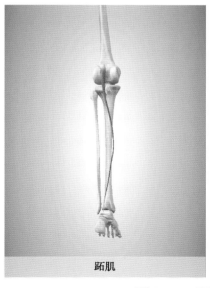
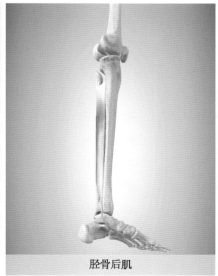

跖肌   胫骨后肌

图 8-7-5　**跖肌和胫骨后肌**

附着处：上方附着在股骨内侧髁后面的上方，下方并入跟腱附着跟骨。

功能：膝关节屈曲、踝关节跖屈。

相关病痛：腘窝后疼痛、跟骨疼痛、脚踝疼痛、脚底疼痛等。

十、胫骨后肌

胫骨后肌是位于小腿后方的深部肌肉，连接胫腓骨后方和足底（图 8-7-5 右）。

附着处：上方附着在胫腓骨后面和小腿骨间膜后方中上段，下方移行为肌腱，经内踝通过足内侧，附着在舟骨粗隆和三块楔骨下面。

功能：踝关节跖屈、足内翻。

相关病痛：小腿疼痛、足内侧疼痛、脚底疼痛等。

十一、胫骨前肌

胫骨前肌是位于小腿前方的浅表肌肉，连接胫腓骨前面和脚底（图 8-7-6 左）。

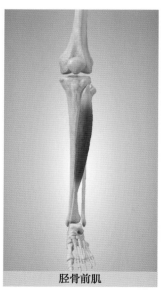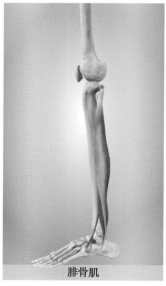

胫骨前肌　　腓骨肌

图 8-7-6　胫骨前肌和腓骨肌

附着处:上方附着在胫骨外侧髁外面、胫骨前外侧,下方附着在内侧楔骨跖面和第一趾骨底部。

功能:踝关节背屈、足内翻。

相关病痛:膝关节前下方疼痛、小腿前方疼痛、足底疼痛、大脚骨疼痛、踝背屈无力、足内翻畸形等。

十二、腓骨肌

腓骨肌是小腿外侧的一组肌肉群,包括腓骨长肌、腓骨短肌和第三腓骨肌(图 8-7-6 右)。连接着小腿外侧和脚的外侧。

附着处:腓骨长肌上方附着在腓骨外侧的上 2/3,下方附着在第一跖骨和中间楔骨外侧面;腓骨短肌上方附着在腓骨外侧面的下 2/3,下方附着在第五跖骨底面;第三腓骨肌上方附着在腓骨前面下 1/3,下方附着在第五跖骨背面。

功能:足外翻,腓骨长肌和腓骨短肌还有踝关节跖屈的功能,第三腓骨肌还有踝关节背屈的能力。

相关病痛:小腿外侧疼痛,前脚掌疼痛,足背、足底及脚趾麻木等,一部分膝关节疼痛和腓骨肌相关。

小腿周围常用肌肉的功能见表 8-7-2:

表 8-7-2　小腿周围常用肌肉功能表

功能	腓肠肌	比目鱼肌	跖肌	胫骨后肌	胫骨前肌	腓骨肌
屈曲膝关节	√		√			
踝背屈					√	√
踝跖屈	√	√	√	√		√
足内翻				√	√	
足外翻						√

第九章

肌肉前病痛

作者在医学思考过程中,常用推理方法。推理,由一个或几个已知的结论推导出一个新结论的过程,是人们常用的思维基本形式。推理要有方法。牛顿是推理的顶尖高手,刚拿到本科毕业证书没几年的他,在他母亲的农场里看到苹果落地。思考为什么苹果不飞上天,是什么力量使得苹果直落地面? 这个苹果落地的重力让他推理出万有引力,推理出月亮不掉落地面的原因。

牛顿在他完成的科学史上最伟大的著作《自然哲学的数学原理》中,写出了他推理的四个法则,其中法则 2 是:研究相同的现象,必须尽可能地寻求相同的原因。例如,人与野兽的呼吸应该是相同的原因;生火做饭的光亮与阳光也是同一原因;地球反光与行星反光也是。

> 牛顿《自然哲学的数学原理》论述关于推理方法的规则
>
> 1. 寻求自然事物的原因,不得超出真实和足以解释其现象者。
>
> 2. 对于相同的自然现象,必须尽可能地寻求相同的原因。
>
> 3. 物体的特性,若其程度既不能增加也不能减少,且在实验所及范围内为所有物体所共有;则应视为一切物体的普遍属性。
>
> 4. 实验中,我们必须将由现象所归纳出的命题视为完全正确的或基本正确的,而不管想象所可能得到的与之相反的种种假说,直到出现了其他的或可排除这些命题、或可使之变得更加精确的现象之时。

既然浮针和针刀、传统针灸、理疗、推拿等多种外治方法都不用药,都能治疗相似的病痛,推理中就应该把它们的底层的治疗逻辑看成是一样的,不必要把这些方法看成完全不同。不可能浮针是通过肌筋膜起作用的,针刀是通过松解粘连解决问题的,传统针灸是通过行气活血起作用的,理疗是通过刺激神经发挥作用的,而推拿是通过协调阴阳治疗疾病的。按照牛顿的推理方法,研究这些方法时,科学的方法是把它们的内在治疗机制看成一回事,这样就可能事半功倍,也可以从千头万绪中蹚出路来。因此,不同的表面原因,导致同一结果,很可能那些原因仅仅是表面不同。

自然界,同一的现象导致不同的结果,很可能这些不同的结果实际上也是表面不同。

人体是自然的产物,自然规律在人体身上同样适用。因此,当年我们看到浮针能治很多类表面上不同病痛,一开始很开心,可是,很快又看到很多不能治疗的病痛,很苦恼,搞不清内在逻辑。看到牛顿推理法则后,豁然开朗,一定是我们被表面现象迷惑了。浮针很可能治疗的都是一类病。

确定了这个方向,作者就开始用排除法。

首先排除那些概念不很明确、指代不明的医学名词,例如:阴阳、经络等容易引起争议的观念,因为这些观念医学界没有统一认识,没法深入研究,也没法推而广之。

其次,因为浮针、针灸等外治法都是物理刺激,要对人体的组织

> 本书作者的三不原则
> 1. 不过多关注概念不明确的医学名词。
> 2. 不讨论偶发临床现象。
> 3. 不研究临床疗效不明确的治疗机制。

发挥作用,从生理学的角度,只可通过可兴奋组织,干预不了不可兴奋组织。可兴奋组织(excitable tissues)是指受刺激后可以产生动作电位的组织(或细胞),主要指神经、肌肉。这些外治方法不仅能缓解疼痛,还能改善关节活动范围,神经、肌肉都可影响关节活动,不过,神经是对关节活动进行指挥,而肌肉更能影响范围,因此,肌肉紧张比神经更可能是关键因素。

通过排除法高度怀疑浮针等外治法影响的是肌肉。不过,推理是推理,还需要进一步的佐证。从美国起始的肌筋膜病痛研究蓬勃兴起,给我们送来了佐证,更加关注肌肉了。为什么不关注筋膜呢?因为筋

膜不是可兴奋组织，没有自主收缩能力，外来的刺激要影响到筋膜可能性不大。因此，虽然很多人关注筋膜，甚至产生很大社会影响，例如名声很大的 *Anatomy Trains*（作者：Thomas Myers），我们依旧更多地关注肌肉。

果然，这些年的不断临床验证让我们更加确信浮针等外治方法影响的只是肌肉或肌组织，不是神经组织，不是上皮组织，也不是结缔组织。因为：我们所有的适应病症都与肌肉或肌组织紧密相关；所有的适应病症都能找到患肌。我们对皮下疏松结缔组织进行机械力干预并不对疏松结缔组织本身有治疗作用，而是通过对肌肉组织产生影响而实现治疗目的的。

读到这里，大家不免奇怪，浮针等外治方法有很多适应病症，既可以治疗呼吸系统的疾病，也可以治疗运动系统的疾病，甚至还可以治疗失眠、抑郁等情志疾病。这里说这些外治方法仅仅治疗肌肉病痛，是否矛盾？实际上并不矛盾。因为：

——肌组织分布广泛，不仅仅有清晰可见的骨骼肌，还有遍布全身的平滑肌、事关性命的心肌，可以说，人体各大系统功能的完成都有赖于肌肉的参与，因此，一旦肌肉出现问题，就能够引起临床诸多症状；

——其他疾病，比如免疫系统的疾病，可以影响肌肉，从而产生一系列临床症状；

——肌肉内或者周边有丰富的神经、动脉、静脉等器官，肌肉发生病变后可以引发一系列的相关临床症状；

——肌肉的状态可以影响到情绪，因为疲劳后情绪都不会很好，极度疲劳，极度不好；

——睡眠的重要作用是恢复肌肉的疲劳。

估计很多朋友对这些外治方法表面上可治很多病实际上治疗的是一类病的观点一时半会不能认识清楚，实际上，我们临床上已有类似的情况。比如，青霉素 G（penicillin G）可以治疗呼吸系统的部分感染，也能用于消化系统的部分感染，也能治疗外伤后感染，表面上青霉素治疗的病症完全不同，实际上这些不同的病症都是由于革兰氏阳性菌造成的。糖尿病的并发症有很多,例如糖尿病视网膜病变、糖尿病肾病、糖尿病周围神经病变、糖尿病足,实际上这些不同的并发症的根源都在于糖尿病引发的血管病变。

因此,浮针等外治法表面上适应病症广泛,而且这些适应病症表面上看无论是病因还是病理都千差万别,实际上这些外治法仅仅是治疗了肌肉或肌组织,这些肌肉或肌组织所处的位置不同、所处的器官不同、所处的系统不同,影响到的其他器官也不同,所以表现出的症状常常截然不同。造成人们以为治疗了很多类型的病症的原因,只是人们对肌肉导致临床症状的复杂性和普遍性暂时认识不足而已。

肌肉引发的症状非常复杂,原因就在于肌肉在机体功能方面的普遍参与。这种普遍参与有点类似现在中国的房地产业,影响巨大而普遍。房地产的变化,牵涉众多。上游产业,土地买卖、钢铁、水泥、建筑机械以及其他各种建筑材料的任何问题会影响到房地产。房地产本身的建筑、审批、监理、销售等等行业巨大,能出现形形色色的各种问题。房地产的下游,如税收、银行、二手房、装修、家具、家电、广告等等,可以因为房地产的波动出现很多复杂的问题。

肌肉的病痛不仅仅事关肌肉本身,也受上游影响,同时影响下游。肌肉是个枢纽,故而我们在阐述适应病症时,就围绕着这个枢纽。这些病症或者是肌肉本身的病症,或者是其上游引发的病症,或者是肌肉引发的下游病症。上游病痛,我们称为肌肉前病痛(pre-muscular diseases),例如,强直性脊柱炎、类风湿关节炎就属此类,这些自身免疫性疾病,先应该累及到肌肉,使得肌肉长期处于病理性紧张状态,由此影响到机体功能改变。下游病痛,我们称之为肌肉后病痛(post-muscular diseases),例如,大部分局部麻木、冰冷、头痛即属此类,该类病痛不少由患肌引起。

把所有适应病症分为肌肉前病痛、肌肉本身病痛、肌肉后病痛是我们的一种探索(图 9-0-1),曾经在 2016 年出版的《浮针医学纲要》首先使用,得到了广大浮针人的认可。本书我们依旧采用这个分类方法,让大家理清思路,了解肌肉在疾病发生发展过程中的地位和作用。

不过，这个分类仅仅是大体划分。有时这种分类很难用客观标准来界定。例如，干咳久咳，多数情况下属于肌肉本身病痛，但有时也属于肌肉前病痛，因为慢性感染性病变、过敏性病症也会导致这样的情况，只是发病率少。请大家在阅读时认真体会，灵活理解。

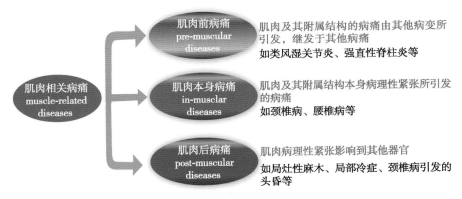

图 9-0-1　肌肉相关病痛分类

本章主要介绍肌肉前病痛（pre-muscular diseases）。

肌肉前病痛的特征：

1. 都是由于其他原因或疾病引起的。

2. 此类病症有前因，前因不除，即使症状暂消也还是容易复发，例如过敏性哮喘。

> 天花板效应这个词来源于美国，原本是对职场女性一些现象的描述。没办法晋升到企业或组织高层并非是因为能力或经验不够，或是不想要其职位，而是在升迁方面，组织似乎设下一层障碍，这层障碍甚至有时看不到其存在。

3. 经常有"天花板效应"，可以改善，但不能期望太多，不要期待痊愈，比如帕金森病、顽固性面瘫的治疗，有效（也已经很不容易）但很难痊愈。

本章及后面两章主要讨论肌肉相关疾病，主要病种在拙作《浮针医学纲要》（人民卫生出版社2016年版）中均有介绍，从肌肉角度认识这些常见多发病的理论在当年也有一些论述，本次再予讨论似

有重复的嫌疑,于此曾颇费踌躇,然基于以下原因,笔者最终决定仍有阐发的必要:

1. 既然本书以肌肉学之名问世,就必须有疾病治疗的内容,唯此方能名实相副。

2. 胡适先生曾说,"有几分证据说几分话",又说,"怕什么真理无穷,进一寸有一寸的欢喜",胡适先生的话是做学问的法宝。作为浮针发明人,笔者每时每刻都在"苛求"自己"苟日新,日日新,又日新",书中的一些观点是《纲要》基础上的发挥、完善,甚至是纠错,反映了我迄今为止的探索成果。

3. 诚然,《纲要》的读者朋友会发现仍有一些似曾相识的"凝固化"的内容,这是笔者经过临床检验的认知的"积淀",另,从论述的完整性考虑也算是必要的重复。

至于疾病的症状描述、病因病理、影像检查及患者注意事项(医嘱)等的详细论述,读者可参考《纲要》一书。

第一节　强直性脊柱炎

强直性脊柱炎属风湿病范畴,该病病因尚不明确。一般认为,强直性脊柱炎是以骶髂关节和脊柱慢性炎症为主要表现的自身免疫性疾病,也就是说,人们大多以为免疫系统发生的问题直接导致脊柱或者其他关节的变化。

我们以为,免疫病变极大可能并没有直接影响(作用)到脊柱,而是通过影响肌肉,尤其是脊柱旁肌肉来实现的。理由如下:

1. 所有的强直性脊柱炎都是先有疼痛,再有脊柱改变,而疼痛主要是肌肉紧张导致局部缺血所致。

2. 所有的强直性脊柱炎患者都能发现肌肉受累的征象,如肌肉僵硬,或萎缩,或变扁平。

3. 临床上,我们发现,解决肌肉问题后疼痛消除,脊柱病情多不继续进展。

因此,强直性脊柱炎的病变过程是这样的,见图9-1-1。

浮针等外治方法治疗本病改变的是肌肉功能性病变，不能改变脊柱本身已经出现的融合、关节间隙变小、僵硬等骨性改变，很可能无法对免疫系统病变直接产生影响，因为我们没有发现对活动性强直性脊柱炎有明显的治疗作用。

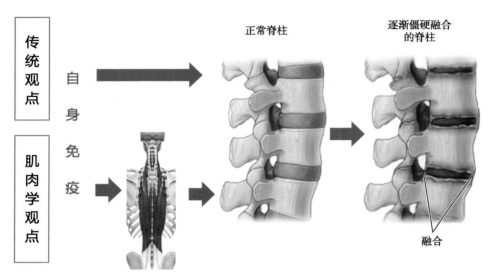

图 9-1-1　自身免疫不会直接影响脊柱，需通过肌肉

因此，对于血沉、C 反应蛋白很高（活动性）的病例，我们的建议是请患者去找专科医生。

对于非活动性的强直性脊柱炎，浮针等外治方法常常可以发挥很大作用，不仅仅近期效果好，远期效果也不错。远期效果好的原因可能是随着年龄的增长自身免疫的病变程度逐渐好转，所以，我们常常说强直性脊柱炎是"拖"好的，相当于加强建筑来对付地震一样，地震没有办法，不过，地震不会一直震下去，我们人类只要把建筑搞好，尽最大可能减少地震时房屋坍塌就可以了。

主要嫌疑肌：竖脊肌、多裂肌、臀中肌、菱形肌、头夹肌、肩胛提肌、冈上肌、冈下肌等。

医嘱：除一般教科书所载注意事项外，每天至少早、中、晚各行一次气血操。

第二节　类风湿关节炎

类风湿关节炎是一种慢性自身免疫性疾病,通常导致关节的红、肿、疼痛。

普遍认为,疾病的初始部位是滑膜,其中肿胀和充血导致免疫细胞浸润。类风湿关节炎主要是处于一种持续性细胞活化状态,导致自身免疫和免疫复合物沉积在关节和其他器官,这些免疫复合物有很强的破坏性,这是导致关节畸形、功能障碍的病理基础。

肌肉学认为,病态的体液免疫并不能直接造成骨性变化、关节畸形,在它们之间还有一个重要环节:肌肉的自发性病理性紧张。因为有肌肉的功能性病变,才有疼痛,才有僵硬,也才有骨性变化、关节畸形。理由如下:

1. 酸胀疼痛是肌肉及其相关软组织结构的临床特征性表现,骨头里没有神经末梢,不可能有这些表现,临床上经常可以看到骨性变化很明显的高龄病例,并没有疼痛,也可以从另外一个角度证明骨头不会酸胀疼痛。

2. 都是先有长久的疼痛,才有骨性变化。

3. 骨性变化最显著的地方都是在肌肉附着处。

因此,据上所述,我们推断,浮针等外治方法之所以可以在类风湿关节炎,尤其是非活动期类风湿关节炎治疗上建功立业,正是因为浮针对肌肉这个环节施加了影响。

类风湿关节炎慢性期可以采用浮针治疗。事实上,浮针的疗效不仅仅是近期的,非活动期的类风湿关节炎远期效果常常不错。

与强直性脊柱炎一样,类风湿关节炎也是一种慢性自身免疫系统疾病,浮针可以对由于免疫疾病引起的肌肉功能性疾病起作用,从而缓解疼痛,大大降低了关节变形的可能性。同治疗强直性脊柱炎一样,随着年龄的增长,自身免疫力下降,病情渐渐转好,也就是说,浮针并非治好了类风湿关节炎,而是"拖"好了类风湿关节炎。在临床症状减轻或缓解的基础上,以时间换长期疗效。

主要嫌疑肌:由于手指神经末梢很丰富,肌肉中出现的细微变化都能反映出来，很少会出现第二现场现象（血管疼痛、软组织疼痛等），因此，对于手指末端的病痛，可以直接对着痛点（第一现场和第二现场合并在一起了，例如肌腹疼痛等）治疗。不过，对于其他大关节，还是要查找患肌才能有的放矢。

虽然浮针等外治方法对类风湿关节炎有较好的疗效，但是也要严格掌握适应病症。对于血沉增快、C反应蛋白升高的患者，即处于类风湿关节炎活动期的患者，建议进行专科治疗。

相比强直性脊柱炎，类风湿关节炎更难对付一些。因为类风湿关节炎侵犯的四肢关节，四肢关节需要劳动，需要负重，不能得到休息，比侵犯躯干的强直性脊柱炎恢复的速度要差得多。

第三节   哮　喘

哮喘是一种非传染性疾病，影响儿童和成人。肺部小气道的炎症和狭窄会引起哮喘症状，可能是咳嗽、喘息、呼吸急促和胸闷的任何组合。过敏性哮喘是一种常见类型。

哮喘患者呼吸道存在气道高反应性是发病基础。一般婴幼儿及儿童哮喘常因接触变应原（如花粉、尘螨、动物皮毛等）导致，而成年后开始发病的哮喘常由冷空气、病毒感染、运动、体内激素水平变化、抑郁状态所激发。经过一系列的生化反应，引起支气管平滑肌痉挛收缩，少数支气管黏膜炎症水肿，造成气道狭窄，通气阻力增加，从而引起胸闷、呼吸困难、喘息、哮鸣等哮喘症状，如图9-3-1。

哮喘患者发作期采取浮针等外治法治疗，可有效快速缓解喘息、胸闷等症状。

哮喘患者都可以在胸廓运动肌上发现患肌，主要嫌疑肌是：胸段竖脊肌、菱形肌、胸锁乳突肌、胸大肌等。

我们采取外治法治疗并不是消除过敏机制、进行脱敏治疗，若患者体质没有得到改善，再次遇到变应原和诱发因素，哮喘一般会再次发作。所有哮喘患者应积极采取措施避免再次接触变应原引发哮喘。

医嘱：除一般教科书所载注意事项外，练习气血操每两小时一次。

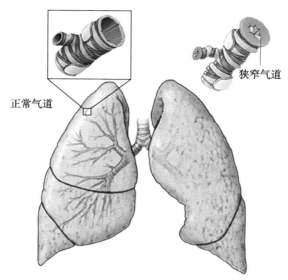

正常气道

狭窄气道

图 9-3-1　哮喘发作期气道变化模式图

第四节　痛　风

痛风是由于嘌呤代谢合成增加,导致尿酸产生太多,致使血尿酸升高,日久形成尿酸盐结晶,沉积在关节附近的肌腱、韧带或其他软组织,从而引起反复发作的炎性疾病。

痛风会导致关节疼痛和肿胀,通常会持续一两个星期,然后消退。痛风发作通常始于大脚趾或下肢。受痛风影响的身体部位包括:关节、滑囊、肌腱鞘、肾脏。

临床上我们遇到最多的是反复发作的急性痛风性关节炎,关节红肿热痛,疼痛常在半天内达高峰,疼痛剧烈,患者往往难以耐受。受累关节最常见是第一趾跖关节,其他则是踝关节、膝关节、髋关节、指间关节,常伴有疲劳和发热。急性痛风性关节炎如图 9-4-1。

临床要寻找受累关节周围的患肌,如踝关节,主要嫌疑肌常在小腿腓肠肌、胫骨前肌、腓骨长肌等。

外治疗法治疗痛风有些时候能使患者在不服药物情况下度过发作期,但这并不是说痛风已治愈,不会再发,如果患者的血尿酸水平得不到有效控制,痛风一般会再次发作。所以我们希望患者能够清晰认识到这一点,要从生活方式上纠正起来。

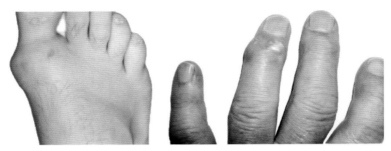

图 9-4-1   发生在不同部位的痛风

第五节   帕金森病

帕金森病是一种大脑退行性疾病,与运动症状(运动缓慢、震颤、僵硬、行走和失衡)和各种非运动并发症(认知障碍、精神健康障碍、睡眠障碍、疼痛和其他感觉障碍)相关。

帕金森病的主要运动症状是:震颤、肌强直、运动迟缓、姿势不稳。

帕金森病突出的病理改变是黑质多巴胺(dopamine,DA)能神经元的变性死亡(图 9-5-1)。黑质多巴胺能神经元通过黑质纹状体通路将多巴胺输送到纹状体,参与基底核的运动调节。由于帕金森病患者的多巴胺能神经元显著变形丢失,黑质纹状体多巴胺能通路变性,纹状体多巴胺递质水平显著降低。

外治方法治疗帕金森病,我们相信无法引起大脑神经通路的变化,从而使得黑质多巴胺的分泌增多,但是我们确定的是通过浮针治疗可以缓解肌肉的病理性紧张状态。也就是说,这些外治方法并不是通过干预中枢神经系统而起到治疗作用,是通过治疗肌肉而起作用。确切地说,浮针并不会治好帕金森病,只是缓解其临床症状,或者延缓疾病的病情进展,提高患者的生活质量。

可以说,对这种有肌肉前病痛,外治方法有天花板效应,只能在一定范围内取得有限效果,不能期待太多。

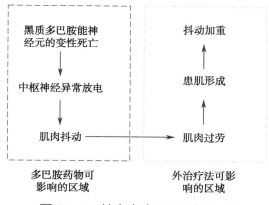

图 9-5-1 　帕金森病理原因与治疗

第六节 　面 　瘫

面瘫,大多是面神经麻痹,也称为贝尔麻痹,专家认为,这是由控制面部一侧肌肉的神经肿胀和炎症引起的。它可能是由病毒感染后发生的反应引起的。

大多认为面神经管是狭长的骨性管道,一旦发生炎症产生水肿,必然导致对面神经的压迫,这是面神经炎发病的内在因素。外在原因尚未明了,目前推测认为是由面部受冷风吹袭,面神经供血微血管痉挛收缩,引起局部组织缺血缺氧所致。

因此,人们通常以为针灸等治疗方法都作用于神经,有助于神经的恢复,这方面的研究资料不多,难以判断是否如此。不过,从组织胚胎学的角度,似乎难以理解这样的推论,因为神经细胞寿命长,一旦损伤,难以修复。如果作为运动神经的面神经发生损伤,不是马上修复,则后面的恢复越来越难,时间越长越难以修复。

浮针等外治法对运动神经一般效果不佳,又因为部分面瘫患者可自愈,因此,十多年前,我们并不用浮针治疗面瘫。后来,由于浮针人的反复提醒,我们才开始试着治疗,发现真的有效。

关于有效的机制,我们推理,一开始确实是面神经因为各种原因损伤了,但多数在短时间内就恢复了,却遗留下肌肉的失能。浮针能够治疗的并非运动神经，而是由运动神经损伤后造成肌肉瘫痪的结果。也就是说，浮针治疗肌肉，而非神经。也确实是这样，我们在治疗顽固性面瘫的过程中，根本就不管神经的分布，只是一块一块小肌肉去处理，取得了很好的效果。

既往研究针灸治疗面瘫有效，临床经验告诉我们浮针对面瘫也有确切的疗效。临床发现许多病史较长的顽固性面瘫患者，经浮针治疗能够较快地好起来。

主要嫌疑肌：胸锁乳突肌、咬肌、额肌等。

图 9-6-1 是我们在 2013 年用浮针治疗的病程 16 个月的一个病例。从中可以看出，六次治疗后，这例顽固性的面瘫有明显变化。对一年以上的顽固性面瘫，外治疗法用得好，可以明显改善患者的状态，但也有天花板效应，难以痊愈。

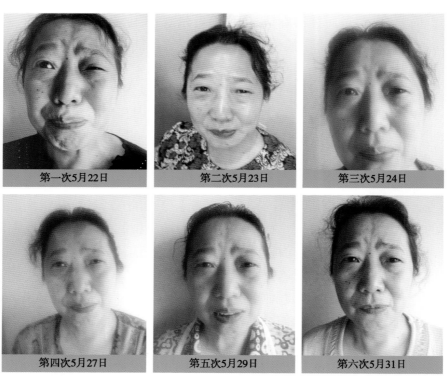

第一次5月22日　　第二次5月23日　　第三次5月24日

第四次5月27日　　第五次5月29日　　第六次5月31日

图 9-6-1　浮针治疗前后变化

第七节　肩关节周围炎

肩关节周围炎,主要涉及肩关节僵硬和疼痛。体征和症状通常一开始悄无声息,进展缓慢,然后快速加重,一般症状通常会在 1 ～ 3 年内好转。

肩周炎的患者由于疼痛长期影响睡眠,有可能导致抑郁症,由于长期缺乏睡眠,部分患肩周炎的患者注意力难以集中,工作或进行日常生活活动的时间相对延长。

关于关节炎的病理改变,依旧不是很明确。主要有两种说法:软组织退变说、无菌性炎症说。有人认为:肩部组织,如关节软骨、滑囊、腱鞘及肱二头肌长头腱均可出现不同程度的退行性改变,我们认为软组织退变说似乎牵强,因为该病能自愈。无菌性炎症是个比较明确的病理,因为炎症的渗出,造成肌肉相互之间粘连,妨碍肌肉的滑行,从而限制了肌肉的活动范围,但是什么原因造成了这个炎症,为什么又可自愈?

有人认为肩周炎的发生与发展与自身免疫有关[1],我们也以为肩周炎与一般的颈腰痛的发病原因不同,理由是:

1. 一般的颈腰痛常常由不良生活习惯和工作方式引发,而肩周炎常常仅仅是因为年龄的缘故。

2. 肩周炎常常有粘连的现象,而颈腰痛看不到粘连状况,有粘连说明有明确炎症,而炎症是自身免疫性疾病的一个常见病理变化。

3. 肩周炎是自限性的疾病,自限性的疾病多与自身免疫有关联。

因此,我们把一般的颈腰痛划分为肌肉本身病症,而把肩周炎归为肌肉前病症。

一般病症,病程越短效果越好。但对于肩周炎,并非总是病程越短效果越好,有时甚至会出现越治越重的情况。为什么呢?

首先要强调,肩周炎是个自限性疾病,在发生发展到一定程度后能自动停止,并逐渐恢复痊愈。也就是说,即使我们不治疗,患者一般也

[1] SHINDE A,DEORE G,NAVSARIWALA K P,et al. We are all aging,and here's why[J]. Aging Med (Milton),2022,5(3):211-231.

会好起来。这并不是说，我们的治疗没有用，我们治疗可以大幅减轻患者疼痛程度，缩短病程。

其次，肩周炎的发病很有规律。大体上可以分为三个阶段：上升期、平台期和下降期。如果在上升期治疗，有可能治疗后症状加重；如果在下降期治疗，临床症状则迅速消失。因此，治疗前，医生需要判断患者现在处于什么期，这样才可以把握预后。如果上升期做浮针治疗，不要忘记告知可能会加重，这是疾病本身的发展规律，并非治疗失当。同时治疗的间隔时间拉长，如一两周治疗一次。

图 9-7-1 表示的典型肩周炎的大体规律，所标注时间并非准确数字，只是大体说明。每个人的发病时间情况相差很大，正如感冒，有的人一两天后症状就会消失，有的人会持续一个月，读者们不可拘泥。

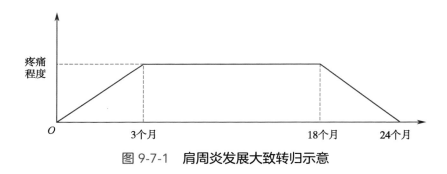

图 9-7-1　肩周炎发展大致转归示意

一般来说，疼痛明显，效果较好。如果疼痛不是很厉害，但关节活动受限方位越多，程度越严重，效果越差。尤其是肩关节外展时可以看到肩峰突起的情况下，则效果差，需要治疗的次数就多。

患者应注意功能锻炼，主要目的是活动肩关节，改善其血液供应。图 9-7-2 托肘摇晃肩关节是个好办法，用健侧手掌托住患侧肘关节，用健侧手发力，让患肩被动活动，这样可以使得肩关节的血供最优化。有些医生嘱咐让患者咬紧牙关，强行撕裂，会造成二次损伤，实在不是很明智的主意。锻炼时要注意：一要多做被动运动，二要柔和轻缓，让粘连的渗出液加快吸收即可。

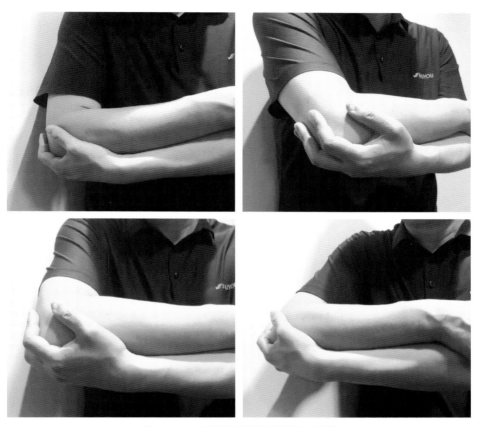

图 9-7-2　肩周炎托肘摇晃肩关节

第十章
肌肉本身病痛

我们曾以为,以浮针等为代表的外治方法能够治疗很多类型的病痛,后来逐渐认识到这些外治法能够起作用的组织只有一个——肌肉及其附属结构。对其他组织,如神经、腺体、骨骼、真皮等,都没有明确的直接作用,即使有作用也是间接作用,这方面的内容将在下一章"肌肉后病痛"中详细论述。

肌肉长时间紧张,很容易影响穿行其中或其旁的小动脉,引发局部血循环障碍,从而导致疼痛。肌肉引发的疼痛主要有以下特征:

(1) 疼痛多表现为酸痛、胀痛,少有刺痛;

(2) 定位一般不准确,患者只能指出大概方位;

(3) 经常会影响到协同肌;

(4) 大部分喜热敷、喜按摩,不喜压力,如果仅仅触碰或者摩擦皮肤,对这种疼痛影响不大;

(5) 遇到这些情况往往加重:天气转凉、相关肌肉劳累、睡眠不足、情绪不佳等时;

(6) 遇到这些情况则往往减轻:使用非甾体镇痛药后、相关肌肉得到休息后、天气转暖后、按摩后、情绪愉悦时等;

(7) 长期的疼痛常引发相关骨骼、关节等的变化,如骨质增生、假性滑脱、脊柱侧弯、膝关节变形等。

肌肉出现功能性病变常见的症状,除了疼痛,还有两个:

(1) 相关肌肉肌力下降,易感疲劳乏力;

(2) 相关关节活动范围(Range of movement,ROM)减小,ROM 这一特征性的客观指标,常用于评价疼痛或肌肉问题的疗效。

当然,肌肉引发的病症远远不止"疼痛、肌力下降、ROM 减小"这三个特征,还能引发许多其他症状,如漏尿、"前列腺炎"、干咳久咳等诸多病症,只是我们以往常常忽视了肌肉在这些病症中的作用,陷入惯性思维,将这些内科病症的病因归咎于其他因素了。

肌肉问题涉及的病症太多了,只是限于时间和篇幅,本章不能尽述,选一些典型的常见病症,请大家举一反三。

第一节　颈椎病

颈椎病又称颈椎退行性关节炎、颈肩综合征、颈椎综合征等,英文对应 cervical spondylosis 等。需要说明的是,很多情况下,颈椎病并非颈部椎体本身有了问题,而只是表现出头、颈项、肩背等相关的症状群,颈椎病这个名称并不十分准确,因此,在英文中很多时候已经弃用 cervical spondylosis 了,而是用简单的词汇 neck pain(颈痛)。中文名称已经约定俗成了,所以,我们依旧使用这个"颈椎病"的名称。

随着影像学的普及,人们往往唯影像学结果马首是瞻,甚至有部分医院的医技科室看到有骨质增生、曲度变直,就自作聪明地给出诊断性结论:颈椎病。实际上,影像学的资料只能起参考作用,不能替代临床资料的收集。临床上很多患者的影像学结果和病症并不匹配,影像学显示骨质、椎间盘的病变并不严重,但患者的症状却十分明显。反之,患者症状并不明显,但影像学结果很差的情况也时有发生。这些现象也提示医生,不可以被影像学结论固化住思维。

教科书上经常把颈椎病分为颈型、神经根型、椎动脉型、脊髓型、交感神经型或混合型。我们在临床上发现,这些不同类型的颈椎病仅仅是因为患肌的不同或者是不同的患肌影响到不同的周边器官而引发一系列临床症状,这些症状或是肌肉本身导致,或是肌肉影响到神经、血管等引起。颈椎病的分型,无论是诊断还是治疗,意义都不大。

颈椎病最常见的症状是疼痛和关节活动受限。疼痛多表现为酸痛、胀痛,位置主要在项部、肩部、肩胛骨上、肩胛骨的内外侧等。

麻木也是颈椎病的常见症状,主要表现在手指和前臂,多为部分手指麻木,很少出现全部手指麻木。

颈椎病除了颈项肩背部疼痛、活动受限和上肢麻木外，还常表现为头部和五官异常，原因可能是这些部位的血供主要经由两侧颈部动脉完成。具体的，列举如下。

头部：颈椎病引起的头痛，最常发生在前额或眶上，有时也发生两侧颞部或枕部，多为闷痛或胀痛。颈椎病还能引起眩晕，其引起的头昏、眩晕中最具典型性的是位置性头昏——这种头昏的程度随着颈椎活动的不同位置而不同，而且这种头昏会因为得到有效的治疗——随着局部患肌的消失而消失。

眼睛：干眼、模糊、视力减退、飞蚊症等也是颈椎病常见的症状。部分干眼患者还有迎风流泪的症状。当浮针治疗得当时，干眼、模糊等症状可以立即消失。

耳朵：可有耳鸣、听力下降、重听等。颈椎病引发的耳鸣多为单侧发作，时轻时重。

鼻：颈椎病患者容易罹患过敏性鼻炎。

口：常可引起牙龈、舌头疼痛、部分味觉异常。

咽喉：咽异感症、喑哑等情况也容易出现。如果是颈椎病所致喑哑，浮针治疗后可以立即改善。

除了头部和五官病症，颈椎病还可出现胸闷、心慌、失眠等症状，其多半不是心脏的病变，而是颈椎相关肌群患肌化的泛化，导致胸、胁、背等处的部分肌肉处于患肌状态，使得呼吸不畅等所致。

颈椎病导致失眠的可能原因：颈项部患肌使得睡眠时不能随意转换颈项位置，患肌本身也会导致失眠（参看本章失眠一节），其原理还不清楚，或许是因为患肌的存在，刺激交感神经兴奋等因素影响了入睡。

查找患肌，使用浮针消除患肌，各种症状和体征大多能得到迅速缓解。主要嫌疑肌有：斜方肌、肩胛提肌、头夹肌、颈夹肌、胸锁乳突肌、斜角肌，甚至有时会涉及三角肌、肱二头肌、肱肌、肱桡肌等。

患者应注意休息，尤其是不要持久进行某一活动；加强颈项部肌肉的锻炼和保养，如推拿颈项部肌肉，一拿一松，位置不断移动，最好是单侧进行，避免双侧同时进行（颈动脉窦高敏者，可能会触发颈动脉窦晕厥），以舒适为度，如能耐受，可以尝试使其原本低着的头因为抓捕拿捏肌肉而被动抬起。

告诫患者戒除不科学的颈部锻炼动作尤为重要。尤其是像拳击运动员那样活动颈部的动作,非但无益,还可诱发或加重原有疾病,所以应该戒除。早、中、晚至少各一次气血操是很好的预防颈椎病的方法。长期办公室人员,坐位气血操也是个办法。

第二节　网球肘

网球肘是一种主要发生在前臂肌肉的肌腱附着在肘外侧骨隆起处的疼痛性疾病,通常是由于手腕和手臂的重复运动,导致肘部肌腱超负荷。网球肘的疼痛也会扩散到前臂和手腕。

网球肘的学名是肱骨外上髁炎,常被理解为肌腱发炎,认为肘部肌群长期频繁使用或过度牵拉,导致肱骨外上髁处发生不同程度的急性或慢性累积性损伤,肌纤维产生撕裂、出血、机化、粘连,形成无菌性炎症反应。对网球肘是无菌性炎症的说法我们并不很赞同,因为迄今没有发现有论文证实那些没有积液的网球肘局部有炎症反应,另外,与我们的临床体验不一致,我们发现网球肘的疼痛并不是因为肌腱发炎,而是肌肉劳损,局部缺血所致。

浮针的优势病种就是肌肉病变引起的疾病,网球肘是典型的由于过度使用肌肉而引起的病痛,因此网球肘的浮针治疗效果常常很好,无论是近期还是远期效果都较为可靠。

肘关节局部疼痛的位置通常是第二现场,第一现场是周围的患肌。这些患肌多为附着在肱骨外上髁处的肌肉,如肱桡肌、桡侧腕长伸肌、桡侧腕短伸肌、指伸肌等,上肢的肌肉如肱二头肌、肱三头肌也可能是嫌疑肌。

但若是颈椎病引发的肘痛,如果不同时处理颈椎病相关患肌,效果将下降。如果确诊为网球肘,浮针治疗时主要选取上肢相应的患肌,主要嫌疑肌:如肱桡肌、腕伸肌群、肱三头肌等。

再灌注活动可以使用边扫散边双手拧毛巾的动作。

如果长期无好转,要排除肘关节有积液的可能。

第三节　腰椎间盘突出症

腰椎间盘突出症常规定义是指腰椎间盘内容物(髓核、纤维环或终板组织)错位超过正常椎体骨性边缘，压迫和刺激神经根，导致肢体疼痛、无力，对应肌节麻痹或皮节感觉分布异常的一种疾病。这是一个常见病，不过，关于该病症的病因、病理、诊断常有争论。

随着影像学技术的不断发展，该病症几乎"泛滥成灾"，很多专家把无关的病痛也统统归因于腰椎间盘突出症。

本书，我们用"腰椎间盘突出症"这个名词，指的是腰臀腿部疼痛及其功能障碍，这些疼痛及其功能障碍常被误以为是由于腰椎间盘突出或椎管狭窄等原因造成，因此称为"腰椎间盘突出症"。我们现在所说的"腰椎间盘突出症"与"腰椎间盘突出"是两个概念，前者是一类疼痛综合征，后者指的是影像学上的变化。

本病临床多表现出间歇性或持续性腰部疼痛，常牵及臀部、大腿的外侧或后面、小腿的外侧。还表现为腿部肌肉无力，小腿或足背、足底的麻木。

不过，迄今为止，我们没有见到过足背、足底的疼痛，也没有见到胫骨前缘内侧面的疼痛(图 10-3-1)。

疼痛大多表现为胀痛、酸痛、冷痛，按摩后常有轻松感。

部分患者的症状可随阴雨天等而加重，但也有少部分与阴雨天等没有明显关系。有些患者躺下疼痛减轻，有些患者躺下反而不适，有些患者坐着站着都症状不明显，但从坐位改为站位的过程中，疼痛剧烈，临床现象不一而足。

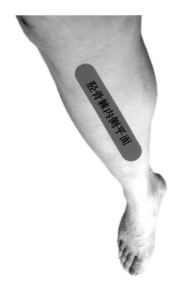

图 10-3-1　胫骨体前缘内侧面示意图

重者、病程长者亦可出现肌肉麻痹、萎缩等临床表现。

极少患者会出现马尾神经受损症状：间歇性跛行、会阴部麻木、刺痛、大小便功能及性功能障碍,重者可二便失禁。这种情况下,弃用保守治疗。

多数学者认为关于椎间盘突出产生腰腿痛的可能机制有:

1. 机械性压迫 突出的髓核急性压迫神经根产生腰腿痛症状[1],突出大小直接影响疼痛程度;病变椎间盘压迫了神经根[2],使得神经根出现充血、水肿等病理变化,影响了椎间盘周围的内环境,神经缺血缺氧,导致神经支配区出现一系列的临床症状。

2. 炎症反应 突出的髓核作为生物化学和免疫学刺激物,引起周围组织及神经根的炎症反应,可能是引起患者临床症状的原因[3]。

这些机制都是从影像学出发推导出来的,但我们认为,现在通行的"神经根压迫成因说"或者"神经根刺激说"是大有疑问的,在本书第七章已有详细分析。

如果真的是由于压迫或神经根刺激,那也是因为压迫或刺激运动神经的可能性大,而不是感觉神经。因为:

1. 腰部开放手术或微创手术常常有效,术中不仅仅影响到感觉神经,也影响到运动神经(我们推测,手术中大量影响到疏松结缔组织的操作可能是手术有效的另外一个原因)。

2. 疼痛的位置都在肌肉处,肌肉与运动神经密不可分,没有运动神经的参与,肌肉就是一块"死肉"。

3. 脊髓电刺激疗法(Spinal cord stimulation, SCS)有效,在国际上已有超过40年发展历史,在美国已有30多年使用经验,因为感觉神经是传入神经,而运动神经是传出神经,很明显,脊髓电刺激疗法应该影响的是运动神经。

上述的表述还没有实验室的数据佐证,只能作为假说,用一个示意图 10-3-2 概括我们的这个认知:

---

[1] MIXTER W J, BARR J S. Rupture of the lumbar intervertebral disk: an etiologic factor for so-called "sciatic" pain[J]. Ann Surg, 1934, 106(4): 777-787.

[2] 魏晓宁,王艳,裴飞. 腰椎间盘结构、盘内压力及不同载荷的影响:生物力学研究进展[J]. 中国组织工程研究, 2015, 19(20): 3242-3247.

[3] ROGERSON A, AIDLEN J, JENIS L G, et al. Persistent radiculopathy after surgical treatment for lumbar disc herniation: causes and treatment options[J]. Int Orthop, 2019, 43(4): 969-973.

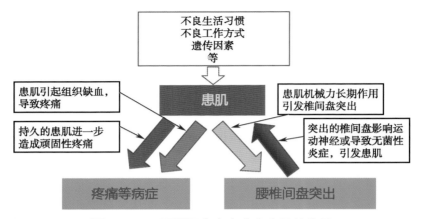

图 10-3-2　腰椎间盘突出症中患肌的作用

在此，呼吁疼痛学领域的专家更多地关注肌肉和运动神经，而不是感觉神经或者疼痛本身，把腰椎间盘突出症当作是神经病理性疼痛的观点更需要反思。

根据主诉，触摸查找患肌，主要嫌疑肌：竖脊肌、腰方肌、腹外斜肌、臀中肌、臀大肌、臀小肌、梨状肌、阔筋膜张肌、股二头肌、腓肠肌、腓骨长肌等。我们用浮针治疗腰椎间盘突出症腰腿痛等症，效果迅速，大量浮针实践发现，通过浮针扫散配合再灌注活动，腰、腹及下肢等部位的患肌得到改善，疼痛、麻木等症状常常立即改善。这进一步证明腰椎间盘突出疼痛不是由神经根受压或炎症反应引起，因为浮针疗法无法回纳突出的腰椎间盘，也不能快速解除神经根的受压及神经根处的炎症反应。浮针一般治疗 3～5 次可收明显效果，如果 3 次还未获显效，当重新审视诊断，或者加用营养剂。

治疗时，我们一般习惯使用"远程轰炸"的方法，由远及近，多数在腓骨长肌或腓肠肌的下方，由下向上进针，用较为用力的抗阻方法做再灌注活动。

医生应嘱咐患者，休息非常重要，注意保暖，避免受寒。卧床休息时，可活动下肢或腰部肌肉，适度进行腰背部和核心肌群的康复运动训练有助于恢复，练习气血操是个好办法，可以先从坐位气血操开始练习，自由泳也值得推荐。

第四节 慢性膝关节痛

现有书籍大多用以下病名描述慢性膝关节痛:髌下脂肪垫劳损、膝关节滑囊炎、胫骨内髁炎、髌骨软化症、胫骨粗隆骨骺炎、半月板损伤、膝关节韧带损伤、膝关节骨性关节炎、膝部滑膜皱襞综合征等。膝关节疾患在临床多发,因为膝关节结构复杂、负重大、运动多,是人体中较易损伤的关节。

膝内软组织伤痛的英文词有:knee pain、inner knee pain 或 medial knee pain。

不少医生尽信教材,以为骨性变化会导致膝关节疼痛,所以,把这些病变称为膝关节骨性关节炎、膝关节退行性改变、老年性膝关节炎、变形性膝关节病、退行性膝关节病、增生性膝关节炎、肥大性膝关节炎等,其实不是这样的。骨性变化不一定会导致疼痛,特别是骨质增生,不会引起疼痛。

与诸多专家所持立场不一致,我们并不认为骨质增生、膝关节间隙变窄等骨性变化是导致膝关节疼痛的主要因素,我们认为主要是因为患肌的功能变化,才导致膝关节的疼痛,理由是:

1. 肌肉的长时间应力刺激可以导致骨性的变化。

2. 临床上观察到,先是有膝关节的疼痛,才出现膝关节的变形。

3. 不仅仅是浮针,很多保守方法都有效果,而这些保守方法对膝关节软骨变性及骨质增生没有直接作用。

治疗慢性膝关节痛要区分第一现场和第二现场,因为膝关节局部没有肌肉,局部出现的酸痛胀痛、关节活动范围变小等症状,绝大多数都是由于大腿和小腿上的肌肉发生病理性紧张造成的。许多医生受传统医学模式的影响,总是将膝关节痛的病变部位归咎于膝关节本身,无论是检查、诊断还是治疗,都紧盯着膝关节局部,往往忽略周围肌肉的问题。像治疗膝关节痛这种因为肌肉问题引起的疾病,我们要透过现象看本质,抓住疾病的主要矛盾,才能达到事半功倍的效果。我们在临床通过松解周围肌肉,治疗了大量膝关节疼痛的患者,经过近 30 年的临床验证,绝大多数的膝关节疼痛,都是肌肉引起的,而非膝关节本身。

　　治疗之前，通过推髌试验有助于查找患肌。推髌试验是我们摸索出来的较为常用的检查膝关节疼痛点的一个方法，经过十多年的使用，已经较为成熟，推荐给大家，见图10-4-1。

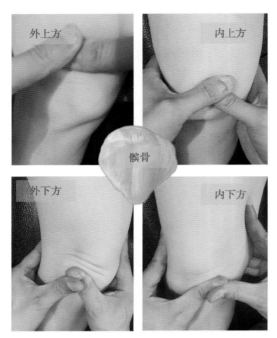

图 10-4-1　从髌骨的四个角向中央推动髌骨

　　推髌试验的具体方案是：

　　1. 使待查膝关节屈曲成 160° 左右，使髌骨保持放松状态，可轻松移动。

　　2. 医生两个拇指叠加，从髌骨的四个角向中央推动髌骨，用力柔和，速度缓慢。

　　3. 从一个髌骨角推动时，患者出现疼痛，或者有护痛躲避的行为，或者医生手下有摩擦感（这种情况在病程较长时容易感受到）时，即为膝关节的疼痛点。

　　4. 标注该疼痛点，然后以功能解剖为线索查找患肌。

　　人们常常把该疼痛点当作是主要的病理所在，也把该疼痛点当作是治疗的目标。甚至很多医生,仅仅是根据影像学的结论就去治疗。我们认为,这些疼痛点仅仅是第二现场,第一现场在患肌。

主要嫌疑肌:一般对应内侧(内上方、内下方)疼痛点的患肌在大小腿的内侧,如比目鱼肌、腓肠肌的内侧头、内收肌群、股四头肌的股内侧肌,还有一个肌肉不能忘记,即缝匠肌。

对应外侧(外上方、外下方)疼痛点的患肌在大小腿的外侧,如腓骨长肌、腓肠肌的外侧头、阔筋膜张肌、股四头肌的股外侧肌等。

慢性膝关节疼痛的最常用再灌注活动是屈曲后伸直抗阻,不过,请大家根据具体的患肌功能来确定具体的再灌注活动。

除此之外,如果看到膝关节肿胀,检查发现浮髌试验阳性,就要注意化脓性感染和免疫性疾病,须抽液检验,查明病因。如遇膝关节化脓性感染千万勿用浮针治疗,避免延误病情。

> **半月板损伤和半月板破裂**
>
> 人们常把磁共振报告中的半月板损伤看得很重,以为半月板损伤会导致疼痛。事实上,半月板处没有血循环,也没有神经末梢,不可能有疼痛感,损伤面也是钝性的,不会刺激周边的软组织。但是半月板破裂不同,可以引发疼痛。如果磁共振或 CT 提示半月板破裂,同时患者有典型的交锁现象(患者常感到"咯嗒"一声,伤膝立即像有东西卡住了不能动弹,称为"交锁",非常痛。经同伴扶起来的时候又往往会在无意中听到"咯嗒"一声,膝关节立即恢复伸屈,称为"开锁",疼痛随之减轻),则不可用浮针治疗。因为半月软骨是无血供的,损伤后不会自愈,一般需要手术治疗。

总体来说,一般情况下浮针效果良好,无论是即时效果,还是远期效果。但肥胖者、糖尿病患者远期效果往往欠佳。肥胖者因体重大,膝关节受力过大,影响肌肉的修复。糖尿病患者则因血糖高,血环境不良,也会影响肌肉的血供和修复。X 形腿和 O 形腿患者(图 10-4-2)的恢复速度也经常比较糟糕,因为力学结构不正,为了保持姿势,下肢肌肉容易过劳。

治疗慢性膝关节疼痛患者时,勿忘检查健侧膝关节。因患侧运动疼痛,往往患者刻意转移负担于健侧,久而久之健侧失代偿,也可隐性或显性罹患病痛。

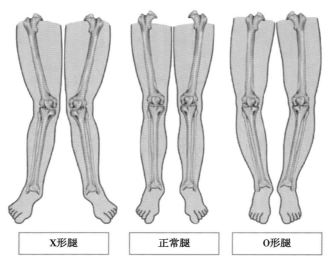

| X形腿 | 正常腿 | O形腿 |

图 10-4-2   不同的腿型示意图

第五节   踝关节扭伤

踝关节扭伤一般分为急性踝关节扭伤和陈旧性踝关节扭伤。

急性踝关节扭伤多发生在外踝。急性踝关节扭伤,是局部肌肉及其肌腱、韧带或筋膜在受到扭转外力后发生损伤,引起急性渗出、出血等。陈旧性踝关节扭伤,多表现为踝关节侧面疼痛,长时间隐痛、钝痛、酸痛、酸胀等。急性踝关节扭伤,一定要行 X 线检查,排除骨折。当怀疑为严重的踝关节损伤时,可选择超声或 MRI 等检查,可发现损伤的韧带及其他结构异常情况。临床上,我们发现陈旧性踝关节扭伤与小腿患肌紧密相关。

对于急性踝关节扭伤,如果看到扭伤造成的肿胀很明显或不断加重,建议不要用保守治疗。如果肿胀不明显,或一小时内肿胀没有加重,采取浮针等外治疗法也能够很好地减轻疼痛,但仍然要着眼于我们一再强调的肌肉。

我们推测，在踝关节韧带等软组织扭伤后，出现出血、渗出等炎症反应，局部炎性物质波及邻近肌肉，而肌肉随之病理性紧张，形成患肌。患肌的形成原本是机体为了让踝关节得到充分休息的保护性反应，以免加重病情，但同时，紧张的肌肉也带来了负面效应，即肌肉紧张压迫血管，影响踝关节局部的血供和组织液回流，不利于局部损伤的修复。

因此，在保持踝关节休息的情况下，就需要处理患肌，一方面使疼痛得到缓解，另一方面改善局部循环，可大大缩短病程。因此，轻度、中度的急性踝关节扭伤，我们常可用保守治疗。一般没有韧带撕裂伤的治疗效果很好。

陈旧性踝关节扭伤多因未及时治疗与休息，形成的患肌长久不能消除。通过保守治疗，消除患肌，疼痛也随即缓解或消失，踝关节循环得到改善，也为关节修复提供良好的环境。

踝扭伤主要嫌疑肌：腓肠肌、比目鱼肌、腓骨长肌、腓骨短肌、胫骨前肌、趾长伸肌等。

治疗时可多方活动踝关节，甚至部位严重的陈旧性踝关节扭伤病患，可以边扫散边让患者脚尖着地下蹲。

第六节　头　痛

头痛，顾名思义是发生在头部任何区域的疼痛，是临床常见的症状，也是让很多医生"头痛"的临床问题。

一般把头痛分为紧张性头痛（tension-type headache，包括血管紧张性头痛和神经紧张性头痛）、偏头痛（migraine）、丛集性头痛（cluster headache）等。

2018年国际头痛学会颁布第3版《头痛疾病的国际分类》，将头痛分为4类原发性头痛、8类继发性头痛和2类其他头痛，4类原发性头痛包括偏头痛、紧张性头痛、三叉自主神经性头痛和其他原发性头痛等[1]，很详细。不过，我们认为这些分法的依据主要是头痛部位，处理的

1　Headache Classification Committee of the International Headache Society .The international classification of headache disorders , 3rd edition[J]. Cephalalgia , 2018 , 38（1）: 1-211.

方式几乎一样，因此这种分类的必要性不大。我们在临床上这么分类，见图 10-6-1。

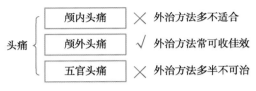

图 10-6-1　头痛的肌肉学分类

> 脑内有大量神经细胞，但没有感觉神经末梢，所以，即使脑出血、脑梗死，甚至脑瘤等，一般也不会造成头痛。

我们把头痛大体上分为：颅内头痛、颅外头痛、五官头痛。颅内头痛是由颅内疾病所引发的头痛，这种疾病不少，如脑膜炎、脑炎等，这些炎症性疾病发生过程中炎症因子影响到软组织造成头痛。五官头痛指的是由五官病变，如青光眼、鼻窦炎等五官疾病引起的头痛。从治疗角度来讲，一般颅内头痛和五官头痛不属于外治法治疗范畴，这里不作详细讨论。而颅外头痛，即由头部肌肉病理性紧张所引发的头痛，通常所说的紧张性头痛、偏头痛、丛集性头痛等均属此类，是外治方法的适应病症。

这三类头痛的区分大体如下（表 10-6-1）：

表 10-6-1　三种头痛的不同表现

头痛	症状
颅内头痛	多数起病急，变化快，症状重，伴随有发热、肌体功能障碍等症状，以往没有类似发作史，首次发病
颅外头痛	起病缓慢，反复发作，一般症状都不是撕心裂肺般剧烈，单纯头痛，与天气变化、劳累、月经周期等常相关
五官头痛	可以起病急，也可以反复发作，多在前额部位疼痛，多渐进性加重。一般有青光眼、鼻窦炎等原发疾病

关于颅外头痛，也就是人们通常说的紧张性头痛、偏头痛、丛集性头痛等，已有的研究汗牛充栋，如"中枢性疼痛机制"和"周围性疼痛机

制"与紧张性头痛相关 [1]。"中枢性疼痛机制"认为脊髓后角、三叉神经核、丘脑、皮质等功能和 / 或结构异常,导致对触觉、热、电刺激的痛觉阈明显下降,产生痛觉过敏。"周围性疼痛机制"是由于颅周肌肉或肌筋膜结构褶皱收缩或缺血缺氧,细胞内外钾离子转运异常、炎症介质释放增多等导致痛觉敏感度明显增加,引起颅周肌肉或肌筋膜结构的紧张和疼痛。

我们认为,到目前为止,我们临床观察到的头痛现象都指向一个原因:患肌。所谓的紧张性头痛、偏头痛、丛集性疼痛的直接原因都是肌肉患肌化,包括额肌、颞肌、枕肌。但是这些头部肌肉都扁、平、薄,不经过很长时间触诊练习,难以轻易触摸感觉到其异常。既然难以触摸判断,我们如何推测是肌肉为患的呢? 原因:

1. 这些症状往往与天气变化等有关,只有具有收缩功能的器官或组织才与天气变化有关,肌肉是人体唯一有收缩、舒张功能的组织。

2. 受凉、劳累后常有加重,这常常是肌肉劳累的表现。

3. 绝大多数的头痛部位都在头部肌肉处,头顶(那里没有肌肉)几乎很少看到有慢性头痛。

4. 浮针、针灸、推拿等外治方法有效,我们以为这些方法主要作用的就是肌肉。

因此,在没有进一步的证据之前,我们把所有的颅外慢性头痛都归因于肌肉,主要是额肌、颞肌、枕肌,当然,颈项部、头部其他肌肉也会间接或直接引发头痛,如图 10-6-2。

浮针治疗头痛仍是寻找主要嫌疑肌:枕额肌、颞肌、胸锁乳突肌、斜方肌、颈夹肌、肩胛提肌、斜角肌、竖

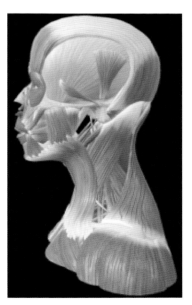

图 10-6-2　**头颈部大量的肌肉**

[1]　贾建平,陈生弟 . 神经病学 [M].8 版 . 北京:人民卫生出版社,2018 :165.

脊肌等。

头部肌肉的再灌注活动可以用被动再灌注活动,如大把抓住患者头发,沿着相关肌肉的方向和缓拉扯,也可以用紧闭眼睛、咬紧牙关、张大嘴巴等主动再灌注活动的方法。

气血操是应对慢性头痛的好办法。

第七节　前列腺炎

1999年,美国国家糖尿病、消化和肾脏疾病研究所(National Institute of Diabetes and Digestive and Kidney Diseases,NIDDK)把前列腺炎分为四型。Ⅰ型:急性细菌性前列腺炎;Ⅱ型:慢性细菌性前列腺炎;Ⅲ型:慢性非细菌性前列腺炎/慢性盆腔疼痛综合征;Ⅳ型:无症状炎症性前列腺炎[1]。在全部前列腺炎病例中,Ⅰ型(急性细菌性前列腺炎)所占比例不到1%,Ⅱ型(慢性细菌性前列腺炎)约占10%,Ⅲ型(慢性非细菌性前列腺炎/慢性盆腔疼痛综合征,CP/CPPS)约占90%。CP/CPPS导致性功能障碍总的患病率为62%[2]。

我们并不赞同NIDDK这种分法,因为这种分法把炎症和非炎症混为一谈了。我们以为引起尿频、尿急、尿不尽等症状的病症有两类:前列腺炎和所谓的"前列腺炎",主要区别见表10-7-1。

表 10-7-1　前列腺炎和所谓的"前列腺炎"的主要异同

病症	相同	不同		
		症状	化验	病因
前列腺炎	尿频、尿急、尿不尽等症状	小便疼痛	尿常规、前列腺液常规有白细胞	微生物感染
"前列腺炎"		小便无疼痛	正常	患肌

[1]　KRIEGER J N,NYBERG L,NICKEL J C.NIH consensus definition and classification of prostatitis[J]. JAMA,1999,282(3):236-237.
[2]　高文喜,郭凡,韩瑞发,等.中西医结合诊疗前列腺炎专家共识[J].中国中西医结合外科杂志,2022,28(4):451-455.

因此,我们现在讨论的"前列腺炎"并非真正的前列腺炎,既没有炎症,也与前列腺无关,而是由于患肌造成的尿频、尿急、尿不尽的临床综合征的一个称谓。

真正的微生物感染引起的前列腺炎不在浮针适应病症之列。

把所谓的"前列腺炎"称为前列腺炎实在是制造了一个冤假错案,这种情况既与前列腺无关,也没炎症。女性也有"前列腺炎"类似的病症,但女性没有前列腺,制造冤假错案的人又命名女性身上的"前列腺炎"这类症状为"膀胱过度活动综合征"。读者诸君,下次见到"膀胱过度活动综合征",一定不要忘了这也是肌肉问题造成的病症。

前列腺腺体的中间有尿道通过,扼守着尿道的上口。我们认为是各种原因造成相关肌肉过劳,造成相邻的肌肉的病理性紧张、无力,从而出现一系列的临床症状。当前列腺自身及周围肌肉紧张时,其括约肌等无法正常收缩、舒张,导致上述症状。

在治疗前,务必鉴别真的前列腺炎和假的"前列腺炎",前者需用抗生素等药物治疗,"前列腺炎"才可用外治法治疗。

主要嫌疑肌:腹直肌下段、盆底肌、大腿的内收肌群、比目鱼肌等。

治疗时嘱做提肛、收缩会阴部位的肌肉等再灌注活动。效果往往不错。

第八节 漏 尿

漏尿,通常也称作尿失禁,不过,我们认为还是把尿失禁和漏尿区分开来为好。我们的理解:尿失禁多指脑没有意识去控制,不知不觉发生,直到小便出来才知道,这种情况多发生在神经系统受损的情况下,例如昏迷尿失禁。漏尿是指自己知道,头脑很清醒,很想控制,但控制不住,多发生在大笑、咳嗽、喷嚏、听到流水声时。神经系统所致的尿失禁我们常常无能为力,而漏尿多半效佳。因此,我们这节用漏尿这个病名。

漏尿多因为盆底肌肉和膀胱尿道括约肌不能够正常"工作"所致,最明显表现为当腹压明显增加,如咳嗽、打喷嚏、大笑或运动时,即有尿液从尿道排出。也有听到自来水声小便就控制不住。严重者行走、起立时即可发生。一般不伴有尿频、尿急症状。

漏尿多与肌肉有关，肌肉问题如何导致漏尿的机制，现在并无统一的认识。总之现代医学已经证实其与肌肉有明确关系，并且针对肌肉治疗的盆底肌锻炼和生物反馈治疗也可以取得疗效。

那么患肌是如何形成的呢？我们认为可能存在下列几种情况：

1. 分娩时发生难产、第二产程延长或产钳操作等，损伤盆底肌肉或伤及周围筋膜组织。

2. 会阴部的手术史，可能损伤尿道周围组织。

3. 绝经后性激素减退、缺乏而致盆底肌（图 10-8-1）张力降低，尿道收缩力下降。

在上述的基础上，伴随便秘、慢性咳嗽等肺部疾患致腹压增高以及高血压、糖尿病或过度肥胖等，也是发生尿液漏出的原因。

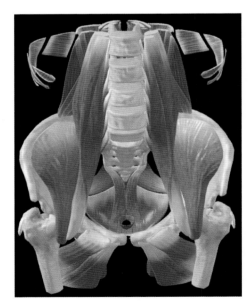

图 10-8-1　盆底肌

浮针治疗的主要嫌疑肌：腹直肌下段、大腿内收肌群、股四头肌内侧头、比目鱼肌（盆底肌是重要的嫌疑肌，但因为盆底肌多为小肌肉，触摸困难,这里不罗列患肌,通过周围肌肉的治疗,即可影响到盆底肌)。

治疗时多由远及近,再灌注活动可患侧卧,内收髋关节抗阻。

长期坚持做气血操有助于漏尿的防治。

第九节　呃　逆

呃逆为临床常见病、多发病,主要是膈肌痉挛引起的收缩运动。呃逆被分为中枢性、代谢障碍性、反射性和精神性等。实质上,多数呃逆由肌肉本身引起,但还有部分呃逆是由于其他病症引发膈肌痉挛导致的,例如纵隔肿瘤、食管炎、食管癌等,属于肌肉前病痛,治疗时需要对因治疗。本章仅讲述肌肉引发的呃逆,请读者明鉴。

现代医学称本病为膈肌痉挛,主要由于各种原因刺激导致膈肌、肋间肌不自主同步剧烈收缩所致。呃逆反射是一种不受主观意识支配的低级反射,具有完整的反射弧。膈神经是呃逆反射的主要传出通路,阻断膈神经的传导就能终止呃逆反射。膈肌痉挛的原因主要为局部劳累,或膈肌受到挤压,或邻近肌肉的影响等。

长期发病,要排除食管、胃肠道、心脏、纵隔等部位病变。

主要嫌疑肌:膈肌、中段的竖脊肌、上段的腹直肌。膈肌在肋弓后,不很容易触摸到(图 10-9-1)。触摸膈肌时,要配合呼吸,类似体检时肝脏触诊的方法。

浮针治疗,多数可当场见效。我们认为主要的原因是改善了膈肌等肌肉的痉挛状态,消除肌肉的病理性紧张。总体来说,浮针治疗呃逆的即时效果良好。

临床上要区分是生理性呃逆还是病理性呃逆。若一过性气逆而作呃逆,稍后自行缓解者,属于生理现象,不必使用浮针治疗。若呃逆持续或反复发作者,且影响患者生活的,属于顽固性呃逆,建议患者积极治疗。

虽然浮针治疗呃逆发作时效果较好,但是治疗之后患者应避免再次接触引起呃逆发作的诱发因素,尤其是长期卧床的患者(脑外科术后更应注意),一定要勤翻身。

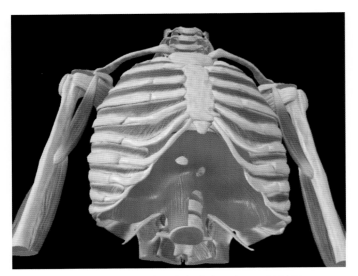

图 10-9-1　膈肌（图中绿色）深在，不易触及

第十节　　失眠、抑郁

　　我国一项研究显示，失眠患者合并其他精神疾病者占 40% ～ 50%[1]。从我们的临床上来看，失眠伴随抑郁的情况也非常常见，甚至超过了一些文献报道的比例，造成这种差距的原因可能是我们治疗的都是长期失眠的患者，病史都在一年以上。我们在临床中也发现，几乎所有的抑郁都伴随有失眠，因此把失眠和抑郁放在同一节讨论。

> 　　皮质醇，是肾上腺在应激反应里产生的一种激素，常被认为是基本的"应激激素"。压力状态下身体需要皮质醇来维持正常生理功能。如果没有皮质醇，身体将无法对压力做出有效反应。

　　多数专家从体液调控的角度认识失眠。皮质醇是人类的应激激素，同时也是觉醒激素[2]。分析早上的唾液显示，与正常人相

1　王凌云, 郭宏敏. 失眠与情志因素的相关性研究进展 [J]. 世界睡眠医学杂志, 2021, 8 (2): 371-372.

2　TERÁN-PÉREZ G, ARANA-LECHUGA Y, ESQUEDA-LEÓN E, et al. Steroid hormones and sleep regulation[J]. Mini reviews in medicinal chemistry, 2012, 12 (11): 1040-1048.

比,失眠患者的皮质醇水平明显降低。研究支持皮质醇分泌减少是引起原发性失眠的原因,比如,镇静药或抗抑郁药主要是通过调整皮质醇的水平,以防止失眠[1]。

曾经我们也以为失眠是中枢神经系统的事情,但后来发现,很多颈椎病治疗后不仅颈椎症状好了,部分伴随失眠的患者告诉我们失眠也好了。这种情况在临床一再发生,我们才开始注意到,似乎治疗失眠还可以从其他角度入手,而不是仅仅着眼于中枢神经系统。

后来,我们通过松解颈项部、上背部、胃部等的患肌,发现效果真是不错。

为什么治疗患肌会改善睡眠?我们推测,可能是因为人类在睡眠时肌肉是最大程度处于休息状态的,如果存在患肌,这些处于病理性紧张状态的肌肉就会影响睡眠。

后来,我们又发现失眠患者伴随的抑郁症状,也常常随着失眠的改善而缓解。既然治疗患肌可以改善失眠,继而改善抑郁,也就是说,抑郁与肌肉也有关联,这背后原理我们在第七章第五节已经论述,请读者诸君参看。

经过我们临床观察,浮针对轻、中度的失眠、抑郁患者的临床疗效还是相当不错的。若患者失眠、抑郁的症状较重,建议浮针治疗的同时配合服用相关药物,随着治疗效果的逐渐好转,可以建议患者药物减量,直至最后完全停用药物。

主要嫌疑肌:胸锁乳突肌、斜角肌、颞肌、枕肌、竖脊肌、斜方肌、冈下肌、腹直肌的上段等。

医生要叮嘱患者,养成规律的生活习惯,定时上床,定时起床,不要让自己待在床上超过七小时。慢跑至稍有汗出对失眠和抑郁都大有用场,需要坚持。坚持练习气血操是个不错的选择,练习气血操时务必要微微汗出。

---

[1]　RODENBECK A,COHRS S,JORDAN W,HUETHER G,et al.The sleep-improving effects of doxepin are paralleled by a normalized plasma cortisol secretion in primary insomnia:A placebo-controlled,double-blind,randomized,cross-over study followed by an open treatment over 3 weeks[J]. Psychopharmacology,170(4):423-428.

第十一节   慢性咳嗽

咳嗽很复杂，现代医学关于慢性咳嗽的论述太多了，读者自可参看各家著作。

我们认为咳嗽本质上都是平滑肌收缩造成的，大体上可以把咳嗽分为肌肉生理性行为和肌肉病理性行为。

肌肉生理性行为所致的咳嗽就是呼吸系统排出异物时的咳嗽，这种异物可以是外来直接原因，也可以是由于感染等原因导致呼吸系统产生的病理产物或代谢产物。一般肺部疾病或者气管支气管感染性病变引起的咳嗽都是生理性咳嗽，多表现为急性或者亚急性，伴随发热、低热、血象异常等状况。

肌肉病理性行为所致咳嗽是由于呼吸系统平滑肌或者邻近骨骼肌患肌化直接引起的慢性咳嗽。这种咳嗽常常持续时间长，无痰或者有少量黏痰，常遇到天气转冷时、劳累后加重，用消炎药、化痰药效果不显。

肌肉生理性行为所致的咳嗽需要针对感染等病因治疗，不适合外治方法，建议大家不要用浮针等外治方法。

肌肉病理性行为所致咳嗽是外治方法的长项。有文献报道吕中广使用浮针疗法治疗慢性咳嗽 20 例，有效率达 100%[1]。

我们治疗的是肌肉病理性行为所致咳嗽，也就是患肌性咳嗽，表现为干咳、久咳，经过各种实验室检查和胸片或 CT，未发现明确的病灶，患者告诉医生唯一的症状就是咳嗽，这种咳嗽有时可长达数十年，没有明确诊断，治疗棘手，常被认为是疑难病证。

新冠后遗症所致咳嗽也属于肌肉病理性行为，浮针等外治方法可以取得较好效果。2023 年年初我们在深圳宝安中医院和山东省立第三医院等单位展开大规模浮针治疗新冠相关咳嗽效果调查，相关成果已发表在国际期刊上[2]。

---

[1] 吕中广. 浮针治疗慢性咳嗽 20 例 [J]. 中国针灸，2010（1）：22.

[2] WANG F Y，JIAN S，BAI T Y，et al. Rapid Effect of Fu's Subcutaneous Needling for COVID-19-Associated Cough：A Prospective Case Series Study[J].International journal of clinical acupuncture，2023，32（2）：95-101.

慢性咳嗽以长期咳嗽为主，常表现为干咳，这种咳嗽通常有如下特点：

1. 经 X 线胸片或肺部 CT 检查无肺实质性病变。

2. 与天气变化有一定关联性，当天气转为阴雨天气时，咳嗽表现较明显、有加重趋势，当天气好转时，咳嗽减轻；其次，在冬天遇到冷空气或夏天使用空调时，咳嗽会加重。

3. 当触摸到相关患肌，如触摸下段的胸锁乳突肌时，患者常有瘙痒感，会诱发刺激性连续性干咳；解除掉相关患肌后，再施加同等压力，咳嗽较前好转、不易激发出来。

呼吸科常把这类咳嗽称为变异性哮喘（variant asthma 或 cough-variant asthma）。所谓变异性哮喘，咳嗽经常是唯一表现，至少是主要表现，无气促、喘息。诊断标准：以刺激性干咳、咳嗽多在夜间为主，再加上支气管舒张或激发试验阳性或呼气峰流速日间变异率≥20%。明明是咳嗽，为何叫哮喘呢？原因是这类咳嗽用消炎、化痰、镇咳等传统方法无效，用治疗哮喘的支气管平滑肌舒张剂常有效，所以就叫变异性哮喘了。我们觉得咳嗽就是咳嗽，与哮喘天壤之别。只是哮喘和这类咳嗽都是由于病理性紧张的呼吸肌造成，而呼吸科的专家常对呼吸肌在呼吸系统疾病中的作用不予重视，故有此变异性哮喘的名称。

我们认为肌肉病理性行为所致咳嗽的病变因素在胸廓周围或者气管、咽喉周围的肌肉，这些部位肌肉因各种原因患肌化，表现为紧张、痉挛。紧张患肌对位于咽喉、气管、支气管、壁胸膜上的咳嗽感受器形成机械性刺激，传导至咳嗽中枢，反射性引起呼吸肌剧烈收缩形成咳嗽，而长期的咳嗽也可能形成患肌，由此进入一个恶性循环（图 10-11-1）。浮针等治疗会有效阻

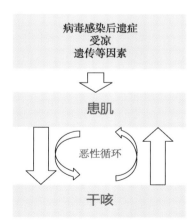

图 10-11-1 肌肉学关于干咳的病理变化认识

断这一恶性循环。

找患肌，是治疗的关键。找到患肌后，针对患肌治疗，同时配合再灌注活动，消除患肌，评估患者咳嗽情况。

主要嫌疑肌：胸锁乳突肌下段、胸小肌、竖脊肌等。

医生要针对相关患肌嘱咐患者注意事项，如进食生冷东西易致膈肌形成患肌，嘱勿要进食生冷；伏案过度致背部肌肉形成患肌，嘱劳逸结合，改变习惯；易发怒生气者，斜角肌、肋间肌多出现患肌，要保持乐观平和的心态，练习腹式呼吸，为患肌恢复创造良好条件。气血操有助于干咳的恢复。

第十二节　习惯性便秘

习惯性便秘是指反复发生的排便困难或费力、排便不畅、排便次数减少、粪便干结量少的一类疾病。

习惯性便秘一般无器质性病变，多属功能性疾病，治疗起来比较困难，患者长期使用泻药治疗便秘，停药后症状反复，经久不愈。在临床过程中，我们发现习惯性便秘也是由于患肌造成，外治方法也可以取得较好的效果。

从治疗角度考虑，并不是所有的便秘都是我们擅长的，如肿瘤、直肠黏膜脱垂、各种原因引起肠腔器质性狭窄梗阻等，所以需要详细询问病史，如大便性状、有无黏液及脓血等。

我们临床发现，习惯性便秘的患肌多在左侧腹斜肌、大腿股四头肌、小腿胫骨前肌等，可能是这些肌肉因某些因素形成病

> **耻骨直肠肌和直肠角**
>
> 耻骨直肠肌起自耻骨联合下部和邻近耻骨，向后下方延伸，绕过阴道或前列腺的外侧，于肛管直肠连接处的后方，左右二肌联合成 U 形，将肛管直肠连接部向前牵引形成直肠角。
>
> 耻骨直肠肌在控便过程中起决定性作用。排便时，耻骨直肠肌放松，肛直肠角增大，促进排便。耻骨直肠肌收缩时，肛直肠角减小，帮助控便。肛直肠角的变化反映了耻骨直肠肌的活动情况。

理性紧张，从而使得位于腹腔里的肠道发生了传输障碍，不能及时下传肠内容物，即排便延迟，这是一个"由外及里"的过程，这与临床实际有吻合之处，久坐、久卧、运动少等一些情况可使肠道动力减弱。也有可能是因为平滑肌与相关肌肉同步患肌化，互相影响。

此外，肠道周围的小肌肉如耻骨直肠肌发生痉挛、肥厚，使直肠盆地出口处的直肠角发生相对性狭窄（图 10-12-1），可使肠内容物通过延迟，发生梗阻。在正常排便时，肛管直肠周围的耻骨直肠肌和肛管括约肌呈舒张状态，若表现为病理性紧张状态时，不能舒张，则形成便秘。

浮针治疗时，患者需仰卧，双下肢屈曲，医者用指腹在腹壁及大腿前方、内侧仔细触摸患肌。主要嫌疑肌：腹直肌、腹外斜肌、腹横肌、内收肌群、股四头肌、胫骨前肌、盆底肌等，左侧容易出现患肌。如果胫骨前肌处于病理性紧张状态，可先从该肌入手，进行胫骨前肌和股四头肌的再灌注活动，然后处理左侧腹部的患肌。

医生要叮嘱患者养成良好的排便习惯，争取每天定时去排便，形成肌肉记忆。气血操也有帮助。

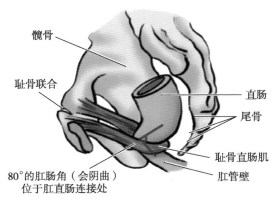

图 10-12-1　耻骨直肠肌与直肠肛管关系

第十一章
肌肉后病痛

在疾病的检查、诊断、治疗上,肌肉常是一个被忽略的器官。肌肉是一个庞大的器官,分布广泛而立体,运动复杂而有序,美丽而和谐。

肌肉不是独立的,与其他器官常常是你中有我,我中有你,表现在:一方面,以肌组织为管壁构成组分的血管,链接深入到每一个器官;另一方面,肌肉内外还有大量的动静脉、神经、淋巴等。动静脉、神经、淋巴等非常复杂,图11-0-1显示了其中一部分。肌肉的任何活动都可影响这些动静脉、神经、淋巴等,尤其是动脉,因为大动脉常常紧贴肌肉,中小动脉也常常穿行其内。无论是生理状态,还是病理状态,肌肉都会影响到它们,会产生一系列临床症状。

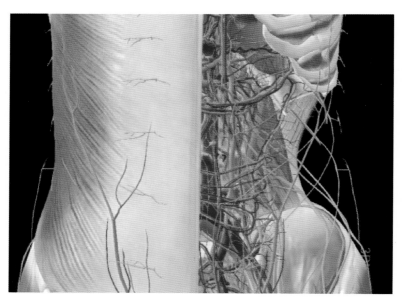

图 11-0-1　肌肉、神经、血管

患肌,由于影响到血供等环节,从而造成相关血管支配的器官的功能和状态的变化,从而产生冷症、黄斑变性、耳鸣、突发性耳聋等病症。这些由患肌造成的非肌肉器官发生病变对应的病症,我们称之为肌肉后病症。相当于自然灾害中的次生灾害。

> **次生灾害**
>
> 许多自然灾害,常常诱发出一连串的其他灾害,这种现象叫灾害链。灾害链中最早发生的起作用的灾害称为原生灾害,如台风;而由原生灾害所诱导出来的灾害则称为次生灾害,如台风后的山体滑坡、泥石流等。

因为本章的很多病症没有一个对应的病名,只能用症状的名称来讨论了。

第一节 头昏、眩晕

头昏(dizziness),头部昏昏沉沉不清晰,有时有头重脚轻感,常伴随无力、视物模糊等症状。眩晕(vertigo),主要特点是步态不稳,感觉天旋地转。

眩晕是门诊患者最常见的主诉。眩晕症状具有主观性和非特异性的特点,患者主观感觉表达不一,医生很难获得客观、有价值的信息,其病因等可能涉及耳鼻咽喉科、神经内科、神经外科、普通内科、骨科等多学科。

头昏多由各种原因造成脑组织的弥散性缺血缺氧状态,临床上可见于心脏病、贫血、低血糖、低血压等,不过,我们认为,其更常见于颈项部患肌影响椎动脉和颈总动脉供血等,这里称之为颈源性眩晕(cervicogenic vertigo)。眩晕可以由颈项部患肌致头部缺血而造成,也可以由耳石症造成。耳石症引起的眩晕并不少见,常被称为良性阵发性位置性眩晕。请注意鉴别,可以送往耳鼻喉科治疗,或者自己学习用手法复位。

大部分医生认为是颈椎退行性病变压迫椎动脉导致头晕。但是这种推测似乎不太合理,因为:

（1）从解剖学角度看,椎动脉从颈椎两侧的横突孔穿过,而并非由椎间孔穿过,颈椎 X 线检查不能显示横突孔,且椎间孔的退行性病变并不能代表横突孔的退行性病变,只有椎间盘向横侧十分严重突出才有可能压迫椎动脉;

（2）如果真是横突孔退变造成压迫,那么所有不能改变横突孔退变的保守治疗方法都应该无效,但事实并非如此。

我们认为主要是因为椎动脉、颈总动脉附近的肌肉发生功能性的变化,促使肌肉病理性紧张、痉挛,肌肉患肌化,影响脑部供血,从而产生头昏、颈源性眩晕、视物模糊等症状。椎动脉、颈总动脉附近的肌肉主要有斜角肌和胸锁乳突肌等,因此解决这些问题应当着重解决这些肌肉的问题。因为条件限制,颈总动脉是否有变化我们还没有通过实验得出结论。颈源性眩晕患者的椎动脉经过浮针干预当场就有明显变化,图 11-1-1 显示了浮针干预后颈椎病椎动脉狭窄迅速扩张的改变,

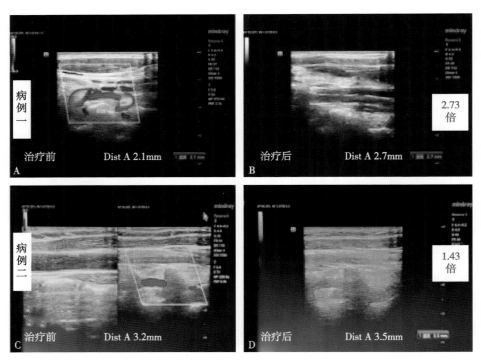

图 11-1-1　浮针可迅速扩张颈椎病的椎动脉狭窄

病例 1 的椎动脉内径从 2.1mm 扩张到 2.7mm,病例 2 的椎动脉内径从 3.2mm 扩张到 3.5mm,按照泊肃叶定律 [Q=$\pi \times r^4 \times \Delta p/(8 \eta L)$] 计算, 病例 1 和病例 2 的供血量分别是治疗前的 2.73 倍和 1.43 倍,这一实验结果已在 2023 年的 SCI 期刊 *Medicine* 上发表[1]。

主要嫌疑肌:胸锁乳突肌、斜角肌、斜方肌、头夹肌、额枕肌等。

利用浮针等治疗,消除患肌的同时配合相应的被动再灌注活动。总体来说,我们临床观察,浮针治疗头晕、头昏等疾病一般即刻见效,但是治疗的同时嘱咐患者应当尽量遵守医嘱,积极配合治疗。

气血操等对颈源性眩晕是个好方法,早、中、晚至少各一次对疗效保持非常有利。

第二节 心慌、胸闷

心慌是人们主观感觉的心脏跳动不适感;胸闷是指胸部憋闷不适。二者常被认为是循环系统、呼吸系统疾病的征兆,如房颤、冠心病、心肌病、风湿性心脏病、高血压心脏病、肺心病等,若心慌、胸闷是由这些疾病所致,则不属于外治法的治疗范畴,在本节中,我们讨论的是外治法能够治疗的一些心慌、胸闷情况,是心电图、彩超等实验室检查结果呈阴性的一类症状,常被认为是心脏神经症或亚健康状态。

肌肉问题为什么会导致心慌、胸闷呢?

胸大肌、胸小肌、前锯肌、膈肌、菱形肌等组成胸壁的这些肌肉(如图 11-2-1),若患肌化,胸部可能会有紧束感,就像胸部紧紧裹上布带那种感觉,这种感觉往往被描述为胸闷、呼吸不畅。

支配心脏的交感神经、副交感神经、营养肌肉及神经的血管等穿行于肌肉内,或行于肌肉表面,胸壁肌肉的病理性紧张若是影响到这些血管、神经等,则支配心脏和血管的自主神经就可能发生功能紊乱,波及心脏电生理,影响心脏传导系统,可能就会产生心慌、胸闷等症状。

---

[1] HE Q T,HUANG H Y,LIANG H Y,et al. Subcutaneous stretching enlarges adjacent vertebral artery instantly in patients with cervicogenic dizziness:Two case reports[J]. Medicine,2023,102(5):32643.

心脏科医生常把这类患者诊断为心血管神经官能症,作为心理疾病来看待,而我们认为这多属肌肉患肌化所致,理由是:①这类病症常与劳累、天气变化等有关,与心理的关联并不显著;②诊断方面,我们可以很容易在相关的肌肉中查找到患肌;③治疗方面,针对患肌治疗,心慌、胸闷多可立即消失。

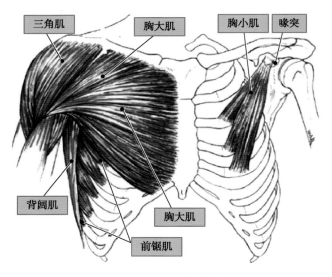

图 11-2-1　胸壁部分肌肉

所以我们认为,这类心慌、胸闷等直接原因是患肌,而抑郁、焦虑等症状可能是继发于长期心慌、胸闷引发的忧虑情绪。

作为心血管科疾病的外行,我们仅是根据我们的临床研究提出自己的观点,应该并不完善,还请专家指正。

我们治疗的核心仍然是患肌,主要嫌疑肌有胸大肌、胸小肌、前锯肌、膈肌、菱形肌等。

采用浮针治疗并配合再灌注活动,触摸到患肌为胸大肌、胸小肌时,可在前臂或上臂进针,这种治疗可理解为"远程轰炸"。若患肌消除不完全,再考虑在局部进针。

请注意,遇到这类患者,如果事先没有在心血管科检查过,一定不要盲目治疗,务必先明确诊断,排除器质性疾病,再进行浮针等治疗。

第三节　　局部麻木

　　差不多每个人都有过肢体麻木的感觉,特别是中老年人麻木症状的发生率更高。麻木很常见,却常常很难对付,所以医生经常哀叹,"痛好治,麻难治"。为什么难治?因为我们对麻木了解不多,无论是病因还是病理,都不很清晰。我们在临床上积累了一些经验和体会,现在总结分享给大家,不一定正确,请大家批评指正。

　　实际上,如果进行精准区分,麻和木是不同的感觉。"麻"是人们日常生活中常常会出现的症状,如不正确睡姿、如厕蹲久了均可引发,一般会在短时间内消除,不会有什么大问题,但临床上患者也经常会为此烦恼不堪。"木"是知觉缺乏,对疼痛等外来刺激反应迟钝或者没有感觉。

　　因此,"麻"实际上并不等于"木",请大家明鉴。不过,临床上出现"木"(多为中枢或外周神经遭到实质性损伤引起相关辖区内知觉阙如,如截瘫造成的知觉缺失)的概率小,因此,常将麻木并称,请大家了解,患者口中的麻木感实际上主要是指"麻"。

　　此外,因为麻木和酸痛胀痛等都是不适感觉,有时,个别患者会把酸痛胀痛称为麻木,需要注意鉴别。

　　鉴别方法:患肌和麻木多半不在一处,患肌和疼痛有时在一起,因此,患肌处的"麻木"多半是酸痛胀痛等的另一种表达,尤其在那些没有受过太多教育的患者,少数人会把麻木和酸胀等混为一谈。

　　普遍认为引起肢体麻木的原因主要是颈腰椎体等病变压迫神经、糖尿病、中毒、感染、自主神经功能紊乱等。但,我们在临床上一般这样分类麻木:

　　第一种麻木为症状范围内麻木的程度一致,这多半是神经受到压迫导致,这种麻木日常生活中很容易体会到,如久坐后造成一侧肢体的麻木,我们称之为均匀麻木;

　　第二种麻木为麻木的程度越到四肢末端麻木程度越重,我们称之为渐变麻木(图11-3-1)。

　　两种麻木都是神经缺血导致。第一种是患肌直接压迫神经所致,第二种是由于患肌或其他原因造成血循环下降，继而造成神经缺血（轴浆运输障碍）所致。

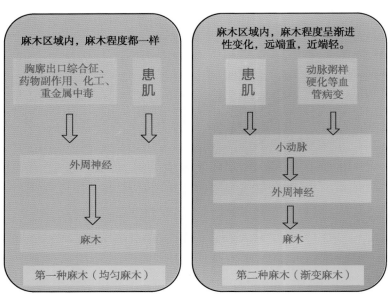

图 11-3-1　两种麻木的症状表现和可能机制

　　第一种麻木（均匀麻木）通常出现在上下肢，医学上多认为是颈椎或腰椎骨质增生等骨性病变压迫神经根引起肢体麻木。还有认为是脊髓病变致肢体麻木，但我们迄今没有发现过脊髓病变所致的麻木，脊髓病变只会造成知觉缺失："木"。

　　我们认为第一种麻木主要是因为局部肌肉病理性紧张患肌化，导致行走于肌肉内或肌肉旁的神经支等受到压迫，从而出现麻木，理由是：①受寒、劳累后麻木症状往往加重，有时伴有手脚怕冷的表现；②若真是骨质增生等压迫到神经，应表现为神经支配区域都出现麻木，麻木的起始位置为颈腰椎体，而不仅仅是局部肢体出现麻木；③如果是由骨性变化造成，不管是药物、浮针或其他治疗，都应该无效，但这与事实并不相符。

　　除了肌肉病理性紧张导致的麻木，胸廓出口综合征、药物副作用、化工和重金属中毒等原因造成的麻木也表现为第一种麻木。

第二种麻木(渐变麻木)多发生在四肢末梢循环不良者,致组织含氧量降低,常出现四肢远端发凉、麻木等症状。此外,如果患者患有周围血管性疾病,会造成末梢循环不好,如动脉粥样硬化,可能会出现下肢远端缺血,也会表现为肢体远端的麻木、发凉、疼痛、肤色暗沉和发紫等。

简要地说,第一种麻木(均匀麻木)多是神经本身的问题或患肌直接压迫神经造成的。第二种麻木(渐变麻木)多是由于各种原因导致供应神经的血循环障碍导致。

第一种麻木的疗效大大好于第二种麻木;神经支配的区域性麻木治疗效果要好于全部指端的麻木。

麻木的治疗都是在麻木区域的上游(近心端)找寻患肌,处理患肌即可收到良好效果。如果是因为动脉粥样硬化等血管本身的病变造成末梢循环障碍导致麻木,外治疗法的效果要差很多。

第四节　局部水肿

水肿,最常见于心脏、肾脏、肝脏等病症,或营养不良等原因。这些情况与肌肉无关。与肌肉有关的只是局部水肿。因为相对于全身性系统性水肿,这类水肿发病部位局限,称之为局部水肿,这类水肿并不鲜见。

临床上碰到局部水肿,常常首先考虑炎症性水肿、静脉回流受阻、淋巴回流受阻、变态反应性水肿等,这样的诊疗思路很对,尤其是血栓形成、血栓性静脉炎、下腔静脉阻塞综合征等原因造成静脉回流受阻,按照这样的诊疗思路完善相关辅助检查,如血管彩超等,常可发现病灶,明确诊断,对因治疗即可。但是临床复杂多变,有时可见血管未见明确的病变,我们可能就要换一个思路,也许原发病灶未必是血管。

临床上,最初我们尝试着对一些彩超、生化检查未发现明确异常的患者,进行常规的肌肉触摸检查,发现在水肿部位上方常可触摸到患肌,针对患肌进行治疗,水肿常可很快消失。

局部水肿主要临床表现:①发病部位常在下肢,尤其是小腿、足部,双侧多不对称;②可观察到患侧肢体呈弥漫性肿大,周径比健侧粗,水肿轻时按压可无凹陷,严重时也可呈凹陷性水肿,压之久久不能复原;患侧一般无疼痛及其他异常感觉;局部皮温可异常;一般不伴有气喘、胸闷、腹水、肝大、尿少等表现;③浮针专科查体,在水肿附近的近心端常可查到多个患肌;④辅助检查肝肾功能等生化指标、血管彩超未见明显异常。

> 特发性水肿(idiopathic edema)
> 水肿从分类上讲有心源性、肾源性、肝源性、营养不良性等,这些水肿都有明显的原因可寻,而特发性水肿,无明确原因可查,确切的发病原因也不十分清楚,故冠以"特发性"一词。

> 人体毛细血管血压,在动脉端平均为30mmHg,静脉端平均为12mmHg,组织液胶体渗透压约为15mmHg,组织液静水端平均为10mmHg,血浆胶体渗透压约为25mmHg。动脉端:有效滤过压=(30+15)-(25+10)=10mmHg。在静脉端则为负值。

这类水肿,临床上常称之为特发性水肿,也主要是静脉回流不畅所致,只是用常规仪器检查不出原因。

那是什么导致静脉回流不畅呢?我们推测答案是患肌。

静脉从远端逐渐汇合,走行于肌肉间隙,沿途肌肉筋膜的病理性紧张就有可能对静脉产生机械性压迫,管腔相对性狭窄,造成静脉端毛细血管静脉压力增大,组织液过多,超过淋巴回流的代偿能力,形成水肿。若淋巴管道也受到患肌的影响,组织液回流更加困难,可加重水肿。

浮针治疗,医者应仔细触摸患肌,患肌都处于静脉的上游(近心端),一般从远端查起,涉及肌肉较多,下肢主要嫌疑肌有股内收肌群、比目鱼肌、腓肠肌内侧头等。针对查到的患肌,进行浮针治疗,配合再灌注活动,可以隔天治疗一次。

局部水肿也可发生在身体的其他部位,2016年6月1日我们就诊治了一个不常见的水肿病例。王女士,左小指肿胀两三年,左侧上肢有时发麻,偶尔会影响到其他手指,没有外伤病史,在南京各大医院没有诊断清楚,有诊断为颈椎病的,有诊断为丹毒的。我们在尺侧腕屈肌触摸到病理性紧张,试着治疗一下,结果出乎意料,左小指肿胀立即减轻,如图 11-4-1,一共治疗两次,半月后介绍朋友来诊治时,告诉我们已经完全好了。

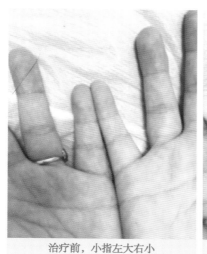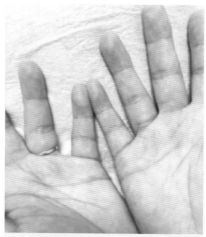

治疗前,小指左大右小　　　　治疗后即刻,两侧小指大小趋近

图 11-4-1　王女士左小指肿胀,浮针治疗后即刻变化明显

第五节　乳腺增生

乳腺增生主要症状为乳腺弥漫性结节、胀痛、拒按,甚至走路时疼痛就会加重,可同时累及双侧,但多以一侧偏重。大部分乳腺增生月经前乳腺胀痛明显,经后即见减轻,下次月经前疼痛再次出现。乳腺增生要和乳腺癌鉴别。虽然乳腺增生是一种良性疾病,但部分早期乳腺癌并无明显症状,容易与乳腺增生症混淆,造成漏诊、误诊,因此,定期检查不容忽略。

医学界普遍认为乳腺增生与内分泌失调及精神因素等密切相关。我们认为,乳腺增生不仅与激素有关,还可能与患肌有关,理由是:

1. 乳腺增生的患者多伴有胸部肌肉的病理性紧张。

2. 处理胸部患肌后,乳腺增生的症状即刻有明显改善。

3. 乳腺增生大多发生在外上象限（参见第五章第八节），推测是因为这里承重最大、拉扯胸大肌等附着处的力量最大，当胸大肌处于患肌状态时，弹性下降，外上象限的乳腺长期处于拉紧状态，故而增生。

长期的临床告诉我们，浮针对患肌的消除有很大作用，而对内分泌系统的功能没有直接作用，间接作用也没有观察到，因此，我们推测乳腺增生与肌肉的功能性变化有关，通过治疗改善附近肌肉的病理性紧张，使得穿行于肌肉内的血管供血能力增加，从而软化结节状的乳腺，改善乳腺增生引发的疼痛。

治疗时先使用远程轰炸从上肢进行治疗，由远及近的到胸部相关肌肉，治疗同时配合相应的再灌注活动。经临床观察，浮针等外治方法治疗乳腺增生的即时效果较为理想，治疗之后患者的疼痛立即可缓解。

第六节　冷　症

冷症是以手、足、肘、膝、腰、髋、肩等局部或全身在通常不感到寒冷的环境下有特别的冷感为主症的一类病症，一般这种"冷"，增添衣物可缓解，穿着稍减少时，冷感又会出现。对季节变化敏感，夏去秋来时，受累部位就能感觉到凉意。通常女性发病率较男性高。

对于冷症，西医不是很重视，相比较而言，中医还重视一点。

在《内经》就有论述，《灵枢·官能》："厥而寒甚，骨廉陷下，寒过于膝，下陵三里。"中医辨证分型也很丰富，有命门火衰、阴盛阳衰、阳郁不布、寒湿阻滞、邪阻经脉等。不过几乎所有的辨证都是针对整体的，但冷症多数是局部的，针对性不强。

现代医学这方面更差——不重视，甚至没有统一的病名，没有深入研究，常常认为是代谢不足导致。

我们在临床中，治疗不少局限性冷症，收到良好效果，而且我们都是从患肌着手的，现在跟大家分享。

冷症主要临床表现：

① 冷症可表现为全身性冷症或局部性冷症。全身性冷症周身怕冷，对天气转凉极其敏感；局部性冷症，常固定在局部，如手、足、腰骶部、背

部、项部、膝关节等，喜暖畏寒，受累部位不能吹冷风，受凉后，酸软不适，严重时冷痛、肢体僵硬、暂时出现功能障碍等。②常伴有其他症状，四肢无力、手足肿胀、转筋(俗称抽筋)、肌肉疼痛、易疲劳、易感冒、失眠、焦虑等。③受累部位查体皮温偏低。④肌肉学专科检查：常在受累部位近心端发现患肌。⑤血常规、生化、动脉血管彩超等辅助检查无明显异常。

　　同时，要与导致怕冷、代谢率减低的甲状腺功能减退症及其他分泌性疾病、贫血、低血压、低血糖等鉴别，还要注意动脉本身的病变。浮针治疗前，应完善相应的辅助检查，以排除这些疾病。

　　正常情况下，静止状态时人体的主要产热器官：肝脏、大脑、心脏、肾脏，尤其是肝脏，其温度比主动脉血液高出 0.4 ～ 0.8℃。在运动或战栗状态时，骨骼肌是主要产热器官。那么，没有这些产热器官的部位的体温来自哪里？其主要来自动脉的传输。动脉不仅给机体供应氧气、水、营养，还有"暖气管道"的作用，传输来自产热器官的热量，以维持全身各部位的代谢水平。因为血循环的各部位并不均匀，躯干、头部血运较为丰富，而四肢相对较差，所以，各部位的体温并不均衡，尤其安静、较冷的环境里这种不均衡更为明显(图 11-6-1)，这是为什么冷症多发生在四肢远端的原因，也是部分麻木如此发生的原因。

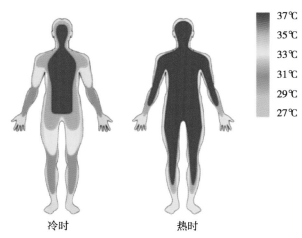

图 11-6-1　冷热不同情况下，人体各部位的体温差别

除了动脉血管存在斑块等动脉本身病变的情况下，我们认为患肌是造成冷症的主要因素。人体的血管和神经走行于肌肉间隙，肌肉在某些因素下患肌化，对邻近的动脉血管产生机械性压迫，或者刺激，使动脉的搏动力量变差，从而影响血量供应，其供暖的效率变差，导致冷症（图 11-6-2）。

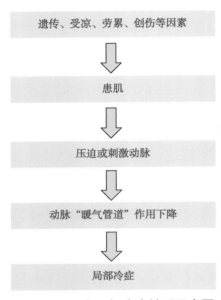

图 11-6-2　患肌与冷症关系示意图

浮针治疗首先根据受累部位触摸寻找患肌，找到后选取合适的进针点，在临床上，要边扫散治疗；边配合再灌注活动；边评估患肌改善情况；边询问冷症改善情况。多数情况下，如果确实是患肌所致，冷症常可即刻改善。图 11-6-3 显示了常见冷症与处理方案，请参考。

例如，一侧下肢怕冷，可沿着股动脉、髂总动脉查找患肌（图 11-6-4），然后浮针治疗，并根据相关患肌的功能进行再灌注活动，常可收立竿见影之效。

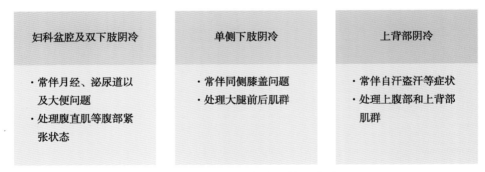

图 11-6-3　常见冷症及处理方案

医生要叮嘱患者持之以恒地锻炼，气血操也有利改善冷症。

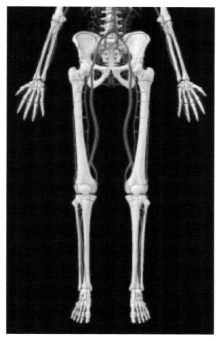

图 11-6-4 下肢动脉大体走行路线

第七节 黄斑变性

目前,黄斑变性被认为是一种无法治愈的眼病。黄斑变性患者经常并非完全失明,其周边视力(能看到远处的东西)常不受影响。

黄斑变性具体发病机制尚未完全清楚,已提出的假说有:遗传因素、光积聚损伤、自由基损伤、血流动力学因素等。

医学界公认的黄斑变性的病理机制主要为黄斑区结构的衰老性改变。表现为视网膜色素上皮细胞对视神经外界盘膜吞噬消化功能下降,使未被消化的盘膜残余小体潴留于基底部细胞原浆中,并向胞外排出,形成玻璃膜疣,继发病理改变后,导致黄斑变性发生。

根据我们的临床,我们认为,至少有很多黄斑变性是因为各种原因致黄斑区域组织缺血,影响其代谢,通俗地说,黄斑变性主要是因为黄斑区域的细胞被"饿死"了,理由是:

1. 黄斑是视网膜上最薄、视觉最敏锐的一块区域，都是类神经细胞，与神经细胞相似：寿命长，一般情况下不会死亡，要么遇到外伤等直接死亡，要么就经常伴随人的一生，持续缺血是造成类神经细胞渐进性死亡的一个重要因素。

2. 我们临床上发现处理大脑动脉旁边的肌肉常可获立竿见影之效，可以让视力得以迅速改善一些，许多患者治疗后常感觉眼睛变亮了，如同我们处理头昏眩晕一样。

3. 类神经细胞一旦死亡，断难恢复。处理肌肉改善供血只能改善那些已经缺血但还没有死亡的类神经细胞，而不能救活已经死亡的，故而并不能使得视力大幅度恢复，即存在天花板效应。

事实上，我们治疗黄斑变性也没有太好效果，并不能显著改善，现在把黄斑变性作为一节来写，是因为：

①黄斑变性的浮针治疗常可获立竿见影之效；②该病症对老年人影响巨大；③或为眼科医生的治疗提供另外一种思路。

几乎所有的病例一两天内都有不同程度改善，部分患者远期效果也能较为稳定。

我们治疗的思路：考虑黄斑变性有可能与患肌有关，浮针治疗主要改善肌肉的病理性紧张，缓解视网膜缺血状态，得以在一定范围内改变视力。但是已经发生视细胞或视神经死亡的，我们就不能再建功。

主要嫌疑肌：胸锁乳突肌、斜角肌、胸大肌等。

坚持练习气血操对黄斑变性，尤其是干性黄斑变性有帮助。

第八节　糖尿病足

糖尿病足是糖尿病综合因素引起的足部疼痛、皮肤深度溃疡、肢端坏疽等病变的总称，是糖尿病的严重并发症。

目前对于糖尿病足病因的研究虽然还不完全清楚，但公认糖尿病足是肢端缺血、神经病变、感染及诸如皮肤损伤、足部压力增高等多种诱发因素所造成的疾病。

糖尿病有两大类并发症：急性并发症，如酮症酸中毒、高渗性非酮症糖尿病昏迷、乳酸性酸中毒、低血糖昏迷等;慢性并发症,如心脑血管及周围血管病变等大血管并发症、糖尿病视网膜病变和糖尿病肾病等微血管并发症,还有手足对称性麻木等神经病变。实际上,神经病变也是由于血管病变造成。因此,可以说,糖尿病的慢性并发症主要就一个:血管病变。

这些非结构性病变的血管病变常是浮针等外治法所擅长的,尤其是在糖尿病足的治疗上表现得尤为杰出。请读者注意:①迄今为止,没有发现明显证据证明浮针对糖尿病本身可以发挥作用,我们只能治疗一些糖尿病的并发症;②如果局部已经有感染,一定要先抗感染。

本病的病变部位在足,是缺血导致的症状表现,治疗时请大家查找相应患肌,一般都在局灶性病变的近心端,主要嫌疑肌:胫骨前肌、腓骨长肌、腓骨短肌、腓肠肌、比目鱼肌等,有时大腿的肌肉也能为患。

对于本病的治疗,患者和医生应有足够的耐心。总体来说,经我们临床观察,本病的远期效果较为满意。图 11-8-1 是我们在佛山市中医院浮针治疗的一个糖尿病足病例的连续变化图(从 2022 年 5 月 28 日到 6 月 8 日)。

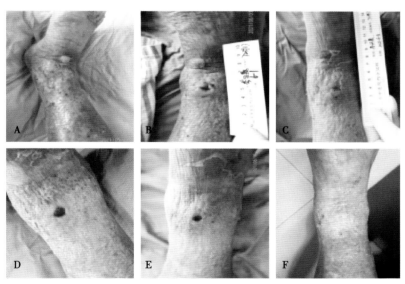

图 11-8-1　一例糖尿病足足背溃疡治疗后的连续变化

另一病例症状更严重,也是佛山市中医院的病例,时间从 2022 年 6 月 9 日到 18 日(图 11-8-2)。

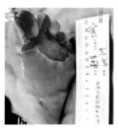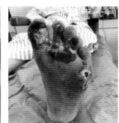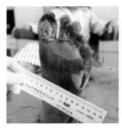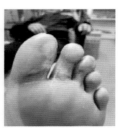

图 11-8-2 足底糖尿病足治疗后的不断变化

这两个病例已于 2022 年发表在一个 SCI 期刊[1],请大家参看。

第九节 股骨头缺血性坏死

股骨头缺血性坏死是临床常见疾病,股骨头血供不足或遭到破坏,导致股骨头出现缺血、坏死、塌陷,临床以髋关节疼痛、功能障碍为主要表现。

引起股骨头坏死的原因很多,分为创伤性和非创伤性两大类。创伤性的,如股骨颈骨折、髋关节脱位、髋部外伤等,可直接或间接损伤股骨头血运,从而导致股骨头缺血性坏死;非创伤性的,诱发因素较多:大量应用激素、长期酗酒、高血压、动脉栓塞或血栓形成、放射病等。另外,还有一些特发性的,其发病机制尚未完全了解。

股骨头坏死一般可分为五期:

Ⅰ期:髋关节无症状,X 线亦无异常,但因对侧已出现症状并确诊,而双侧受侵者达 85% 以上,有人将此期称静默髋(silent hip)。

Ⅱ期:髋关节处可有疼痛,外伤或劳累后发生,呈进行性、夜间重,内旋、外展略受限。X 线片可见部分区域稀疏,活检呈阳性。

Ⅲ期:临床症状继续加重,X 线片变现为骨密度增高及囊样变,软

---

[1]　QI F, HUANG H Y, CAI Y Y, et al. Adjacent Fu's subcutaneous needling as an adjunctive healing strategy for diabetic foot ulcers: Two case reports[J]. Medicine, 2022, 101(50): 32271.

骨下骨出现弧形透光带,但股骨头外形仍正常。

Ⅳ期:病髋疼痛妨碍行走,各方面活动已明显受限,X线片股骨头边缘因塌陷而有重叠,或已失去圆形,硬化区明显。诊断虽易定,处理却较困难。

Ⅴ期:病程已至晚期,股骨头变形,关节间隙狭窄,髋臼硬化,出现明显的骨关节炎病征。

目前已公认饮酒和使用激素是非创伤性股骨头坏死的主要病因。

股骨头的血液供应主要来自股内旋动脉。有研究[1]提示,通过CT血管造影,确定供应股骨头的三条主要动脉:起源于股内旋动脉的深支和后下营养动脉,以及臀下动脉的梨状肌支(图11-9-1)。

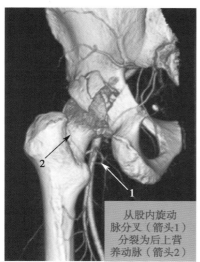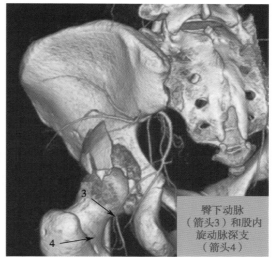

从股内旋动脉分叉(箭头1)分裂为后上营养动脉(箭头2)

臀下动脉(箭头3)和股内旋动脉深支(箭头4)

图 11-9-1　三维 CT 重建的股骨头血供

大动脉主要穿行在肌间隙中,小动脉穿行在肌肉内,若肌肉发生病理性变化——自发性紧张状态,压迫周围的血管,导致周围血管压力增高,血管的血流动力学受到影响,可使股骨头的血液循环障碍,长此以往,造成股骨头的缺血性坏死,这是股骨头缺血性坏死的一个重

[1] ZLOTOROWICZ M,CZUBAK J,CABAN A,et al. The blood supply to the femoral head after posterior fracture/dislocation of the hip,assessed by CT angiography[J]. Bone Joint J,2013,95(11):1453-1457.

要原因。

初步临床发现,浮针对股骨头坏死的治疗预后常与股骨头坏死的分期并没有密切关系。即使 V 期,也常有很好的效果。

预后常与病因密切相关,伴活动性强直性脊柱炎者效果很差,伴先天性髋关节发育不良者效果也差。

股骨头坏死常被认为是疑难杂症,甚至被认为是不治之症,原因我们认为是：

① 虽然股骨头血供的渠道不少,不过,股骨头的本身耗血量并不大,供应的血管都是小动脉,这些小动脉容易受到周边环境（例如肌肉）的影响；

② 骨骼的新陈代谢很慢,所谓"伤筋动骨一百天",也就是说,即使小动脉完全供血了,股骨头的恢复还要较长的一段时间,何况小动脉的管径常因为肌肉的原因时大时小。

因此,在临床上,要坚持两个方针：

1. 持之以恒　阻止股骨头的进一步恶化是个"持久战",一旦出现疼痛,一定得消灭引起疼痛的患肌,坚持下去,一般 4 ～ 6 个月就会发现骨小梁等有改善。不过,不要太乐观,以为塌陷了的股骨头能够复原。预后的最高目标有二：一是阻止影像学上的发展；二是完全不影响生活。

2. 大范围治疗　因为血供渠道多,任何一个小动脉受影响,都会累及效果,因此,腰骶部、臀部、大腿部的任何一块患肌都不能放过,需要有持久战、运动战、大面积作战的准备。

主要嫌疑肌：腹横肌、腹斜肌、臀大肌、臀中肌、臀小肌、梨状肌、阔筋膜张肌、股四头肌、内收肌群等。

第十节　骨性变化

骨性变化,英文 bony change。骨性变化包括骨的几何形态和骨组织的变化,骨的几何形态改变可以为各种畸形,如强直性脊柱炎、脊柱僵直、脊柱侧弯、生理曲度消失或反弓、类风湿关节炎畸形等,以及影像医学发现的骨质增生等,骨组织变化主要为骨量的减少、骨组织结构的改变等。

导致骨性变化的因素很多,包括体内多种激素水平的变化、长期酗酒吸烟、暴力损伤、营养不良、长期糖皮质激素等药物摄入、光照不足、钙和维生素摄入减少等,这些不属于本节讨论范畴,本节讨论的是与肌肉有关的骨性变化,从肌肉的角度观察骨的变化。

因此,本节讨论的是由相关患肌引起的一类病症,比如骨质增生、脊柱侧弯、关节畸形、骨质疏松等。

脊柱侧弯,见脊柱生理曲度减小、消失。

骨畸形、骨质增生等,伴见疼痛、功能受限。

骨质疏松造成的唯一症状只是容易骨折。很多专家把腰背疼痛、乏力等症状也认为是骨质疏松引发,其实并不准确。临床上看到很多骨质疏松患者伴有疼痛是因为在骨质疏松的同时还有肌肉的自发性紧张病变。通过改善患肌,疼痛症状往往立即消失。很多医生,尤其是骨科医生,对肌肉的问题不重视、不了解,就把患者的腰痛归因于骨质疏松。为什么骨质疏松不可能直接引起疼痛呢? 因为骨髓中环境几乎永远没有大变化,岁月静好,这里根本就不需要有监察机构,不需要有感觉神经末梢,这也是为什么早期的骨髓瘤根本就没有疼痛的原因。

> 即便骨折,在两断端对线对位都正常的情况下,也不疼痛,例如:
>
> 1. 大多数的肋骨骨折,治疗一般只是固定;
>
> 2. 骨折固定术后,虽然骨折尚未愈合,局部并不疼痛。

慢性疼痛病症的人,常长期卧床,骨骼负重少,根据 Wolff 定律(见本书第五章第一节),骨髓逐渐疏松,支撑能力逐渐变差。因此,要治疗骨质疏松,最重要的是:处理患肌,消除疼痛,逐渐锻炼给骨骼加大重力,使得骨质疏松得以逐渐改善,防止发生脆性骨折。

临床上经常有人提到骨质疏松症,认为骨质疏松症的临床表现除了影像学上所展现的问题外,还有腰痛、无力等表现。我们认为骨质疏松症这个病名是不妥当的,无法揭示疾病本质,且容易导致误解。

很多专家以为这些骨性变化是导致慢性疼痛的一个主要原因,其实可能是误解,因为这些骨性变化都是日积月累渐进完成的,人体早已适应了这些变化。因此,骨性变化本身并不能造成疼痛,这个推断可以从类风湿关节炎后期畸形严重而没有疼痛来佐证,也可以从个个都有骨质增生但很少有疼痛的高龄老人身上得到佐证,也可以从很多脊柱侧弯丝毫没有疼痛的患者身上得到证明。

　　骨质增生和骨质疏松常常同时出现,局部的增生伴附近或远处的疏松。增生应为人体一种保护性的现象,就像负反馈一样。持续的肌肉紧张,这种不良刺激会导致肌腱附着处周围成骨细胞增多,破骨细胞减少,出现局部的异常骨化,就像盔甲一样,保护我们的骨骼。在这里,需要再次明确,疼痛并不是骨质增生引起的,依然是肌肉在作祟。因此,骨质增生属于肌肉病变的次生灾害,附着在骨骼上的肌肉,由于不良生活习惯或工作方式造成病理性紧张,导致应力改变,对骨骼接触面形成长期不良刺激,引起骨质增生、骨质破坏形成畸形。

　　脊柱侧弯有多种原因,常见有:先天脊柱侧弯、退化性脊柱侧弯、特发性脊柱侧弯,通常是由一侧的肌肉持续紧张痉挛造成。脊柱的生理曲度减少或消失,也是由于相应肌群病变造成运动力学改变,引起形态变化,有研究显示[1],腰曲的改变与腰大肌关系密切。保守方法能够治疗的主要是轻中度的青少年特发性脊柱侧弯。

　　骨质增生、类风湿关节炎所致关节畸形等骨性变化,多是不归路,如同牙齿的变化,一旦形成,不能复原。我们的治疗可以通过舒缓患肌,使得患肌不再对骨面产生长期不良刺激,防止进一步增生。

　　骨质疏松和脊柱侧弯等变化可以通过消除患肌舒缓疼痛。

　　长期练习气血操,是个简单易学易练易坚持的好办法,或可减缓骨性变化的发生。

1　韦以宗,桂清民,孙永章,等.腰大肌作用与腰曲关系的动态下X线片研究[J].中国临床解剖学杂志,2005,23(6):579-582.

第十二章
国外常用外治法选介

我国传统疗法,如药浴、火罐、刮痧、外用膏药、各种针刺和艾灸方法等,乃至近几十年发展起来的针刀技术等,理论精彩纷呈,疗效有目共睹。但以笔者观点分析,这些方法实际上针对的是患肌,只是认识角度和说理方法各有千秋。当初学习这些方法和理论的时候,我也奉为圭臬,把这些学到的理论运用于临床,也取得了一些效果,有时甚至是很好的效果。只是渐渐地觉得有点不能理解,明明治疗的是同一种病,不同治法背后的理论怎么就千差万别呢? 逐渐地发现这些课本上的理论都只反映了某些侧面,如果追问下去的话,总有一大堆解释不了的问题。随着自己科研能力和思维能力逐渐提高,深感原有理论的残缺。细评国内各家不是本书的任务,今后或许会一一剖析,但本书不对国内常用治法逐一介绍,因为已有大量的书籍予以论述,我们这里重点介绍国外治疗患肌的一些方法。

当然,国外的主流学说还没有使用患肌这一学术词语,但患肌是至少具有一个肌筋膜触发点(MTrP)的肌肉,因此,缓解 MTrP 的方法也就是治疗患肌的方法。 肌筋膜疼痛综合征(myofascial pain syndrome,MPS)的许多治疗都集中在触发点上。本章简略介绍。

一、局部喷洒

早在 1952 年,W. Modell 和 Janet Travell(MTrP 的提出者)等人[1]就在纽约州医学期刊论述了在皮肤上喷洒氯乙烷可以缓解骨骼肌肉痛。氯乙烷(C_2H_5Cl)能止痛,主要原因如下:氯乙烷的沸点只有 12.3 ℃,因

---

[1] MODELL W,TRAVELL J,KRAUS H,et al. Relief of pain by ethyl chloride spray[J]. New York State journal of medicine,1952 ,52(12):1550-1558.

此在常温常压下是气体。为了保持在常温下的液态，一般保存在高压的金属罐中。在喷出来的那一刹那，液体的氯乙烷变成气体，要吸收大量热量，使得周围温度降低，这就能使得喷洒的部位像被冰冻一样，使神经或神经末梢被麻痹，于是知觉消失。因此，被用来快速镇痛[1]。在电视上经常可以看到，在激烈的足球比赛中，运动员受到轻伤，疼痛难忍，医生用喷雾剂喷向伤痛处，马上止痛，可以继续奔跑了。

二、经皮神经电刺激疗法

经皮神经电刺激疗法（transcutaneous electrical nerve stimulation，TENS）是一种在疼痛部位的两侧使用低压电流来缓解疼痛的治疗方法，患者可自助治疗。TENS 由一个电池供电的装置组成，通过放置在皮肤表面的两块电极片传递电脉冲（图 12-0-1）。

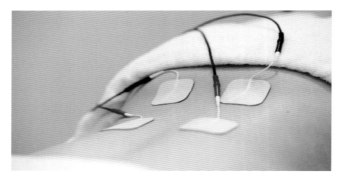

图 12-0-1　经皮神经电刺激疗法（TENS）

TENS 常用于治疗下列病痛[2]：骨关节炎、纤维肌痛（全身肌肉、肌腱、关节的弥漫性疼痛，尤指脊柱、肩胛骨、骨盆，并常伴睡眠障碍、疲劳乏力，部分会有认知障碍）、肌腱炎、滑囊炎、分娩痛、腰痛、慢性盆腔疼痛、糖尿病相关的神经病变、外周动脉疾病等。

---

[1]　RAO P B，MOHANTY C R，SINGH N，et al. Effectiveness of Different Techniques of Ethyl Chloride Spray for Venepuncture-Induced Pain：A Randomised Controlled Trial[J]. Anesth Essays Res，2019，13（3）：568-571.

[2]　JOHNSON M. Transcutaneous Electrical Nerve Stimulation：Mechanisms，Clinical Application and Evidence[J]. Rev Pain，2007，1（1）：7-11.

临床经验表明,TENS 作为急慢性疼痛的辅助疗法可能是有益的,尽管不同的科研论文有不同的意见。

关于 TENS 的工作原理,有两种理论。一种理论认为,电流会刺激神经细胞,阻断疼痛信号的传递,从而改变对疼痛的感知。另一种理论认为,由于内啡肽是天然的止痛化学物质,神经刺激会提高内啡肽水平,内啡肽阻断对疼痛的感知。我们感觉这两种理论都从神经的角度来说,或许并不全面,因为如果影响到感觉神经的感知,那么使用 TENS 后再用针刺刺激局部,感觉应该下降,甚至没有痛觉,可实际情况并不是这样。

三、非甾体抗炎药

非甾体抗炎药(nonsteroidal anti-inflammatory drug,NSAID)是一组缓解疼痛发热、减轻炎症等的药物,其作用机制为通过阻断环加氧酶(cyclo-oxygenase,常简称为 COX 酶)影响前列腺素的产生,前列腺素是一组具有多种生理作用的活性物质,可以控制许多不同的生理及病生理过程,如炎症、血流、血栓形成等。

非甾体抗炎药用于治疗由各种情况引起的轻度至中度疼痛,如头痛、痛经、偏头痛、骨关节炎或类风湿关节炎、扭伤、拉伤以及牙痛等。

COX 酶主要分为两类:COX-1 和 COX-2 酶。COX-1 主要合成正常生理功能所需要的前列腺素,用以维护自身。COX-2 产生的前列腺素主要见于炎症部位,可导致局部发生炎症反应,产生红肿热痛等症状。

市场上非甾体抗炎药主要有两类:非选择性 COX 抑制剂和选择性 COX-2 抑制剂。非选择性 COX 抑制剂对 COX-1 和 COX-2 都有抑制作用,选择性 COX-2 抑制剂专门针对 COX-2 抑制。

因为非选择性 COX 抑制剂(如阿司匹林、吲哚美辛、布洛芬、洛索洛芬、萘普生、双氯芬酸、氟比洛芬等)同时抑制了 COX-1 和 COX-2 酶,使得 COX-1 对胃肠道、血小板等的保护作用下降,从而产生对胃肠道的不良作用,也使得凝血功能下降。选择性 COX-2 抑制剂(如塞来昔布、美洛昔康、帕瑞昔布、依托考昔等)专门针对 COX-2 抑制,不抑制 COX-1 酶,这就大大减少了胃肠道不良反应,但影响到血小板,故而容易形成血栓。

四、增生注射疗法

增生注射疗法运用得比较普遍，把具有促进修复作用的物质注射到受伤的组织，到达启动修复的目的，一般情况下，操作者需要在超声波、核磁共振等检查的帮助下，将"增生剂"精确地送到受伤处。常见的"增生剂"包括高浓度葡萄糖、自体血小板制剂等。

据作者了解，本疗法在加拿大等地应用较多，主要使用高浓度葡萄糖、自体血小板制剂。高浓度葡萄糖可以在慢性受伤的组织处引发炎症，间接引导生长因子前往受伤处；而自体血小板制剂本身含有大量的生长因子，可直接促进组织生长，往往比葡萄糖快速有效。

增生疗法主要适用于：

① 慢性肌腱、韧带病变以及撕裂伤，如足底筋膜病变、肩袖损伤、十字交叉韧带损伤等；

② 肌肉撕裂伤；

③ 关节软骨损伤，如膝盖半月板、肩关节盂唇、手腕三角纤维软骨损伤或剥脱性软骨炎；

④ 周边神经损伤，如腕管综合征；

⑤ 脊椎椎间盘损伤、小关节病变、腰椎滑脱及骶髂关节病变。

五、干针治疗

用不含注射液的注射针（即空针）或针灸针，多次扎入肌肉的 MTrP，引起局部抽搐反应，灭活 MTrP，放松肌肉。干针的操作方法：用指腹感受触摸，找到 MTrP，然后用空心注射针或针灸针快速刺入 MTrP 所在位置，上上下下快速提插。关于干针疗法的机制，现在还没有一致的认识：Fischer 认为[1] 在于打破组织的 MTrP；Gunn 认为[2] 组胺

---

[1]　FISCHER A A. Reliability of the pressure algometer as a measure of myofascial trigger point sensitivity[J]. Pain, 1987, 28 (3): 411-414.

[2]　GUNN C C. The Gunn approach to the treatment of chronic pain—Intramuscular Stimulation for myofascial pain of radiculopathic origin[M]. London: Churchill Livingstone, 1996.

的释放才是关键;Ingber 的观点 [1] 与他们两个都不相同:透过电流来缓解紧绷的肌肉。

与常规西方的治法相比较,干针疗法的优点在于起效快捷,可以马上改善关节活动范围。但治疗中患者较痛,治疗后容易产生局部酸痛。

---

[1]　INGBER R S. Iliopsoas myofascial dysfunction:a treatable cause of failed low back syndrome[J]. Arch Phys Med Rehabil,1989,70(5):382-386./INGBER R S. Shoulder impingement in tennis/racquetball players treated with subscapularis myofascial treatment[J]. Arch Phys Med Rehabil,2000,81(5): 679-682.

第十三章
肌肉病痛的复发因素

一些因素令病痛迁延日久,或令缓解的病痛"死灰复燃",这些因素叫作复发因素。复发因素是从 perpetuating factors(维持因子或持久因素)翻译过来的。浮针疗法具有良好的当场效果,翻译成复发因素更为贴切。

也因为浮针治疗当场疗效出人意表,一些患者大呼惊奇,甚至以为是用了麻醉药物;还有一些人认为其只有短期效果,甚至在 1998 年前后,我自己也有过类似的想法。但得益于对物理学的喜爱,我又找回了自信。

牛顿第一定律(惯性定律)告诉我们,任何物体在不受外力作用的情况下,或者合外力为零时,永远保持静止状态或匀速直线运动,直到这种情况改变为止。

既然浮针没有使用药物,完全物理治疗,就能让那些病痛迅速缓解或大幅减轻,这些病痛几天后复作,就说明一定有一些因素使其"死灰复燃"了,不然就不符合牛顿第一定律。

这样的思考方式给了我很大的帮助,也给了我很大信心,可以说,从 1996 年发明浮针开始,这些年遇到无数困难,很多困难我都是从这个定律的思维模式中找寻原因,从而克服困难。而不像有些朋友,一遇到困难就怀疑浮针,转向别的治疗方法。导致的结果是:浮针没有用好,别的方法也没用好,特别可惜。浮针有很好的即时效果,就应该有很好的远期效果,如果没有达到这个目标,就一定有什么因素在作祟。这个思考方式,让我心无旁骛地研究浮针,让我仔细观察患者的生活方式和工作习惯,让我想到血循环不良,让我发明四向懒腰 PLUS(气血操)。这里,用一个章节来介绍复发因素,请大家重视。

　　复发因素在慢性疼痛的康复过程中举足轻重,不过,常被医生低估,更被患者低估。摔了一跤骨折了,过一段时间好了,又摔了一跤,再次骨折。这个摔跤就是复发因素。对于骨折,复发因素一清二楚,可慢性病痛的复发因素就要复杂很多、隐秘很多、琐碎很多,这就是为什么很多人愿意当骨科医生而不愿意当伤科医生的原因,也是城市里可以看到很多骨科医院,而很少看到疼痛科或伤科医院的原因,也是很多医院疼痛科发展得并不很好的原因。

　　我们这里把复发因素分为几类来介绍:

①　机械性因素;

②　感冒或受凉;

③　血环境不良;

④　睡眠欠安;

⑤　营养不足。

　　如果浮针治疗后复发现象严重,可以按照上面介绍的顺序一一考虑排除。

第一节　机械性因素

常见的机械性复发因素见表 13-1-1。

表 13-1-1　常见的机械性复发因素

娱乐	生活习惯	工作方式
打麻将 玩扑克 十字绣 沉迷网络 坐或躺在床上或沙发上看电视	长时间行走(散步) 爬坡或上下楼梯 打太极拳 提重物,如带小孩 长时间乘车(尤其是拥挤的坐位)	打毛衣 提重物,如带小孩 长时间固定姿势坐位 猛发力的工作方式,如掷铁饼或练习漂车等

　　不良的工作习惯和生活方式都能导致肌肉病痛,不过,不良的生活方式影响更大,因为兴趣远比工作更容易让人专注。

对肌肉来说，机械性复发因素主要发生在以下三种情况：

——肌肉在短时间内，比如几秒内或更短时间，瞬间发大力，例如，摔跤很容易造成损伤，这种损伤常表现为急性损伤；

——在较长的一段时间里，比如几十分钟，保持一个姿势，造成肌肉损伤，这种损伤人们常称之为"静力性损伤"；

——在较长的一段时间里，经常重复一个动作——以小时计，比如流水线上的工人。

打麻将、玩扑克、看电视、玩手机，这些休闲方式看似轻松，其实很容易引发肌肉损伤，特别是沉迷游戏者，因为一玩起来就很长时间，这些患者务必要改变沉迷游戏的习惯。还有些患者，医生已经叮嘱他要远离麻将和扑克，自己不去玩了，可瘾头不减，长时间观摩，这也断断不可，因为也是长时间保持一个姿势不变。

现在已经少有人打毛衣、十字绣了，更多人是举着手机、iPad 这些网络终端设备，一看几十分钟或几小时，这样对颈项部、肩部、上背部肌肉等的影响很大。

工作用电脑，请大家：①不要长时间使用；②抬高显示器或者放低椅凳，使颈项部肌肉不至于负担太重；③鼠标操作手的前臂完全摆放在桌面上，肘关节不要凌空在桌子外。

因为很多医生都有老观念，要求腰椎间盘突出症患者睡硬板床。但我们并不作强调，我们认为睡眠的质量对腰腿痛的恢复很重要，所以，尽可能在已经熟悉的床上睡眠，不要轻易改变，不要勉强自己。不过，过软的卧床也影响颈项部和腰背部的肌肉，也不推荐。

枕头也要注意。高枕和低枕都容易引发颈椎病。正常人去枕长期睡低枕，同样也会引起颈部肌肉僵硬。习惯仰卧的人枕高一拳较为合适，习惯侧睡的人枕高一拳半似乎更好。但人们睡眠时常改变睡姿，因此，枕头并无统一标准，往往因人而异，与每个人胖瘦、肩的宽窄、脖子的长短都有关系，更与习惯有关，以晨起脖子不僵硬不难受为度。

躺在床上或沙发上看电视、看手机等容易诱发颈腰部病痛。事实上，在卧室摆放电视是一个不利于健康的做法。

散步常被认为是健康的好习惯，所谓"饭后百步走，活到九十九"，其实,对颈腰膝关节病痛患者常常不利。如果要散步,建议用倒走散步的方法或走"Z"字形方法,因为这两者可使肌肉轮番收缩。

普通太极拳对于膝盖、腰部病痛的人也不推荐,因为,太极拳动作缓慢,肌肉持续收缩时间较长。

第二节　感冒或受凉

感冒、受凉等对肌肉病痛常有明显的影响。

关于感冒对人体的影响应该说我还不是很了解。临床上发现,容易感冒的或长期不感冒的两类人一旦有了肌肉病痛,恢复速度就大大减慢。但这种现象却屡见不鲜,请大家在临床上注意观察总结并预先告知患者。

感冒病毒似乎侵犯的是血液,并通过血流影响到肌肉,而且通常表现在全身肌肉的相对薄弱环节上。临床表现在:一个人感冒后总是腰痛,另一个人总是脖子痛,或全身酸痛。

这个现象表现在新冠中特别明显。每个人的症状都不一样,但都表现为肌肉病痛,甚至味觉减退等看似神经系统的病症实际也是由于肌肉影响神经造成,因为在浮针临床上,可以找到患肌,消除患肌后味觉减退等立即好转。

临床上,如果在治疗后肌肉病痛有所缓解,然后突然加重,这时要当心感冒。感冒症状复杂多变,大家千万不要以为打喷嚏、流鼻涕、咳嗽等才是感冒。感冒可以表现为精神萎靡、周身酸楚、低热等。如果看到复诊加重的患者,查不出其他原因,不妨先测定一下体温。

这种"受凉加重病情"很好理解,不须多解释。大家在天冷或天气转凉时多会当心一些,可是,有一种情况容易被忽视,就是盛夏期间的生活习惯。

"医生,我颈椎僵硬,酸困不适,头脑不清醒,视物不清,经过治疗一直保持良好,怎么今天早晨起来,感觉又恢复到治疗前了?"这种类似的情况在我们临床工作中遇到不少,很多人以为是效果不牢靠,其实并非治疗之无能,实乃他因所致。像上面这类情况,很多是因为吹了一整夜空调。

进入炎炎夏日，北方干燥炎热，南方潮湿闷热，各种降温工具就派上大用场。殊不知，吹空调乃颈肩腰腿痛恢复期的大忌。

不能吹空调，很多人都明白，不过，下面的情况更易被医生和患者忽略。

盖着被子吹空调。

当医生告诫患者要避免空调时，有些人会回答说，我没有吹啊。

这个时候，千万不要马上就排除吹空调的可能。你可以这样问：这么热的天，你怎么就受得了？

很多患者马上就会回答：太热，我盖着被子吹空调呢。

很多患者以为盖着被子吹空调就没事，不会影响到颈腰膝盖。

实际上，即使盖着被子，吹空调也要不得。睡着后盖着被子身体热，往往会无意识地掀开被子；即使被子裹得严实，也容易受到冷空气的侵袭，因为睡着后静止不动，血流速度放慢，体表温度下降，抵挡空调冷空气侵袭的能力下降。

对于电扇，刚才所说的情况同样适用，因此，电扇也不能用。如果实在热，可以用芭蕉扇。

请读者朋友记住：宁可大汗淋漓，不可冷风习习。

第三节　血环境不良

对于慢性疼痛类疾病，多数专家着眼于骨性变化或神经病变，尤其是骨科医生，常常眼睛里就只有骨骼，总是试图从骨骼影像学变化中寻找蛛丝马迹，麻醉专业的医生大多从神经和药理的角度理解这些病症。通过本书的分析，大家知道，肌肉常常是这些病痛的直接原因，我们要转变思维，更多关注肌肉。

肌肉的血供很丰富，正常的血液供应是肌肉从病理状态恢复到生理状态的一个关键环节。如果血液本身不正常，血液中所含的营养物质不足，或血液中有炎性因子、异常代谢产物等，就会延宕肌肉恢复速度，这种现象并不罕见。

很多年来,我一直关注血液的状态与疾病康复之间的关系,也发现了很多临床现象,可惜一直没有想到一个专有名词来概括这种现象。2016年初,广东省中医院传统疗法科孙健主任到我当时的南京浮针诊所进修,建议用"血环境不良"这个词来概括这种状态,我们感觉很不错,就采用了。

血环境不良,我们翻译为:unhealthy blood environment,是指使得病痛恢复速度慢的血液指标、成分异常和营养物质不足等。

常见血环境不良的分类:

一、慢性炎症

慢性感染性炎症,常使患肌难以舒缓,舒缓后容易复发。以病毒性感冒、链球菌感染较为常见。病毒性感冒还有其他明显的症状,一般容易识别,漏诊的可能性小。链球菌感染则常常没有其他明显症状,不容易发现,临诊时请大家勿忘该症。

慢性非感染性炎症,即,不是由致病微生物引起,而是由外伤、高温、紫外线、风寒湿、自身免疫等引起的炎症。慢性非感染性炎症在关节炎中发生的概率并不小,临床常表现为关节局部有积液。这种情况常致恢复速度减慢,不过比慢性感染性炎症要快得多。请大家在临床中见到关节积液等情况,要预先告诉患者恢复速度有减慢的可能。

血细胞分析中的白细胞、中性粒细胞、血沉、C反应蛋白、抗链球菌溶血素O(抗"O")抗体等都是判断慢性炎症的指标,当然,使用磁共振或肌骨超声查看关节是否有积液也是常用的方法。

二、贫血

贫血和低血糖等情况会造成代谢低下,尤其是贫血,在肌肉病痛的形成和恢复的病因分析中,很容易被忽略,需要引起重视。红细胞计数、红细胞压积、红细胞体积等异常都可以影响恢复速度。

三、内分泌与代谢性疾病

甲状腺功能对肌肉代谢有很大影响。慢性软组织伤痛的患者中约 10% 有甲状腺功能不足[1]。弥漫性肌肉疼痛可能原因为甲状腺功能不足[2]。甲状腺功能减退患者出现的非典型临床表现包括疼痛、焦虑、抑郁及睡眠障碍等已愈发引起广泛关注。其中，甲状腺功能减退所导致的疼痛最为常见，表现为肌肉关节痛、四肢疼痛及头痛等。甲状腺功能减退患病时间愈长，其疼痛感受则愈剧烈，给患者带来极大的身心困扰和经济负担。伴随人口老龄化进程，甲状腺功能减退所致疼痛的发生率逐年攀升，且临床缺乏有针对性的治疗方案。

我们在临床已经遇到多例顽固性病例，检查后发现甲状腺功能减退或桥本甲状腺炎，请读者们注意。

尿酸是嘌呤代谢的终产物，血尿酸升高，提示嘌呤代谢紊乱。高血尿酸似乎可以促进患肌化，使得肌肉恢复速度变得很慢，原因我们还没搞清楚。临床需要及时纠正血尿酸偏高的状况。

四、营养物质缺乏

对于慢性软组织伤痛来说，维生素 B_1、B_6、B_{12}，叶酸以及维生素 C 等维生素很重要。老年人、妊娠和哺乳期妇女、嗜酒者、性格内向者更容易发生维生素缺乏。肌肉功能正常发挥需要铁、钙、钾和镁参与，若缺乏则容易导致软组织伤痛。

因此，如果病症反复，排除了机械性因素之后，要考虑维生素或矿物质是否缺乏，给予检查，也可适当地先补充一些。不过，一般不容易检测出来，建议在临床上，对于那种实在查不清原因的顽固性病痛，可以先尝试补充维生素和矿物质等治疗。

第四节　睡眠欠安

夜幕降临，人们需要睡眠以休养生息。实际上，我们认为睡眠的重要功能是让肌肉最大程度地处于舒张状态，让这些肌肉尽可能不影响

---

[1]　Gerwin R D.A study of 96 subjects examined both for fibromyalgia and myofascial pain[J]. J Musculoske Pain, 1995, 3 (S1): 121.

[2]　李晓慧，雷静，尤浩军. 甲状腺功能减退症诱发疼痛及其影响因素 [J]. 中国疼痛医学杂志, 2022, 28 (10): 770-775.

血循环,血循环最大程度地供应各组织和细胞的内环境,使其保持良好的代谢状态,从而维持最佳生命状态。

因此,当白天的长时间肌肉工作后,局部肌肉组织不同程度地出现自发性紧张,影响到血循环,出现动脉供血不足、静脉运输下降的现象。若想改变这种状态,放松紧张的肌肉,改善供血是每天必须完成的任务,而高质量的深睡眠是自我修复的最佳手段。

如同战场的将士,脱掉厚厚盔甲才能快速地恢复体力。肌肉组织的恢复也需要放松,特别是深层的肌肉放松。深度睡眠时人体处于类似电脑待机的状态,身体处于最低能耗运转,骨骼肌的张力最低,此时有利于肌肉组织的新陈代谢。泡个澡,睡个好觉,让肌肉放松,让血循环最大程度地畅行无阻。当然如果睡眠质量不佳,深睡眠不足,就会影响肌肉的修复和组织的血供,第二天会出现精神差、浑身酸痛、乏力等表现。长期的睡眠障碍,还会导致焦虑或抑郁。

因此,在治疗慢性肌肉病痛时,要关注患者的睡眠情况,用浮针等治疗手段帮助改善睡眠,让患者保持锻炼的习惯,使得肌肉适当紧张舒缓,改善血循环。

第五节　营养不足

社会发展到今天,人们营养不足的可能性已经大大减少,甚者部分营养过剩。但是,在慢性肌肉病痛的诊疗过程中,医者还是要关注患者的营养问题,营养对肌肉病痛有重要影响。

一、影响营养的因素

因各种原因,包括慢性消耗性疾病、胃肠道病变、心血管病变等影响营养物质的吸收从而导致全身营养物质的缺乏,进而影响到软组织自我修复能力。

1. 慢性疼痛类疾病,这些病痛的患者往往服用非甾体抗炎药,这些药物可能损伤胃肠道,从而出现纳食减少和营养物质的吸收障碍。

2. 慢性消耗性疾病,如糖尿病、甲状腺功能亢进或减低、恶性病变等病变,这些病痛影响营养物质的吸收,从而出现营养物质的缺失。

3. 慢性心脑血管病变,因本身功能障碍,常可导致营养物质不足。

4. 患者节食过度,影响营养物质的吸收。

中医学中"百病传脾""久治不愈求之于脾胃""脾胃为后天之本"等说法都是强调营养的重要性。

二、浮针临床中如何改善和加强营养

需要根据患者的不同体质和疾病进行个体化设计,但总的原则是:以食疗为主,下面是我们在治疗慢性肌肉病痛中,针对营养不足的情况,常采用的几个方案,请参考。

羊骨头汤:羊骨头、佐料适量。主要适用于胃肠道不适,营养物质吸收困难等疾病。

黄芪羊骨头汤:羊骨头、生黄芪适量,主要适用于贫血、免疫系统病变、消耗性疾病等。

菌汤:各种干菌适量,佐料适量。主要适用于对羊骨头汤不容易接受人群。

小鸡炖蘑菇:小鸡一只、蘑菇适量,佐料少量。主要适用于胃肠道不适,营养物质吸收困难及消耗性疾病等。

后　记

终于写完了!

这本书的名字叫作《肌肉学概要:基于浮针诊疗实践的探索》,之所以取这样的名称,其中有三方面的含义:①体现我这些年致力开创的方向;②体现本书编写思路的主要来源;③体现本书只是基础性阶段性研究成果,还很不完善。

实际上,写这本书的意愿很多年前就有了,大概在 2016 年写作《浮针医学纲要》的时候,我意识到,无论是中医还是西医对肌肉都不够重视,更不够了解,然而肌肉学的内容又非常重要,关系到千家万户的患者,关系到几乎所有的医学专科,关系到中西方医学,关系到几乎所有的医生。

一直没有动手写这本书,是因为自己的知识储备还很不足,自觉自己把握不了这么宏观的课题,但经过了这些年,深感这件事已经越来越紧迫了。因为,如果不尽快建立肌肉学的概念,很多医生就不能从肌肉的视角去看待疾病和亚健康状态,就会导致很多肌肉病被误诊、漏诊,影响太大,容不得我松懈。

很明显,我不太可能在繁忙的工作间隙,用我现有的知识储备,一下子就把庞大的肌肉学都写清楚,而且,可能永远也写不清楚,因为随着研究的不断深入,一定会发现更多的奥秘。所以,我退而求其次,不再追求大而全了,即使有很多不足与错误,我依然要把我的一些独特的体会写出来,向医学界大声疾呼,请大家重视肌肉的病理状态。囿于时间紧迫,也因为现有的资料远远不足,我姑且把肌肉学的基本概念、基本认识、基本规律和大体构架等,先用一本书的方式介绍出来。先打下基础,然后随着认识的不断加深、随着实验数据的不断充实,我们将不断完善,不断改版。

因此,恳请大家:

——请对书中一些您可能不太同意的地方持保留态度，请抱着对一个探索者宽容的态度来读；

——请指出不足的地方，并告诉我，我一定会努力改进；

——买书前，要有"多买一本烂书也无所谓"的思想准备，因为本书的一些观点与很多教科书相差很大，多数人一下子难以完全接受；

——请相信：我所说的，都是我真实的观点，虽然，其中会有一些不甚准确的地方，甚至错误的地方，但也都是"言为心声"。

我们不仅仅用写书的方式提醒大家重视肌肉的生理病理，重视先贤对疾病的富有智慧的经验总结，重视前人在治疗肌肉相关病痛上的聪明才智，我们还在科室设置上努力建言，建议有条件的医院成立"肌肉科"，2023 年 7 月 28 日，全国首个"肌肉科"科室在深圳市宝安区中医院成立，已经正式挂牌，感谢宝安区卫生健康局和宝安区中医院的远见卓识和敢为天下先的勇气。

有网友提出疑问，神经很重要，肌肉只是从属地位，肌肉归神经指挥，已经有神经科了，还有必要成立肌肉科吗？因为估计很多人有这个疑问，所以在此解释一下：

1. 肌肉调节不仅仅有神经调节，还有自身调节。

2. 神经调节的机制也很复杂，不是单纯地从大脑皮层运动中枢释放信号，一路下行，指挥某一块或几块肌肉收缩那么简单。这个复杂性从我们掰手腕时的"咬牙切齿"，或者从我们用力脚踢墙壁时双拳紧握，就可以看得出来，因此，研究肌肉相互之间的关系也非常重要。

3. 所有器官的功能都受神经调节，不能因为研究神经，就不再关注这些器官的独特功能和规律特征。

因为这本书讲述的新领域，很多朋友可能一下子不能理解，或者对我们的写作方式方法不能理解，在这里，我把本书的写作原则告诉大家，以争取更多的理解：

——面向临床。尽可能少涉猎前沿基础研究，因为有些基础研究尚无定论，与临床的关系也还不够紧密。

——让大家容易理解。我们的探讨主要在人体的系统、器官、组织等层面，分子等层面则少有涉猎，因为越深入这类前沿与微观领域，越难有定论,这是一本开创性的书籍,希望能让大家易于理解。

——立足常识。尽可能尊重常识。常识不一定全对,但违背常识则容易犯错。本书尽可能从能够反复见到的现象或反复证实的规律出发,而不是从现有的教材或流行的观点出发,也不依赖已经发表的科研结果。虽然科研论文有很大的参考价值,但现在经常见诸报端的论文造假的新闻也使我心怀警惕。

肌肉学虽然是我们提出的,实际上肌肉学的一些规律已经在临床上被大量使用,中医、西医都有大量运用,只是没有人提纲挈领地指出而已。就好像已经有了铜钱,我们只是找了根绳子串起来。比如说,针灸学、推拿学、运动解剖学、运动生理学、运动训练学、康复学、疼痛学等学科中就有很多肌肉学的内容,这些年发展起来的叙事医学也与肌肉学的临床特点联系紧密。

叙事医学(Narrative Medicine),是 2001 年由美国哥伦比亚大学内外科医学院的普通内科医师和临床医学教授 Rita Charon 在美国医学协会期刊首次提出来的新名词。叙事医学主要是强调了叙事能力对于医学诊疗行为的重要意义。Charon 教授认为,技术手段日益复杂的现代医学是冷漠的,是以牺牲医患关系为代价的。当前的这种诊疗模式,使得医生根本没有时间去思考和理解患者所要面对的痛苦;而患者,却更期望医生能够看到和理解他们的痛苦,并在这个过程中与他们同在。同时,医生也希望能够找到一种方法让他们有机会进行自我反思,并坦诚地与同行谈论对医疗实践的困惑。

为什么说肌肉学中随处可见叙事医学的影子呢?

首先,肌肉学告诉我们,肌肉如果生病了,那么它的症状表现是复杂多样的。骨骼肌是由数以千计的平行排列的肌纤维聚集而成,肌纤维(肌细胞)为多核细胞,外被肌膜。细胞核位于肌膜下沿纵向排列,其数目可多达数百数千,其分布遍及全身。肌肉一旦生病,其症状可以表现为疼痛,可以表现为无力,可以表现为麻木,甚至可以影响各个脏器,引发各种症状。这就要求医生必须仔细倾听患者的叙述,包括临床症状、发病经过、疾病加重或缓解因素等,以获取更加充分的诊疗信息,而这个过程,恰恰属于叙事医学的临床实践。

其二，肌肉的病变常常是变化多端的。临床工作中我们发现，肌肉的病变，往往变化很快，影响因素很多，比如，天气转凉了，劳累了，情绪低落了，都可以让肌肉紧张。所以临床上经常见到，同一个患者每次来诊都有不同的反应或主诉，或明明已经治得差不多了，一经劳累症状又有加重。在这个过程中，如果医生不去倾听患者的陈述，如何做出正确的判断呢？而这个医疗行为，又何尝不是叙事医学的体现呢？

其三，肌肉的病变往往跟情绪紧密相关。很多肌肉生病的患者，往往都是长期闷闷不乐的，所以我们会经常叮嘱患者，回家多听听相声，多去公园跟人聊天，多出去逛街，心情好起来以后，很多肌肉疾病往往不治而愈。而在我们浮针医生的临床中，针对不同的病患，我们也会给予充分的时间请患者诉说，医生仔细倾听、共情。这种医疗模式中蕴含的浓浓的人文关怀，恰恰是叙事医学的最佳体现。

需要特别提一下的是，本书说是"肌肉学"，但本书重点论述的是被大家忽略的自发性紧张性肌肉所导致的临床病症，对临床肌肉的器质性病变并没有展开论述，例如：肌营养不良、肌强直综合征、先天性肌病、炎症性肌病、神经源性肌病等。因为这些病症在临床上发病率不高，我们暂时不展开论述，以后我们会详细阐述。

可以说，本书是今后肌肉学发展的奠基之作，我们相信，我们自己或后辈们会不断发展肌肉学，希望本书能够为后辈们的进步做一块垫脚石。这本书写作也有垫脚石，所有的思路、结论都是在前人基础上结合我们自己的临床研究实践提出来的，在这里我们必须向无数个中西医前辈表示感谢，因为有他们的研究、有他们的智慧，才有我们的一些认识。

本书的写作，除了前辈，还得到了很多朋友的支持，很多朋友花费很多时间帮我整理，甚至直接写初稿，这些人主要是：

王文涛（南京浮针医学研究所）

甘秀伦（北京中医药大学）

周立伟（中国医药大学）

刘桂虎（山东临沂兰山区刘桂虎诊所）

郭振宇（北京中医药大学）

吴凤芝(北京中医药大学)

李子凤(清华大学第一附属医院)

感谢下面这些平台和机构为我们提供图片:

李蕾(德国慕尼黑)

立青拉姆(云南香格里拉)

3Dbody 解剖 APP

山东数字人医学形态学数字化教学平台

大连生命奥秘博物馆

谢谢他们的杰出工作和无私奉献,当然,更要感谢我的家人,体谅我全身心地投入工作,为自己喜爱的事业投入热情。

符仲华

2023 年 8 月 1 日于

北京中医药大学浮针研究所

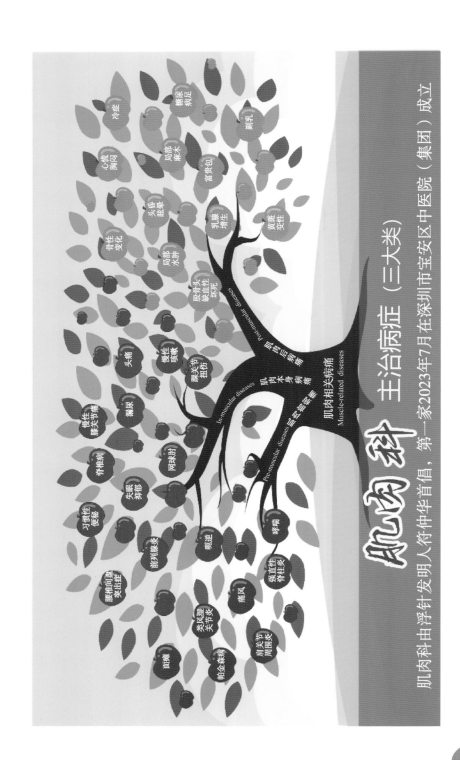

肌肉科 主治病症（三大类）

肌肉科由浮针发明人符仲华首倡，第一家2023年7月在深圳市宝安区中医院（集团）成立

06检